Gita S. Iyengar · *Yoga für die Frau*

Gita S. Iyengar

Yoga für die Frau

Der Weg zu Gesundheit, Entspannung und innerer Kraft

Otto Wilhelm Barth Verlag

2. Auflage der Sonderausgabe 1999
Einzig berechtigte Übersetzung aus dem Englischen von Martina Mumprecht.
Die Originalausgabe erschien unter dem Titel «Yoga – A Gem for Women»
bei Allied Publishers Private Limited, Delhi.

Schutzumschlag von Adolf Bachmann unter Verwendung
eines Fotos der Bildagentur Mauritius.

Inhalt

Dritter Teil: Erfahrung

An den Guru

Der Guru ist Brahman, der Guru ist Vishnu, der Guru ist Archyuta, der Gott.

Es gibt keinen, der größer ist als der Guru in allen drei Welten.

Der Guru schenkt göttliche Weisheit; er ist der spirituelle Führer
und wie der große Gott selbst.
Er, der den Guru mit erhabener Hingabe verehrt, erlangt Jñāna.

Gott ist wie der Guru; der Guru ist wie Gott.
Es herrscht kein Unterschied zwischen den beiden.
Er soll mit großer Hingabe verehrt werden.

Dem Guru soll zu allen Zeiten gehorcht werden,
Mit aufrichtiger Hingabe gehorcht werden.
Er soll als Gott und Ātman gelten.

«Die Schuld gegenüber einer Mutter kann nie abgetragen werden.»

Meiner Mutter gewidmet

Zu den Lotosfüßen von Ammā, die in der Sphäre von Vishnu weilt, die mein Guru war, die mir die Freiheit und den moralischen Mut gab, den Weg des Yoga zu gehen, lege ich, ihre hingebungsvolle Tochter, dieses Buch nieder und widme es ihr in Ehrfurcht.

Vorwort

Ich war unschlüssig, obwohl beide – Verleger wie Autorin – mir versicherten, nur ich könne das Vorwort zu diesem Buch schreiben. Die Autorin, Gita S. Iyengar, ist nicht nur meine Tochter, sondern auch meine Schülerin, und so war es für sie nur natürlich, den Segen des Vaters und Lehrers für ihre Arbeit zu erbitten. Der Verleger ist mein Freund und ebenfalls mein Schüler. Um unser gutes Verhältnis zueinander nicht zu gefährden, blieb mir gar nichts anderes übrig, als zuzusagen. Bei aller Freude über den Versuch meiner Tochter, zum Nutzen ihrer Schwestern über die Disziplinen und Übungen des Yoga zu schreiben, muß ich mich doch bemühen, ihr Werk so objektiv wie möglich zu betrachten.

Ohne Zweifel ist Yoga mein Atem selbst. Mein Leben und mein Sein sind von seiner Kunst, Wissenschaft und Philosophie durchdrungen. Gita beobachtete zwar meine Übungen und meinen Unterricht des Yoga, zeigte aber keinerlei Neigung oder Wunsch, selbst damit anzufangen. Ihr Interesse dafür erwachte erst, als sie an Nephritis erkrankte. Fast hätte ihr Leiden einen tödlichen Ausgang genommen, denn die medizinische Behandlung brachte keine Besserung. Als unglücklicher Vater sah ich keine Möglichkeit, mit meinen dürftigen Einkünften die Unmengen an verschriebenen Medikamenten zu bezahlen. Da stellte ich sie vor die Wahl: Entweder sie wandte sich dem Yoga zu, dem einzigen Heilmittel für sie, oder sie wartete, bis die Krankheit ihr Opfer forderte. Obwohl sie noch sehr jung war – kaum zehn Jahre alt –, begriff sie mein Ultimatum sofort und entschloß sich, beim Yoga Zuflucht zu suchen. Sie gewann Vertrauen zu sich selbst und widmete von nun an ihr Leben der Übung des Yoga. Seitdem ging sie durch eine strenge Schule und lernte, diese schwierige Kunst zu meistern. Sie war eine hingebungsvolle Studentin, die Tag und Nacht mit Fleiß und Aufmerksamkeit übte. 1961 begann sie dann auch selbst zu unterrichten. Dieses Buch ist das

Ergebnis ihrer fundierten Ausbildung und langjährigen Erfahrung.

Yoga nimmt auf der Suche nach Selbstverwirklichung – und damit Gottverwirklichung – eine einzigartige Stellung ein. Unser Körper ist ein Gefäß für die Fähigkeiten des Geistes, des Verstandes und der Seele. Damit sich der Körper aus seiner Verstrickung in Krankheiten befreien kann, muß der Verstand seine emotionalen Verhaftungen und seine intellektuelle Unruhe überwinden und die Ebene des vollkommenen Bewußtseins, frei von Vorurteilen und Dualitäten, erreichen. Dann erst wird der Körper des Übenden zur würdigen Wohnung, in der sich das reine Bewußtsein zu Hause fühlen kann. Das ist das Ziel dieses Buches.

Gitas Darstellung dieser Kunst, deren schwierige Techniken sie selbst beherrschen lernte, betont die große Bedeutung des Yoga im Leben der Frau und umfaßt eine Vielfalt von Āsanas mit ihrem großen Nutzen für Körper und Gesundheit, Prānāyāma mit seinen Bandhas und Dhyāna – Meditation. Ihre Übung ermöglicht es den danach Strebenden, ein friedliches und zufriedenes Leben zu führen. Nur sehr wenige Frauen haben Meisterschaft im Yoga erlangt wie Gita, die bekannt ist für ihr Wissen auf diesem Gebiet und für die geschickte Ausführung der Übungen. Sie ist eine Quelle der Inspiration für andere und ihr Vorbild Ansporn, ihrem Beispiel zu folgen.

Ihr Verdienst um den Yoga für Mädchen und Frauen liegt in den präzisen Erklärungen der Übungsabläufe. Die Āsanas, die zum Teil subtile Bewegungen erfordern, und Prānāyāma, der den Energiefluß reguliert, wirken in rhythmischer Weise auf die anatomischen, physiologischen, psychologischen und spirituellen Funktionen des menschlichen Körpers ein. Wie das geschieht, kann Gita aufgrund ihrer Kenntnisse in Āyurveda, verbunden mit ihrem Yoga-Wissen, Schülern besonders gut vermitteln. Sie erläutert praktische Schritte für den Vorstoß von der rein physischen Ebene in eine höhere Dimension des Bewußtseins, will aber auch ganz einfach all jenen Frauen helfen, die unter den verschiedensten physischen und mentalen Problemen leiden. Egal ob es sich dabei um vielbeschäftigte Hausfrauen und Mütter oder um außer Haus arbeitende Frauen handelt. Den ständigen Anforderungen und Spannungen des modernen Lebens ausgesetzt, gefährden sie ihre Gesundheit und ihren

Seelenfrieden – was sich wiederum nachteilig auf die geistige und seelische Entwicklung ihrer Kinder auswirkt. Innerer Frieden und Gesundheit können ohne Hilfe von Drogen und Medikamenten, allein durch Yoga, erlangt werden. Er verleiht dem Körper Gesundheit, den Nerven Ruhe, dem Verstand Wachsamkeit und sorgt für die notwendige mentale Entspannung.

Die Autorin hat die Āsanas in zwölf Abteilungen gegliedert, angefangen von einfachen Übungen im Stehen, Vorwärtsbeugungen, seitlichen Drehungen und Rückwärtsbeugungen der Wirbelsäule bis hin zu korrekten Atemtechniken während der Ausübung der Āsanas; dabei erläutert sie stets die Wirkungen der betreffenden Āsanas auf Körper, Nerven und Verstand. Damit leitet sie den Leser Schritt für Schritt in der Übung des Yoga an. Auf den meisten Abbildungen des Buches demonstriert sie selbst die verschiedenen Stellungen.

Die Autorin erläutert auch, wie Yoga ohne einen Lehrer geübt werden kann (Abteilung VIII über Yoga-Kurunta, «Yoga – selbst erlernt»), um Frauen zu helfen, die nicht die Möglichkeit haben, Unterricht zu nehmen. Die dabei verwendeten Hilfen sind sehr einfach: ein Seil, eine Wand als Stütze und ein niedriger Stuhl oder eine niedrige Bank.

Ein Wort noch zu den etwa zwanzig Bildern von Gitas Schwester, Vanita Sridharan. Sie wurden während ihrer fortgeschrittenen Schwangerschaft aufgenommen und sollen den Frauen Mut machen, auch in diesem Zustand Yoga zu üben. Die Autorin hat außerdem einige komplizierte Āsanas ins Repertoire mit aufgenommen, um die Bedenken mancher Frauen zu zerstreuen, deren Übung könnte nachteilige Folgen für sie haben.

Es herrscht allgemein die Ansicht, Yoga wäre für Frauen nicht geeignet. Diese Ansicht ist falsch und mißachtet die Tatsache, daß Frauen auf dieses moralische, intellektuelle und spirituelle Erbe der Menschheit den gleichen Anspruch haben wie Männer. Die Autorin zeigt den Frauen, daß sie Yoga auf die gleiche Weise lernen und praktizieren können wie Recht, Geschichte, Philosophie, Naturwissenschaften etc., um auch auf diesem Gebiet den Männern nachzueifern oder sie sogar zu übertreffen. Mögen nun viele Frauen danach streben, neue Höhen des Yoga zu erlangen, damit er, der zu unseren ältesten Überlieferungen zählt, bereichert werde.

Wenn das Buch die ihm gebührende Anerkennung findet bei allen seinen Lesern, und besonders bei den Frauen, für die es geschrieben wurde, wird das für mich eine große Freude sein.

B. K. S. Iyengar

Einleitung

Bevor ich begann, dieses Buch zu schreiben, dachte ich über die heutigen wirtschaftlichen und gesellschaftlichen Lebensbedingungen der Frauen – verglichen mit den Bedingungen vergangener Jahrhunderte – nach. Das soziale und politische Umfeld, die gesellschaftlichen und ökonomischen Verhältnisse der Frauen heute sind ganz anders als noch vor einigen Jahrzehnten. Der Wunsch vieler Frauen, auch im Beruf Erfolg zu haben, oder aber die prekäre wirtschaftliche Lage vieler Familien, die die Lohnarbeit auch einer Mutter notwendig macht, hat sowohl die Rolle wie die (Doppel-)Belastung der Frau entscheidend verändert. Und mehr denn je muß sie sich Gesundheit und innere Harmonie erhalten, will sie den gesteigerten Anforderungen des täglichen Lebens gerecht werden. Yoga kann ihr die dafür so notwendige Entspannung vermitteln, wenn sie täglich ein wenig ihrer Zeit den entsprechenden Übungen widmet.

Selten findet ein Schüler in der Person des Vaters seinen Guru. Ich betrachte mich als doppelt glücklich in dieser Hinsicht. Annā – mein Vater – ist mein Guru. Niemals oktroyierte er mir seine Überzeugungen oder Meinungen auf, noch versuchte er, mir Yoga-Sādhana aufzudrängen. Es herrschte keinerlei Zwang oder Druck. Yoga war meine freie Wahl. Wahrlich, ich lernte Yoga von ihm. Während des Yoga-Unterrichts behandelte er mich nicht als Tochter, sondern als Schülerin. Ich weiß, was für ein strenger Lehrer er ist. Er ist ein Pedant, was Disziplin anbelangt, und ein unbestechlicher Beobachter, aber seine Methode ist die sanfte Überzeugung und nicht der harte Verweis. Er erwartet Disziplin und leidenschaftliche Aufmerksamkeit von seinen Schülern. Ist nicht Yoga-Sādhana die höchste aller Disziplinen?

Leben ist in Wahrheit eine Mischung aus Glück und Leid und wird es ewig bleiben. Es kann nicht anders sein, sonst hätte das Leben keine Bedeutung und würde zu toter Materie verkommen. Yoga läßt den Menschen Glück wie Leid mit Gleichmut ertragen. Ich freue mich daher sehr, mein Buch *Yoga für die Frau* meinen Lesern vorlegen zu können, doch hat meine Freude einen Beigeschmack von Trauer, da meine Mutter nicht mehr unter uns weilt und so nicht mehr an meiner Freude teilhaben kann – dabei war sie es, die mich durch ihr Beispiel und ihre Unterweisung mit dem Höheren in Berührung brachte. Es ist mir unmöglich, die Dankesschuld gegenüber meinem Vater und meiner Mutter, die zu meinen Gurus wurden, jemals abzutragen, außer indem ich stets aufrichtig dem Weg des Yoga, den sie mich lehrten, folge.

Mit diesem Buch, das auf meiner langjährigen Erfahrung und Beobachtung beruht, verfolge ich nur eine einzige Absicht: auf die spezifischen Bedürfnisse der Frauen einzugehen. Es schließt aber die Männer keineswegs aus, denn Yoga ist für beide, Frauen wie Männer, nützlich und wertvoll. Ich bin glücklich, meine Erfahrungen durch diese Darstellung einfacher Yoga-Techniken mit meinen Schwestern teilen zu können.

Erster Teil

Theorie

1 Die ersten Schritte im Yoga

Dichter schreiben Sonette über die sorglose und fröhliche Kindheit; aber für mich war sie ein Alptraum. In einem Alter, wo andere Kinder heimlich Mangos oder Tamarindenfrüchte pflücken, war das Krankenbett mein Gefährte. Ich litt der Reihe nach an chronischem Fieber, Kopfweh, Erkältung, Husten und Magenschmerzen. Als wäre das nicht genug, bekam ich auch noch Typhus, Gelbsucht und Diphterie. Zum krönenden Abschluß meiner Leidensgeschichte erkrankte ich im Alter von zehn Jahren an Nephritis (Nierenentzündung). Meine unregelmäßige Anwesenheit in der Schule versteht sich dabei von selbst. Ich wurde zu schwach, um auch nur eine Treppenstufe hochsteigen zu können.

Mit einer schweren akuten Nephritis lag ich schließlich vier Tage lang bewußtlos in einem Krankenhaus. Die Ärzte hatten nur noch wenig Hoffnung für mich und unterrichteten meine Eltern dementsprechend. Mit Gottes Gnade überlebte ich und wurde nach drei Wochen entlassen. Ich seufzte tief auf vor Erleichterung bei dem Gedanken, nun von den vielen täglichen Spritzen verschont zu bleiben! Man hatte mir aber eine lange Medikamentenliste mitgegeben. Die Rückkehr nach Hause kam mir vor wie die Entlassung aus einem Gefängnis.

Zu Hause angekommen, legte mein Vater die Medikamentenliste beiseite und sagte streng: «Von morgen an keine Medikamente mehr. Entweder du übst Yoga oder du bereitest dich aufs Sterben vor.»

Vom nächsten Tag an begann ich, Yoga-Āsanas zu üben. Allmählich besserte sich mein Gesundheitszustand. Einmal wöchentlich ging ich zur eingehenden Nachuntersuchung. «Besserung des Gesundheitszustands, Medikamente weiterhin einnehmen», lautete die stereotype Diagnose der Ärzte, und ich fuhr mit meinen Yoga-Übungen fort! Ich muß jedoch gestehen, nicht gerade regelmäßig geübt zu haben.

Später, als Studenten von weit her zu meinem Vater kamen, um bei ihm Yoga zu lernen, schämte ich mich dafür. Ich dachte, wenn Ausländer so viel Geld ausgeben, um Nutzen aus den Lehren meines Vaters zu ziehen, wäre bestimmt das wenigste, was ich tun könnte, aufrichtig und regelmäßig zu üben. Und ich beschloß, alles über Yoga zu lernen und eines Tages auch selbst Yoga zu unterrichten. Seit 1961 ist dieser Traum Wirklichkeit, und dieses Buch ist das Resultat meiner achtzehnjährigen Erfahrung als Yoga-Lehrerin. Außerdem habe ich in diesen Jahren viele Yoga-Demonstrationen gegeben.

Das Leben einer indischen Frau gleicht wahrhaftig einem Drahtseilakt. Ihre Stellung in der Gesellschaft, die Schwierigkeiten, mit denen sie aufgrund sozialer und wirtschaftlicher Zwänge fertig werden muß, die Verantwortung, die ihr die Natur auferlegt hat – dies alles führt zu Überlastung und zehrt an ihrer Gesundheit. Je mehr ich über meine Schwestern nachdachte – über Frauen und ihre besonderen Probleme –, desto überzeugter war ich davon, daß Yoga die Lösung für viele dieser Probleme bedeuten könnte. Wie Frauen in ihrem Leben durch die Übung von Yoga Erfüllung finden können, soll daher dieses Buch zeigen.

2 *Die vier Wege der Befreiung*

Dank der technologischen Fortschritte heutzutage hat sich der Mensch so manche schwere Arbeit erleichtern können. Doch dafür hat er sich ein anderes Übel eingehandelt: Schlaflosigkeit. Sie ist der Fluch unserer Zivilisation und wird mit Unmengen von Medikamenten – Schlaftabletten und Beruhigungsmitteln – erfolglos bekämpft. Denn der Schlaf, der sich durch die Einnahme von irgendwelchen Mittelchen einstellt, ist nicht mit dem natürlichen Schlaf zu vergleichen. Natürlicher Schlaf ist das Ergebnis eines ruhigen Körpers und Verstandes und läßt uns bestens gerüstet aufwachen, um mit den Problemen des kommenden Tages fertig zu werden. Wie wichtig der Schlaf ist, wußte schon Vāgbhata:

«Der Schlaf bestimmt über Glück und Leid, Fettleibigkeit und Magerkeit, Stärke und Schwäche, Potenz und Impotenz, Wissen und Unwissenheit, über Leben und Tod» (I. 7,53).

Gesunder, ungestörter Schlaf ist ein Lebensspender. Das Bewußtsein schaltet für ein paar Stunden ab und lädt seinen Akku für den nächsten Tag wieder auf. Das Nervensystem beruhigt sich, und wir wachen am nächsten Morgen erfrischt auf. Kann das Leben glücklich und sinnvoll sein, wenn uns diese natürliche Einrichtung – der Schlaf – verlorengeht? Weise und Philosophen haben das Leben mit einem Wagen verglichen, den zwei Pferde – das materielle und das spirituelle – ziehen, die im Einklang miteinander laufen. Jede Unausgeglichenheit in der Geschwindigkeit endet im Unglück. Das Problem unserer Zeit ist, daß das materielle Zugroß schneller rennt als das spirituelle. Ein Vers der *Īshā-Upanishad* drückt es so aus:

«Spirituelles Wissen und materielles Wissen – beide sind notwendig. Das Streben nach dem einen auf Kosten des anderen führt zum Zerfall. Materielles Wissen befähigt uns, den Problemen des Lebens zu begegnen, während spirituelles Wissen uns hilft, uns selbst zu verwirklichen» (11).

Gibt es einen Weg, materielles und spirituelles Wissen im Gleichgewicht zu halten und damit Harmonie in unser Leben zu bringen?

Es gibt vier Wege der Selbstverwirklichung: 1. den Weg des Wissens, 2. den Weg der Tat, 3. den Weg der Hingabe und 4. den Weg des Yoga. Die Wege sind zwar verschieden, führen aber zum gleichen Ziel.

Der Weg des Wissens ermöglicht dem, der ihn wählt, zwischen Gut und Böse zu unterscheiden, der richtigen Führung zu folgen, Prakriti (Natur) und Purusha (individuelle Seele) voneinander zu unterscheiden, die Selbstverwirklichung zu erreichen und endlich eins zu sein mit Gott.

Wer dem Weg der Tat folgt, setzt seinen Dienst für die Menschheit dem Gottes-Dienst gleich. Gute Taten und Pflichterfüllung führen ihn zur Befreiung.

Wer nach Hingabe strebt, erkennt die Gegenwart Gottes in jedem beseelten und unbeseelten Objekt. Bhakta, der eifrige Anhänger, ist voller Liebe für jedes lebendige Ding und erlangt die Befreiung mit Gottes Namen auf seinen Lippen.

Wer den Weg des Yoga geht, lernt die Bewußtseinsschwankungen zu beherrschen, den Verstand zu festigen und so das innere Selbst zu erkennen – und durch das Selbst, das klar wie Kristall ist, schaut er Gott.

In der *Bhagavad-Gītā* rät Krishna dem Arjuna:

«Der Yogi ist größer als der Asket, der Gelehrte oder der Mann der Tat; darum sei ein Yogi, o Arjuna» (VI.46).

Das hohe Lob, das Yoga zuteil wurde, bedeutet keine Herabsetzung der drei anderen Wege, sondern verweist auf den Reichtum, den der Yoga erlangte, indem er die anderen drei, die Wege des Wissens, der Hingabe und der Tat, in sich aufgenommen hat.

Zum Erreichen eines jeden Ziels ist Einheit unentbehrlich. Ohne Hingabe und Liebe ist Advaita, das heißt Nicht-Dualität (von universellem Bewußtsein und individueller Seele) unmöglich. Advaita ist nicht durch Wissen allein zu erlangen. Wissen, Hingabe und Tat sind derart miteinander verflochten, daß es unmöglich ist, ohne das Zusammenspiel etwas zu erreichen. Es gibt keine Hingabe ohne Wissen, keine Tat ohne Hingabe, und Yoga ist nicht möglich ohne die Vereinigung der drei Wege. In diesem Sinn ist Yoga einzigartig.

Der Āyurveda teilt den menschlichen Körper in sechs Hauptpartien ein: den Kopf, die Brust, die beiden Arme und die beiden Beine. Der Kopf ist der Sitz der Erkenntnis, im Herzen wohnt die Hingabe, und die Arme und Beine dienen dem Tun. Auf dem Weg des Yoga vereinigen sich Körper, Verstand und Seele und handeln in Einklang miteinander. Darum ist der Yoga das Fundament für alle anderen Wege.

Shiva, der in dem *Yoga-Bīja* den außerordentlichen Stellenwert der Kunst und Wissenschaft des Yoga erklärt, sagt zu Pārvatī:

«O Pārvatī, Gelehrte, Einsiedlerin, Gerechte und die, welche die Sinne beherrscht, sogar Gott selbst kann Befreiung nicht ohne das Streben nach Yoga erlangen.» Und an anderer Stelle sagt er:

«Beim Studium aller heiligen Schriften und Wissenschaften und beim wiederholten Nachdenken darüber entsteht die Überzeugung, die Kunst und Wissenschaft des Yoga wäre die einzige wahre und beständige Lehre» (*Shiva-Samhitā* I.17).

Ein Vers der *Atrisamhitā* unterstreicht die Bedeutung des Yoga: Yoga hilft Wissen zu erlangen; Yoga lehrt einen jeden seine Pflicht; Yoga ist eine Buße; darum ist es wesentlich, Yoga zu studieren.

In der *Katha-Upanishad* wird Nachiketā von Yama in Yoga unterrichtet:

«Nachiketā, der dieses Wissen und die Disziplin des Yoga vom Gott des Todes erlangt hatte, verwirklichte das Selbst; er wurde von allen Unreinheiten befreit und damit unsterblich. Andere mögen es ihm gleichtun und auch so werden» (VI.18).

Versuchen wir nun herauszufinden, was Yoga eigentlich ist.

3 Der Weg des Yoga

Das Wort Yoga stammt von der Sanskrit-Wurzel *yuj*, was soviel wie «verschmelzen», «verbinden», «vereinen» bedeutet. Yoga ist die Vereinigung der Seele mit der ewigen Wahrheit, ein Zustand ungetrübter Seligkeit, der durch die Überwindung von Dualitäten erreicht wird. Das Studium der Yoga-Disziplin schärft die Urteilskraft und führt zum Verständnis der wahren Natur der Seele, die mit den Sinnen oder dem Intellekt allein nicht völlig begriffen werden kann. Das Studium des Yoga macht es möglich, den Zustand des reinen Bewußtseins zu erreichen und das innere Selbst zu verwirklichen.

Yoga befreit von Leid, Krankheiten und Bewußtseinsschwankungen. Er verleiht Heiterkeit und Gelassenheit sowie innere Einheit inmitten der vielfältigen Kämpfe ums Überleben. Er ist die Kunst, sich selbst zu erkennen und um die ewige Wahrheit zu wissen. Yoga ist das Studium der Funktionen, die der Körper, der Geist und der Verstand im Prozeß, der zum Erlangen der Freiheit führt, haben. Er ist die Erfahrung des selbsterlangten Wissens und nicht das Resultat von Buchwissen oder spitzfindiger theoretischer Argumentation. Yoga ist eine Philosophie, ein Lebensstil, in dem sich Kunst und Wissenschaft treffen.

Wie Krishna Arjuna erklärt:

«Allein das Wissen des Yoga befähigt einen Intellektuellen, dessen Verstand ruhig geworden ist, zwischen Gut und Böse zu unterscheiden und den Kurs seines Lebens kundig zu steuern» (*Bhagavad-Gītā*, II.50).

Yoga lehrt uns, unsere Pflicht zu tun, ohne dabei an Belohung zu denken; in die Wirren des Lebens verwickelt zu sein, ohne darin aufzugehen; richtig zu handeln und uns von diesem Leben zu befreien.

Ist Yoga eine Kunst?

Leben ist eine Kunst. Yoga erhöht unsere Lebensqualität. Also ist auch er eine Kunst. Er beflügelt unsere Gedanken und versetzt uns in die Lage, schwierigen Situationen im Leben mit Gleichmut zu begegnen. Er lehrt uns, ein Ziel im Leben anzustreben, Freundlichkeit, Konzentration, Frömmigkeit, Zufriedenheit und Freude zu entwickeln – und aufzugeben, was nicht wesentlich ist; Wert auf gute Gewohnheiten zu legen und ein aufrichtiges Leben zu führen. Yoga ist diszipliniertes Handeln, um endgültige Freiheit zu erlangen.

Ist Yoga eine Wissenschaft?

Die Wissenschaft des Yoga besteht darin, durch Beobachtung und Übung Wissen zu erlangen. Er ist eine Wissenschaft, die sich mit dem Körper *und* dem Verstand beschäftigt – die den Rhythmus des Verstandes durch die Beherrschung des Körpers kontrolliert. Die Übung von Yoga verleiht Körper und Verstand Gesundheit und Kraft. Nur wenn Körper und Verstand einen Zustand des Gleichgewichts gefunden haben, kann Selbstverwirklichung gelingen. Die Wissenschaft des Yoga lehrt uns, diese Harmonie auf geschickte und systematische Art herzustellen.

Ist Yoga eine Philosophie?

Der Mensch wird von Gefühlen bestimmt. Der Verstand – und mit ihm der Körper – quälen sich mit Kummer und Glück, Schande und Ehre, Niederlage und Erfolg. Einen *Sādhaka* tangieren diese Dualitäten nicht – er lernt, angesichts einander widersprechender Gefühle Gleichmut zu bewahren. Yoga ist eine Philosophie, die uns hilft, Zuversicht zu gewinnen und allen Unbeständigkeiten des Lebens, Leiden wie Freuden, mit Gleichmut zu begegnen. Er ist eine Philosophie, die uns auf der Suche nach Wahrheit aus der materiellen Welt weg in die spirituelle Welt führt – im Bestreben, die Naur des Daseins zu ergründen.

Patañjalis Definition

Der große Weise Patañjali definierte Yoga als *Yoga Chittavritti-Nirodha,* als die Herrschaft über die Schwankungen des Verstandes, der Vernunft und des Ego. So wie das aufgewühlte Wasser eines Flußes den Mond nicht klar widerspiegelt, kann auch ein unruhiger Verstand die Seele nicht richtig reflektieren. Nur ein klares Bewußtsein spiegelt die Seele wider. Selbstverwirklichung ist nur möglich, wenn wir die Schwankungen des Verstandes überwinden und das unbewegte Bewußtsein erlangen.

Was ist Chitta?

Wir verwenden auf dem Gebiet des Yoga den Ausdruck *Chitta* im Sinne von «Bewußtsein». Chitta umfaßt damit Verstand, Vernunft und Ego. Das Bewußtsein bildet die Brücke zwischen physischer und spiritueller Entität. Ist es der physischen Welt zugewandt, verliert es sich in der Jagd nach Vergnügen. Ist es der spirituellen Welt zugewandt, wird es sein endgültiges Ziel erreichen. Es herrscht ein ewiges Tauziehen zwischen den beiden Welten, wobei sich das Bewußtsein mal mehr auf die eine, mal mehr auf die andere Seite ziehen läßt, abhängig von dem *Guna,* der Qualität, die in ihm vorherrscht, die entweder *sattva, rajas* oder *tamas* ist.

Der *Sattva-Zustand* erleuchtet das Bewußtsein, indem er ihm Gelassenheit und Heiterkeit schenkt.

Der *Rajas-Zustand* verleiht einem Menschen Energie, Aktivität, Spannungs- und Willenskraft. Ein solcher Mensch besitzt Ehrgeiz, Unbeugsamkeit, Kühnheit und Stolz.

Der *Tamas-Zustand* läßt den Menschen in Apathie, Trägheit und Unwissenheit versinken.

Die fünf Facetten des Bewußtseins

Chitta oder Bewußtsein setzt sich aus den drei Grundeigenschaften von Sattva, Rajas und Tamas zusammen. Abhängig von der vorherrschenden Eigenschaft bilden sich die Bewußtseinszustände oder -veränderungen. Sie unterliegen folgenden fünf Bedingungen:

Pramāna ist die Sicht der Wirklichkeit, wie sie durch die fünf Sinne und den Verstand vermittelt wird. Sie ergibt sich auf drei Arten: durch *pratyaksha* oder direkte Wahrnehmung, *anumāna* oder Folgerung und *āgama* oder Zeugnis heiliger Schriften.

Viparyaya ist eine irrtümliche Sicht oder falsche Erkenntnis – wie das Verwechseln des Seils mit einer Schlange im Dunkeln.

Vikalpa ist eine Einbildung oder Vorstellung, die keine reale Grundlage besitzt. (Beispiel: eine unfruchtbare Frau, die glaubt, ein Kind zu kriegen.)

Nidrā ist Schlaf.

Smriti ist Erinnerung.

Diese fünf Wandlungen oder *vrittis* des Bewußtseins machen uns zu extrovertierten Menschen und halten uns in der materiellen Welt gefangen. Mit anderen Worten: Es dominieren die Rajas- und Tamas-Qualitäten. Herrscht Sattva vor, wendet sich das Bewußtsein nach innen, und Güte und Reinheit erfüllen uns. Yoga lehrt uns, die fünf Vrittis einzuschränken und ein spirituelles Leben zu führen.

Die Herrschaft über die Bewußtseinsschwankungen

Patañjali nennt uns ein doppeltes Heilmittel, das den Bewußtseinsschwankungen entgegenwirkt: Es besteht aus «Studium oder Übung» und dem «Nichtvorhandensein weltlicher Verlangen» (I.12).

1. Abhyāsa – Studium oder Übung

Der Dichter Vyāsa schreibt:

«Wissen bleibt denen verschlossen, die dem Vergnügen frönen, und das Vergnügen geziemt sich nicht für jene, die studieren.»

Ohne strenge Übung gewinnen wir nichts. Ohne Übung erlangen wir weder Reinheit von Körper und Verstand, noch können wir die Schwankungen unseres Bewußtseins kontrollieren. Die Früchte der materiellen Welt lassen sich nicht ohne anhaltende Anstrengung ernten; die anhaltende Anstrengung muß sich vertausendfachen, um Selbsterkenntnis zu gewinnen. Diese strenge Übung muß gleichermaßen auf vier Ebenen stattfinden: der moralischen, der physischen, der mentalen und der spirituellen. Patañjali sagt:

«Diese strenge Übung muß ständig, ununterbrochen und mit Hingabe und Respekt verrichtet werden; nur dann wird das Fundament gelegt oder der Boden geebnet» (I.14).

2. Vairāgya – Nichtvorhandensein weltlicher Verlangen

«Vervollkommnung erlangt man weder durch das Tragen safranfarbener Gewänder noch durch Diskutieren; sicher aber läßt sie sich im Tun und mit beharrlicher Übung erlangen» (*Hatha-Yoga-Pradīpikā*, I.66).

Der Schlüssel zum Erfolg liegt in der Anstrengung. Vairāgya oder das Nichtvorhandensein weltlicher Verlangen kann im Beherrschen der Sinne, im Erfüllen seiner Pflicht, ohne eine Belohnung zu erwarten, und im Handeln in Güte und Reinheit vollbracht werden. Beharrliche Übung und das Nichtvorhandensein weltlicher Ziele hängen voneinander ab – sie sind wie die Flügel eines Adlers, der sich nur in der Luft halten kann, wenn die Bewegungen beider Flügel aufeinander abgestimmt sind.

Ashtānga-Yoga – Die acht Stufen des Yoga

Das richtige Funktionieren des Körpers hängt von seinen einzelnen Teilen ab. Das Fehlen oder Kranksein irgendeines Gliedes beeinträchtigt die Gesundheit des ganzen Körpers. Das gleiche Prinzip gilt für das Studium des Yoga und seiner Teile. Jede Unzulänglichkeit im Studium und bei der Vervollkommnung einer der acht Stufen des Yoga versperrt den Weg zur Selbstverwirklichung.

Die acht Stufen nach Patañjali sind:

Yama – das Verhalten gegenüber anderen oder gesellschaftliche Disziplin
Niyama – der Umgang mit sich selbst oder individuelle Disziplin
Āsana – die Übung der Stellungen zur körperlichen Disziplin
Prāṇāyāma – die Beherrschung des Atems zur mentalen Disziplin
Pratyāhāra – das Sich-nach-innen-Ausrichten oder die Disziplin der Sinne
Dhāraṇā – Konzentration
Dhyāna – Meditation
Samādhi – Selbstverwirklichung

Alle acht Stufen durchdringen einander gegenseitig und hängen voneinander ab. Mögen sie auch als voneinander verschieden erscheinen, so führen sie doch zum gleichen Ziel. So wie die Sonnenstrahlen sich brechen und das Spektrum des sichtbaren Lichtes bilden, wurde Yoga in acht Stufen, die sich wie die Glieder eines Fächers öffnen, aufgeteilt.

Wer nicht am spirituellen Aspekt des Yoga interessiert ist, kann ihn natürlich auch nur um seines körperlichen Nutzens willen üben. Gesundheit von Körper und Verstand ist für jeden Menschen wichtig, ob er nun mehr geschäftliche Erfolge oder Fortschritte in der Selbstverwirklichung anstrebt. Yoga verheißt dem Gläubigen wie dem Atheisten oder Agnostiker die gleiche Erfüllung. In der Tat ist durch Yoga schon so manch einer anderen Sinnes geworden – und eine der Schönheiten des Yoga sind seine vielen offenen Türen. Yoga schenkt allen, die körperliches Wohlbefinden, Seelenfrieden oder mehr Konzentration erreichen wollen, was immer sie verlangen, und stellt sie zufrieden.

Patañjali sagt:

«Das Studium der acht Teile des Yoga führt zur Reinigung von Körper, Geist und Verstand; die Flamme der Erkenntnis wird am Leben gehalten, und die Urteilskraft entspringt ihr» (II.28).

Shadanga-Yoga – Der sechsgliedrige Yoga

Im *Yoga-Sūtra* des Patañjali wird Yoga als achtteilig beschrieben. Einige der *Yoga-Upanishads* jedoch betrachten ihn als sechsgliedrig. In der *Amritānanda-Upanishad* findet sich folgende Zeile:

«Disziplin der Sinne, Meditation, Beherrschung des Atems, Konzentration, Logik und Selbstverwirklichung sind die sechs Stufen des Yoga» (6).

In der *Yoga-Chūdāmani-Upanishad* werden die sechs Glieder des Yoga wie folgt aufgelistet:

«Stellungen, Beherrschung des Atems, Disziplin der Sinne, Konzentration, Meditation und Selbstverwirklichung sind die sechs Yogāngas» (2).

Die Texte machen aber auch klar, daß zum Erreichen von Samādhi sowohl die Stufen Yama und Niyama (gesellschaftliche und individuelle Disziplin) als auch Āsanas wie Padmāsana und Svastikāsana Voraussetzungen sind. Mögen daher die Texte auch von Shadanga oder dem sechsgliedrigen Yoga sprechen, so ist der Unterschied zu Ashtānga-Yoga doch gering.

Hauptunterschied zwischen den beiden Systemen ist folgender: Shadanga-Yoga richtet sich an kleine Gruppen, Angehörige besonderer Schulen oder Klöster, die aufgrund der bereits gegebenen Regeln ihrer Vereinigung der speziellen Gebote Yama und Niyama nicht mehr bedürfen. Patañjali dagegen entwirft ein vollständiges philosophisches System für *jedermann.* Er gibt deshalb sorgfältige Anleitungen, wie wir leben sollen und physisches und mentales Gleichgewicht durch gewisse Verhaltensregeln erlangen können, um schließlich in den Genuß spiritueller Wonne zu kommen.

Nach Patañjali müssen zur Selbstverwirklichung die Seele, der Geist, der Verstand und die Sinne in Einklang miteinander handeln. Der Lernende muß sich der dreifachen Suche – *Bahiranga-Sādhana, Antaranga-Sādhana* und *Antarātman-Sādhana* – (der äußeren, inneren und spirituellen Suche) – verpflichten. Folgende Übersicht wird es dem Leser erleichtern, die dreifache Suche zu verstehen:

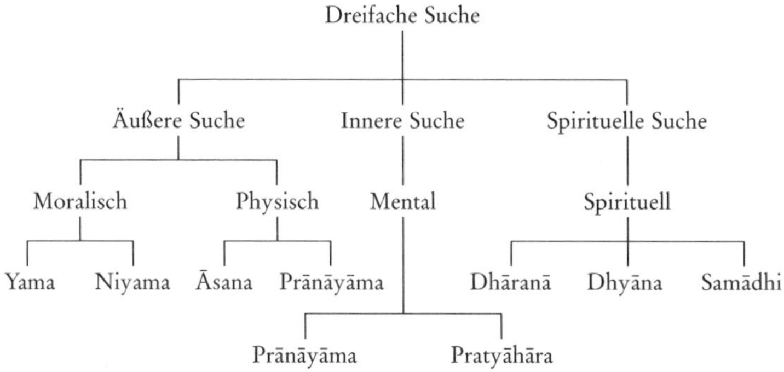

Bevor wir uns die acht Aspekte des Yoga näher anschauen, wollen wir noch einen Blick auf die dreifache Suche werfen.

1. Bahiranga-Sādhana – Trachten nach äußerer Reinheit

Der Körper ist der Tempel der Seele. Genau wie ein sauberer Tempel reine Gedanken heraufbeschwört, führt ein sauberer Körper zu einem reinen Verstand und ist darum ein geeignetes Zuhause für das Selbst.

In der *Yogashika-Upanishad* wurde die Bedeutung eines sauberen Körpers wie folgt erklärt:

«Der Körper ist ein Tempel und die Seele darin wie Shiva. Darum streife Unwissenheit ab und verehre den Körper als Gottes Zuhause» (1.168).

Gott hat uns den Körper als Kapital auf den Weg der Selbstverwirklichung mitgegeben. So wie der kluge Geschäftsmann sein Kapital einsetzt, um Gewinne zu erzielen, muß der Körper sorgfältig in Yama, Niyama, Āsana und Prānāyāma ausgebildet werden, um der Selbstverwirklichung dienen zu können. Er muß vollkommen gesund und widerstandsfähig sein bzw. werden. Der erste Schritt in Richtung Selbstverwirklichung ist, den Körper rein und frei von Krankheit zu halten. Das ist Bahiranga-Sādhana, das Trachten nach äußerer Reinheit.

2. Antaranga-Sādhana – Trachten nach innerer Reinheit

Ist die Reinheit des Körpers erreicht, besteht der nächste Schritt darin, die Reinheit des Verstandes zu erlangen. Dafür müssen wir verstehen, wie das Bewußtsein funktioniert. Der Verstand stützt sich auf die fünf Wahrnehmungsorgane – Nase, Zunge, Augen, Ohren und Haut –, um etwas über die äußere Welt zu erfahren. Der Verstand begehrt, und die Sinne sind ihm zu Diensten. Er ist sein Gefangener in der Befriedigung seiner Bedürfnisse. Der Reinigungsprozeß hilft, Verstand und Sinne zu kontrollieren.

Das Bewußtsein hat sechs erklärte Feinde: Lust, Ärger, Gier, Versuchung, Stolz und Eifersucht.

Bei der Überwindung dieser Feinde, die der Selbstverwirklichung im Weg stehen, sind *prānāyāma* (Beherrschung des Atems) und *pratyāhāra* (Disziplin der Sinne) die wichtigsten Verbündeten.

In der *Hatha-Yoga-Pradīpikā* wird die Bedeutung des Atems folgendermaßen betont:

«Ein gestörter Atem führt zu einem gestörten Bewußtsein, ein regelmäßiger Atem zu einem ruhigen Bewußtsein. Die beiden gehen Hand in Hand. Darum legt der Yogi wert auf einen regelmäßigen und ruhigen Atem – er beherrscht auf diese Weise sein Bewußtsein und verlängert damit sein Leben» (II.2).

Weiter heißt es:

«Der Herr der Sinne ist der Verstand, der Herr des Verstandes ist der Atem; der Meister des Atems ist das Nervensystem – die Ruhe der Nerven und die Konzentration hängen allein von dem regelmäßigen, weichen und rhythmischen Geräusch des Ein- und Ausatmens ab» (IV.29).

Innere Reinheit gewinnt man durch die Beherrschung der Sinne und des Verstandes, was schließlich zu Selbstbeherrschung führt. Danach ist der Schüler für die nächste Stufe bereit.

3. Antarātman-Sādhana – Trachten nach der Seele

Auf dieser Stufe erlangt das Bewußtsein Ausgeglichenheit und Konzentration und richtet sich auf die Seele aus. Hier werden die letzten Stufen des Ashtānga-Yoga – *dhāranā* (Konzentration), *dhyāna* (Meditation) und *samādhi* (Selbstverwirklichung) – geübt und entwickelt.

Der Suchende lebt in der Seele, ist aktiv, aber frei vom Ego und vom niedrigen Selbst. Tatsächlich ist er seiner eigenen Existenz nicht mehr gewahr, weil er sich endlich jenseits sinnlicher Vergnügen und vordergründig-materiellen Wissens befindet. Er hat die ewige Seligkeit erreicht.

In der *Katha-Upanishad* heißt es dazu treffend:

«In dem Wagen, der Körper genannt wird, ist die Seele Passagier, der Geist Wagenlenker und der Verstand der Zügel. Um diese Existenz mit dem Ziel der Selbstverwirklichung zu durchqueren, müssen die Pferde (Sinne) beherrscht werden. Dazu sollte der Wagen (Körper) gesund sein; nur dann kann der Lenker (Geist) durch richtigen Gebrauch der Zügel (Verstand) die Pferde (Sinne) beherrschen» (III.3,4,9).

Betrachten wir jetzt jeden einzelnen der acht Aspekte des Yoga näher.

Yama – gesellschaftliche Disziplin

Yama – es bedeutet soviel wie Einschränkung oder Sich-Zurückhalten – umfaßt die «Man soll nicht»-Regeln des Yoga – analog zum biblischen «Du sollst nicht».

Es ist nicht gut, daß der Mensch allein lebt. Aber als Mitglied einer jeden Gesellschaft hat er bestimmte Verpflichtungen und muß sich an gewisse Regeln halten, um sein eigenes Glück ebenso wie das der anderen zu wahren. Laut Patañjali sind das: Gewaltlosigkeit, Wahrhaftigkeit, Nichtstehlen, Mäßigung auf sexuellem Gebiet und Nichtbegehren. Dies sind die großen universellen Moralgebote, die nicht von Stand, Ort und Zeit abhängen und denen zuwider zu handeln durch nichts gerechtfertigt wird, das heißt, sie sind immer und überall gültig. Ihre Beachtung hat Reinheit zur Folge.

Yoga-Texte zählen mehrere Varianten der als grundlegend anerkannten Regeln auf.

Die *Yoga-Upanishads* beschreiben Yama mit folgenden Begriffen: Gewaltlosigkeit, Wahrhaftigkeit, Nichtstehlen, Mäßigung auf sexuellem Gebiet, Vergebung, ruhiger Verstand, Frömmigkeit, Mitgefühl, Mäßigung beim Essen und Sauberkeit. Die *Hatha-Yoga-Pradīpikā* kennt dieselben ethischen Prinzipien.

1. Ahimsā – Gewaltlosigkeit

Gewalt ist das Fehlen von Liebe – Feindseligkeit ist der Ursprung jedes Gewaltakts. Nur Liebe kann die Menschen verbinden und der Gesellschaft Zusammenhalt verleihen. Ein Yogi trägt keinen Haß im Herzen, sondern nur Liebe für alle. Gewalt ist das Ergebnis von Angst, Egoismus, Ärger und Mangel an Selbstvertrauen. Gewaltlosigkeit heißt Respekt vor dem anderen – Gewaltlosigkeit ist ein Bewußtseinszustand.

Patañjali sagt, jeder, der einen Yogi trifft, der frei ist von gewalttätigen Gedanken, sei dazu bestimmt, sich seiner feindseligen Gefühle zu entledigen.

2. Satya – Wahrhaftigkeit

Sprich die Wahrheit, sprich, was erfreulich ist, aber sprich nicht die Wahrheit, die unerfreulich ist, noch Unwahrheit, die gefällt – das ist überlieferter Glaube, sagt das *Mahābhārata.*

Nach der *Darshana-Upanishad* ist Wahrheit Beweis der Wirklichkeit, der sich aus dem Gebrauch der fünf Sinne ergibt.

Das *Yoga-Shāstra* sagt: «Wenn Geist und Verstand in ihrem Urteil übereinstimmen, ist das die Wahrheit, ist das wirkliche Erkenntnis.»

Ein Yoga-Student sollte der Wahrheit in Gedanken, Worten und Werken dienen.

Wer eine Lüge erzählt, ist giftiger als eine Schlange. Die Zunge, die keine Knochen hat, kann sich nach Belieben drehen und wenden und muß beherrscht werden. Anders können wir nicht wissen, in welchem Moment sie von der Wahrheit abweicht.

3. Asteya – Nichtstehlen oder Nichtbegehren

«Du sollst nicht stehlen», heißt es schon im Alten Testament, und *asteya* bedeutet, nur das anzunehmen, was man zum Leben braucht. Alles übrige ist Gier.

Das Verlangen nach dem Besitz anderer ist, auch wo es nur in Gedanken stattfindet, eine dem Stehlen verwandte Sünde.

Ein ernsthafter Yoga-Schüler, der Asteya praktiziert, strebt nicht nach Reichtum; besitzt er jedoch Geld und Gut, setzt er sie zum Nutzen anderer ein.

4. Brahmacharya – Mäßigung auf sexuellem Gebiet

Brahmacharya bedeutet nicht lebenslängliches Zölibat, aber sexuelle Mäßigung in der Ehe. Kālidāsa beschreibt den idealen König in der *Raghuvamsha:*

Er sammelt Reichtümer nur, um damit Gutes zu tun, und genießt seine Sexualität nur, um einen Sohn zu zeugen. *Kāma* oder Sexualität ist ohne Zweifel eine der treibenden Kräfte im Menschen, die richtig kanalisiert sein will. Ehepartner sollten sich treu sein und in ihren sexuellen Aktivitäten maßvoll. Ungezügelte Sexualität kann verhängnisvolle Folgen haben.

Die Sinne sollten stets auf Brahman, den Erhabenen, gerichtet sein, damit man nicht vom Weg des Yoga abweicht.

«Der Körper bleibt nur dann gesund und stark, wenn *manas* (Verstand) und *prāna* (Atem) ruhig sind in ihm. Ist der Verstand klar, werden auch Atem und Lebensenergie regelmäßig und ruhig. Aus der beständigen Lebensenergie schöpfen wir Kraft und Widerstandsfähigkeit des Körpers» (*Hatha-Yoga-Pradīpikā,* IV.28).

5. Aparigraha – Nichtbesitzergreifen

Parigraha ist Erwerbslust, das Anhäufen von Reichtum aus persönlicher Gier. Hat die Krankheit der Erwerbslust einmal Besitz von uns ergriffen, werden wir sie unmöglich wieder los. Natürlich braucht man gewisse Mittel, um seine Grundbedürfnisse zu decken – Essen, Unterkunft und Kleider kosten nun mal Geld. Doch was darüber hinausgeht, ist Aneignungssucht, ist nachgerade eine Krankheit. Sogar in unseren Gebeten bitten wir Gott um vieles aus Eigensucht. Jemand, der frei ist vom Verlangen nach unnützen Gegenständen und unangemessenen sinnlichen Vergnügen, ist frei von der mentalen Krankheit der Erwerbs- und Aneignungssucht.

Patañjali sagt, wer das «Ich» und das «Mein» abzuschütteln vermag, ist fähig, die Dinge in ihrer richtigen Perspektive zu sehen.

6. Kshama – Vergebung

Seinen Feinden zu vergeben, mögen sie ihm auch körperlich oder seelisch Leid zugefügt haben, ist ein Ziel des Yogi, das dem Gebot Christi entspricht, auch noch die andere Wange hinzuhalten, wenn man auf die eine geschlagen worden ist.

7. Dhriti – Ruhiger Verstand
Ruhe und Klarheit des Verstandes führen das Ich zu der Erkenntnis: «Ich bin das Selbst.»

8. Dayā – Mitgefühl
Mit allen mitzufühlen und dies in Gedanken, Worten und in Werken auszudrücken, ist das Attribut eines Yogi.

9. Ārjava – Aufrichtigkeit
Einfach, offen und aufrecht zu sein ist *ārjava.*

10. Mitahāra – Mäßigung beim Essen
Seinen Gaumen zu beherrschen und nur zur Erhaltung der Gesundheit zu essen, anstatt zur Befriedigung des Gaumens, ist Mäßigung.

11. Shaucha – Sauberkeit
Shaucha bezeichnet die innere und äußere Sauberkeit des Körpers.

Niyama – individuelle Disziplin

Verhaltensregeln für den Umgang mit sich selbst sind Bestandteil bestimmter Disziplinen physischer wie mentaler Art.

Sauberkeit, Zufriedenheit, Strenge, Selbststudium und Hingabe an Gott sind die fünf Regeln, die Patañjali nennt (II.32).

In anderen Texten werden noch weitere Regeln aufgeführt: Glaube, Barmherzigkeit, Hören auf anerkannte Lehren, Bescheidenheit, intellektuelles Vertrauen, Aufsagen von Mantras und Einhalten von religiösen Vorschriften.

1. Shaucha – Sauberkeit
Sauberkeit hat zwei Aspekte: innere und äußere Sauberkeit. Zur persönlichen Hygiene gehört auch das Sauberhalten der fünf Sinnesorgane. Außerdem sollte man nur seine eigenen Kleider tragen, um ansteckende Krankheiten zu vermeiden. Gesunde und einfache Nahrung ist ebenfalls ein grundlegender Faktor äußerer Reinheit, ohne die es keine innere Reinheit oder Reinheit des Bewußtseins gibt.

2. Santosha – Zufriedenheit

Zufriedenheit ist eine innere Haltung, die für das Wohl und die Entwicklung von Körper und Verstand wesentlich ist. Unzufriedenheit führt zu Gier und Neid, während Zufriedenheit ein ruhiges Bewußtsein verleiht und die Voraussetzung für wahres Glück ist.

3. Tapas – Strenge

Tapas ist die Überwindung allen Verlangens nach sinnlichen Vergnügen durch die Übung der Reinheit in Gedanken, Worten und Werken. An bestimmten Tagen zu fasten, brüderliche Gefühle und Demut gegenüber allen Menschen zu empfinden und die Sinne zu beherrschen ist die Strenge des Körpers oder der Tat; keine bösen Gedanken oder Gefühle gegenüber anderen zu hegen ist die Strenge des Denkens; seine Worte zum Lob Gottes zu verwenden ist die Strenge der Rede. Strenge beseitigt die Unreinheiten von Körper und Verstand und führt zur Beherrschung der Sinne. Yoga-Stellungen und das Kontrollieren des Atems schenken Reinheit.

4. Svādhyāya – Selbststudium

Selbststudium heißt, die uns bestimmten Pflichten zu erfüllen und alle unsere Kräfte des Körpers, des Verstandes und der Vernunft auf die Selbstverwirklichung zu konzentrieren. Ob wir wach sind, träumen oder schlafen, immer sollten wir uns darauf konzentrieren, das Selbst mit Gott zu vereinen.

5. Īshvara-Pranidhāna – Hingabe an Gott

Alle Handlungen als ein Opfer für Gott zu betrachten und nicht an den Dingen zu haften ist lautere Hingabe. Frei von Begierden wird der Sādhaka eins mit Gott.

Zusätzlich zu den fünf bereits erwähnten Niyamas führen die *Hatha-Yoga-Pradīpikā* und die *Yoga-Upanishads* noch folgende an:

6. Āstikya-Glaube

Glaube an die Existenz Gottes und die Lehren der Veden, der Shāstras und Purānas ist *āstikya*. Glaube ist objektiv, Vertrauen subjektiv. Vertrauen ist mächtig – und Glaube muß sich auf Vertrauen stützen.

7. Dānam – Barmherzigkeit
Mit legalen Mitteln erworbenen Reichtum unter die Bedürftigen zu verteilen ist wahre Barmherzigkeit.

8. Siddhānta-Vākya-Shravanam – Hören auf anerkannte Lehren
Auf die Lehren zu hören, die Gottes Existenz als das Absolute, Allerhöchste und Unendliche verkünden, ist eine der Pflichten des Yogi.

9. Hri – Bescheidenheit
Demut zu entwickeln im Ausüben guter Taten, wie sie die heiligen Schriften vorschreiben, und sich bescheiden an ihrer Vollendung zu freuen ist *hri*.

10. Mati – Intellektuelles Vertrauen
Fester Glaube an die aus den Veden und den anderen heiligen Schriften gewonnenen Erkenntnisse – unbeirrt durch diesen widersprechende Lehren – ist *mati*.

11. Japa – Aufsagen von Mantras
Ununterbrochenes Wiederholen – laut rezitierend oder in Gedanken – von Mantras ist *japa*. Auf diese Weise lernt man, die Aufmerksamkeit auf einen Punkt zu konzentrieren *(ekāgrata)*.

12. Vrata – Einhalten religiöser Vorschriften
Disziplinierung von Verstand und Körper durch die Durchführung religiöser Bußübungen entsprechend den Vorschriften von *vrata*.

Die bisher aufgeführten Verhaltensregeln gelten für alle Menschen, ob sie nun den Weg des Yoga gehen wollen oder nicht. Alle Religionen kennen sie. Die nun folgende Stufe gibt es nur im Yoga.

Āsanas – Stellungen

Āsanas – die verschiedenen Körperhaltungen bei Übung und Meditation – sind ein zentrales Charakteristikum des Yoga. Sie weisen uns den Weg von der physischen zur spirituellen Ebene. Sie sind sowohl

Anfang als auch Grundlage der Yoga-Vidyā, der Wissenschaft des Yoga.

Oft wird behauptet, das *Yoga-Sūtra* des Patañjali behandle nicht die physischen Aspekte des Yoga, sondern ausschließlich *sādhana* (v. a. spirituelle Übung), und erwähne Āsana nur, wo beide zusammenfielen. Manche meinen, die *Hatha-Yoga-Pradīpikā* setze sich nur mit den physischen Aspekten auseinander und erwähne spirituelle Ziele nur nebenbei. Diese Ansichten beruhen auf einer fälschlichen Interpretation der Yoga-Philosophie.

Die Einleitung der *Hatha-Yoga-Pradīpikā* beschreibt Yama und Niyama ganz allgemein, wie sie in den verschiedenen Yoga-Schriften aufgezählt sind – ohne sich um Einzelheiten zu kümmern, da ihre universelle Anwendbarkeit als selbstverständlich gilt. Das Werk beginnt darum mit der dritten Stufe des Yoga, nämlich Āsana, die es sehr ausführlich behandelt, und dringt allmählich über die Beschreibung aller Schritte, die aus der Knechtschaft herausführen, zur Stufe von Samādhi vor.

Āsana bedeutet, den Körper in einer besonderen Stellung zu halten: in *bhāvanā* (Geistesentfaltung). Nur in dem Āsana, das fest *(sthira)* in sich ruht, kann das Göttliche sich manifestieren. *Āsana-Jaya,* die Eroberung des Āsana, beginnt, wenn die Anstrengung aufhört und Beständigkeit erreicht ist. Sie bringt *sukhatā* oder Seligkeit mit sich. Ein in diesem Zustand aufrechterhaltenes Āsana wird nicht mehr vom Körper, sondern direkt vom inneren Selbst ausgeführt. In diesem Zustand ist der Körper überwunden, jegliche Dualitäten verschwunden und die Einheit von Körper, Verstand und Seele erreicht.

Patañjali beschreibt Āsana wie folgt:

«Die Stellung dient der Widerstandskraft des Körpers und der Ausgeglichenheit des Bewußtseins» (II.46).

Und die *Hatha-Yoga-Pradīpikā* versichert:

«Die Übung von Āsana macht den Körper widerstandsfähig, schenkt Gesundheit und gibt uns Leichtigkeit in unserem Dasein selbst» (I.17).

Brahmānanda erklärt in seinem Kommentar zu diesem *shloka,* die Übung von Āsana verleihe dem Körper Festigkeit, schalte das *rajoguna* oder den schwankenden Charakter des Verstandes aus und lasse das Bewußtsein ruhig werden. Er bestätigt damit Patañjalis Beschreibung von *sthiratā* (körperliche Stabilität) und *sukhatā*, (geistige Ausgeglichenheit), die das Ausführen von Āsana verleiht.

Beide Werke, die *Hatha-Yoga-Pradīpikā* wie das *Yoga-Sūtra* des Patañjali, betonen, daß wir mit dem Körper beginnen müssen, um dann Schritt für Schritt zum Spirituellen überzugehen.

Körper und Verstand sind eng miteinander verbunden und voneinander abhängig. Von einer physischen Störung ist der Verstand ebenfalls betroffen und umgekehrt. Im Yoga entwickeln wir Körper und Verstand durch die verschiedensten Āsanas zu immer größerer Leistungsfähigkeit. Diese Übungen verleihen Gesundheit, Ausgeglichenheit, Beweglichkeit und mehr Widerstandsfähigkeit gegen Krankheiten.

Das Meistern der yogischen Stellungen ist der Schlüssel zur Überwindung des Körpers: Auf diese Weise erreicht der Sādhaka eine spirituelle Ebene und nähert sich der Selbstverwirklichung.

Prānāyāma – Beherrschung des Atems

Prānāyāma ist die Beherrschung des Atems, deren Ergebnis mentale Stille und innere Ruhe sind. Körper und Verstand werden widerstandsfähig. Zum Nutzen von Prānāyāma heißt es in der *Hatha-Yoga-Pradīpikā:*

«Durch die richtig ausgeübte Kunst des Atmens rottet man alle Krankheiten aus» (II.16).

Der Puls verlangsamt sich durch richtiges Atmen und wird regelmäßig, der Körper gewinnt Geschmeidigkeit, und der Teint beginnt zu leuchten.

Patañjali beschreibt die Wirkungen von Prānāyāma so:

«Die Übung der Atemkontrolle führt zu einem klaren Verstand. Sie löst die Bedeckung, die den Glanz im Innern überschattet, auf. So ein Verstand ist zur Konzentration fähig» (II.52,53).

Prāna bedeutet soviel wie Luft, Atem, Lebenskraft, Vitalität, Energie; *āyāma* heißt Ausdehnung, Länge, Ausstrecken oder Zurückziehen. Das systematische Verlängern der Phasen des Ein- und Ausatmens sowie der Pause dazwischen ist Atembeherrschung.

Haben wir es zur Meisterschaft in den yogischen Stellungen gebracht und zur größtmöglichen Beherrschung unseres Atems, ist das Prānāyāma.

Es gibt drei wichtige Funktionen der Atemkontrolle: Ausatmen, Einatmen und Anhalten des Atems.

Rechaka – Ausatmen. *Prāna-Vāyu,* die Lebenskraft, konzentriert sich in der Nabelgegend. Sie steigt aufwärts ins Herz, durchquert die Lungen und tritt durch die Nasenlöcher wieder aus. Das ist *rechaka* oder Ausatmung.

Pūraka – Einatmen. Die Luft wird durch die Nasenlöcher eingesogen, strömt durch die Lungen und das Herz und von dort in die Nabelgegend wie die Lebenskraft. Das ist *pūraka* oder Einatmung.

Kumbhaka – Anhalten des Atems. *Kumbha* ist ein Gefäß. Wie ein Gefäß voll oder leer sein kann, gibt es auch zwei Zustände von Kumbhaka: *Antara-Kumbhaka,* Anhalten des Atems nach tiefem Einatmen, und *Bāhya-Kumbhaka,* Anhalten des Atems nach völligem Ausatmen. Antara-Kumbhaka ist somit die Pause, die dem tiefen Einatmen folgt, Bāhya-Kumbhaka die Pause nach dem völligen Ausatmen.

Kevala-Kumbhaka. Es gibt noch eine weitere Stufe des Atemanhaltens, die fortgeschrittener ist als die beiden genannten: Der Atem wird einfach angehalten, ohne daß man des Ein- und Ausatmens gewahr ist. Das ist ein Zustand, der nur in Dhyāna erfahren wird.

Die Übung des Prānāyāma erweist dem Sādhaka einen doppelten Nutzen: Ajapa-Sādhana und Bhakti-Sādhana. *Ajapa-Sādhana* ist die Mantra-Wiederholungs-Übung mit den heiligen Silben *Ham-sa. Ham* steht für *aham,* «Ich»; *sa* bedeutet «Er». Zusammen ergeben sie «Ich bin Er (das universelle Bewußtsein)». Die individuelle Seele wiederholt dieses Mantra in Form des ausströmenden Lebensatems, der den Laut *ham* verursacht, und mit dem Geräusch *sa* des einströmenden Atems. Dieses Gebet atmen wir unbewußt unser ganzes Leben lang ein und aus, ein und aus... Es nennt sich *Ajapa-Ham-sa-Vidyā,* die «Kenntnis des unbewußten Gebets».

In *Bhakti-Sādhana* nimmt der Sādhaka beim Einatmen kosmische Energie in sich auf, vereint sie im Anhalten des Atems mit seinem individuellen Selbst, ergibt sich im Ausatmen und wird eins mit dem universellen Selbst.

Pratyāhāra – Disziplin der Sinne

Die fünf Sinnesorgane kommen über den Verstand mit der Außenwelt in Berührung. Das Interesse der Sinne, das sich nach außen richtet, weil es sie nach weltlichen Dingen verlangt, muß festgehalten und nach innen, auf die Quelle allen Daseins hin, ausgerichtet werden. Der Prozeß des Die-Sinne-nach-innen-Richtens ist *pratyāhāra,* die Kontrolle der Sinne.

Der Prozeß der Selbsterkenntnis oder des Erkennens findet wie folgt statt: Objekt – Sinnesorgan – Verstand und Seele; durch ihre Verbindung entsteht Wissen. Jede Störung dieser Verbindungsreihe kommt dem Sprengen einer Kette gleich. Der abgelenkte Verstand, der uns den Dingen, die vor unserer Nase geschehen, keine Beachtung schenken läßt, ist allgemein bekannt – es handelt sich dabei um Zerstreutheit oder Tagträumerei, was nichts mit Pratyāhāra zu tun hat. Im träumerischen Zustand ist der Verstand in irgendwelche Gedanken vertieft und die Sinnesorgane von ihren Wahrnehmungsobjekten getrennt, in Pratyāhāra hingegen zieht sich der Verstand absichtlich von den Sinnesorganen zurück und läßt sie den Kontakt zu den Wahrnehmungsobjekten verlieren. Diese Herrschaft über den Verstand, die ihn vor der Zerstreuung in der Außenwelt bewahrt, ist Pratyāhāra.

Dhāranā – Konzentration

Patañjali definierte Konzentration als Vereinigung aller Sinne im Brennpunkt der individuellen Seele. Die *Shāndilya-Upanishad* beschreibt fünf Arten, Konzentration zu erlangen: das Ausrichten des Verstandes auf das individuelle Selbst, das Entwickeln innerer Vision, das Beherrschen der Eigenschaften der fünf Elemente im eigenen Körper, die ständige Erinnerung an Brahman und das Denken an Ishta-Devatā, die persönliche Gottheit, das Erwählte Ideal.

Unter dem Einfluß der fünf feinstofflichen Qualitäten *(pañchatanmātra)* des Riechens, Schmeckens, Sehens, Tastens und Hörens wandert der Verstand in verschiedene Richtungen. Die feinstofflichen Eigenschaften werden durch die Sinnesorgane Nase, Zunge, Augen, Haut und Ohren wahrgenommen. Der Sādhaka muß lernen, den Verstand vom Umherschweifen abzuhalten und nach innen, auf das Selbst, zu richten. Verstand, Vernunft und Ego, vollkommen auf das Selbst konzentriert, ist *dhāranā.* Beherrscht der Sādhaka diese Übung, öffnet sich ihm der Weg zur nächsten Stufe: *dhyāna* oder Meditation.

Dhyāna – Meditation

Wenn es dem Sādhaka gelingt, seine Aufmerksamkeit unabhängig von Raum und Zeit auf das Selbst zu konzentrieren, erreicht er den Zustand der Meditation. In einem solchen Zustand tiefer Konzentration, das heißt ungestörter Meditation, verlieren Körper, Atem, Verstand, Vernunft und Ego ihre je individuelle Existenz und verschmelzen miteinander zu einer einzigen Seinsweise. Das Einswerden von individueller und universeller Seele ist Meditation.

Je tiefer ein Strom ist, um so ruhiger fließt sein Wasser. Ähnlich verhält sich Chitta: Je tiefer die Konzentration, desto ruhiger der Bewußtseinszustand. Die *Shāndilya-Upanishad* nennt zwei Meditationszustände: Saguna und Nirguna. *Saguna* bedeutet mit, *nirguna* ohne Unterstützung. In der Saguna-Meditation konzentriert sich der Meditierende auf eine persönliche Gottheit, die bestimmte Eigenschaften oder Attribute auszeichnen. In der Nirguna-Meditation sind der Konzentration keine Grenzen gesetzt, und der Sādhaka bedarf der Hilfe einer besonderen Gottheit als Brennpunkt des Denkens nicht mehr: Namen, Formen, Gestalten, Farben und Eigenschaften sind alle transzendent.

Samādhi – Selbstverwirklichung

Die achte und letzte Stufe des Yoga ist *samādhi.* Wie ein Fluß, der sich in den Ozean ergießt und seine Identität verliert, wird die individuelle Seele eins mit Gott. Auf dieser Stufe geht die Persönlichkeit des Sādhaka äußerlich wie innerlich in der Meditation auf. Der

Meditierende, der Akt der Meditation und der Meditationsgegenstand legen alle drei ihre Eigentümlichkeit ab und gehen in einer einzigen Vision des ganzen Kosmos auf. Höchstes Glück, frei von Lust, Schmerz und Elend, stellt sich ein.

«In Samādhi opfern wir unser Selbst und legen es auf Brahmans Scheiterhaufen – es wird geläutert, wandelt sich zum höchsten Selbst und wird eins mit ihm» (*Bhagavad-Gītā* IV.24).

Der Bogenschütze *(sādhaka)*, den gespannten Bogen der Meditation *(dhyāna)* mit dem schußbereiten Pfeil des Bewußtseins *(chitta)* in der Hand, zielt – konzentriert auf die Zielscheibe des «Selbst» – und trifft mit einem einzigen unfehlbaren Schuß der Verwirklichung *(samādhi)*. In diesem Moment gibt es keinen Dualismus mehr.

Das ist der Höhepunkt von Yogānga-Anushthāna, der Übung aller acht Stufen des Yoga, die mit Bahiranga-Sādhana (Entwicklung einer Abneigung gegen die äußere Welt) beginnt, ihre Fortsetzung in Antaranga-Sādhana (inneren spirituellen Übungen) findet und in Antarātman-Sādhana (Gottverwirklichung) endet.

Der Weg der Hingabe *(bhakti-yoga)* und der Weg der Tat *(karma-yoga)* fließen wie die Flüsse Gangā und Yamunā zusammen und strömen gemeinsam dem Weg des Wissens *(jñāna-yoga)* entgegen, dem Zusammenfluß mit dem unsichtbaren Strom Sarasvatī, wo Bhakti, Karma und Jñāna eins werden. Das ist endgültige Seligkeit.

4 *Die Natur der Gesundheit*

Die Bedeutung der Gesundheit

Kein noch so großer Reichtum kommt dem Wert der Gesundheit gleich. Denn wer nicht gesund ist, kann den Reichtum, den er hat, nicht genießen, wer aber gesund ist, bestimmt selbst, wie reich er ist. Die Upanischaden sagen:

«Gesundheit verleiht Langlebigkeit, Entschlossenheit und Kraft – damit wird das ganze Erdreich fruchtbar und wohlhabend.»

Nur gute Gesundheit versetzt uns in die Lage, gute Taten zu vollbringen und mit heiligen Werten zu leben. Die *Charaka-Samhitā,* ein Text der indischen Heilkunde, sagt:

«Das grundlegende Bedürfnis des Körpers ist gute Gesundheit – sie ist die Voraussetzung für das Erreichen der vier Ziele menschlicher Existenz: das Kennenlernen und den richtigen Umgang mit heiligen Werten (dharma), das Schaffen einer materiellen Basis für ein behagliches und sorgenfreies Leben (artha), die Befriedigung erlaubter Vergnügen und Wünsche (kāma) und endlich die Befreiung aus den Fesseln der irdischen Zyklen von Geburt und Tod (moksha)» (I. 1,15).

Ohne Gesundheit gibt es keine Kraft. Gesundheit des Körpers umfaßt sowohl die physischen wie auch die mentalen Aspekte. Nur wer körperlich und geistig gesund ist, vermag ethischen Normen gemäß zu leben und gesellschaftliche Pflichten zu erfüllen. Darum sagt die *Mundaka-Upanishad:*

«Das Selbst wird nicht von einem Schwächling verwirklicht» (III.24).

Definition der Gesundheit

Leben ohne Glück ist bloßes Dahinvegetieren. Gute Gesundheit umfaßt alle Aspekte unseres physischen, physiologischen und psychischen Daseins. Gesundheit heißt Freisein von Leiden und Krankheit, bedeutet vollkommene Harmonie im Zusammenspiel von Körper und Verstand. Im Körper ist Chitta, die Dreieinigkeit bewußter Fähigkeiten – des Verstandes, der Vernunft und des Ego – zu Hause. Wahre Gesundheit ist der Zustand der Harmonie von körperlichen und mentalen Funktionen, der uns erlaubt, unsere ganze Kraft nach innen, auf das Ziel der Selbstverwirklichung, zu richten.

Wie erhält man seine Gesundheit?

Gute Gesundheit können wir weder kaufen noch eintauschen. Sie läßt sich nicht stehlen noch mit Gewalt erwerben. Sie ist die wohlgehegte Frucht äußerer und innerer Sauberkeit, bewußter Ernährung, richtiger Übung der Glieder und Organe, körperlichen und mentalen Gleichgewichts und innerer Ruhe. Wie Gold, das wir einschmelzen, um es zu reinigen, müssen wir unseren Körper und Verstand durch sorgfältige Übung von Āsanas und Prānāyāma reinigen.

Die Natur der Krankheit

Krankheit läßt sich als Störung der normalen körperlichen und mentalen Funktionen definieren. Die indische Heilkunde *(āyurveda)* beschreibt die Gesundheit als vollkommene Harmonie der Körperfunktionen, als einen wohlausgewogenen Stoffwechsel und einen glücklichen Allgemeinzustand von Verstand und Sinnen.

Die ayurvedische Wissenschaft hat die physiologischen Funktionen des Körpers in drei Kategorien eingeteilt: *chalana* – Bewegung, *pachana* – Verdauung oder Assimilation und *lepana* – Atmung oder Erleuchtung, die den drei Humoren *vāta* – Wind, *pitta* – Galle und *sleshmā* (oder *kapha*) – Schleim entsprechen. Die Humore bewahren ihr harmonisches Verhältnis, wenn der Körper gesund ist, das heißt, wenn die folgenden fünf Faktoren im Gleichgewicht sind: 1. die *doshas* (die Humore), 2. die *dhātus* (sieben dickflüssige Körpersekrete oder -bestandteile), 3. *agni* (der Stoffwechsel), 4. die Sinne (sie müssen klar sein) und 5. das Bewußtsein (es sollte ruhig sein).

Jeder Mangel oder Überschuß an Doshas oder Dhātus oder jede Hemmung ihres Flusses löst ein Ungleichgewicht aus und damit Unwohlsein oder Krankheit.

Āyurveda zufolge hat der Körper dreizehn *srotas* oder Gefäße – «Transportwege» oder Träger für die verschiedenen Stoffe: *prānavaha* – Luftröhre, *annavaha* – Speiseröhre, *udakavaha* – Wasserröhre, *rasavaha* – Körpersäfte wie Gallenflüssigkeit und Bauchspeicheldrüsensekret; *raktavaha* – Blutgefäße; *māmsavaha* – Fleisch; *medovaha* – Fett; *ashtivaha* – Knochen; *majjāvaha* – Mark; *shukravaha* – Samenstrang; *shakridvaha* – Ausscheidungsprodukte, *mūtravaha* – Harnwege und *svedovaha* – Poren. Herrscht Unausgeglichenheit zwischen den drei Humoren Vāta, Pitta und Kapha, arbeiten die Gefäße nicht mehr richtig. Das aber ist zur Erhaltung der Gesundheit unbedingt notwendig. Mit anderen Worten, um die Stoffwechseltätigkeit des Körpers in Gang zu halten, bedarf es der Harmonie der Doshas.

Analog den Fluktuationen im physischen Körper, die ihren Ursprung in den Humoren haben, werden die mentalen Schwankungen durch die *rajas* und *tamogunas,* die der *sattvaguna* überschattet, verursacht. Rajas ist diejenige der bestimmenden Eigenschaften, die in Form von Leidenschaften und Gefühlen für die Aktivitäten eines Menschen verantwortlich ist. Tamas, die andere bestimmende Eigenschaft, beschwört Trägheit und Passivität herauf, die uns in Kummer, Sorge, Unwissenheit usw. versinken lassen. Dort wo die Rajas- und Tamogunas den Sattvaguna, die Eigenschaft der Güte und Reinheit, beherrschen oder verdecken, nistet sich Krankheit im Bewußtsein ein. Darum bedürfen sowohl Körper wie Verstand aufmerksamer Pflege.

Gesundheit und Yoga

Wie Āyurveda kennt auch der Yoga die dreifache Natur des Leidens: *ādhyātmika, adhidaivika* und *adhibautika.* Ādhyātmika bezieht sich auf Körper und Verstand, das heißt auf somatische und psychische Krankheiten. Adhidaivika-Leiden werden zum Beispiel durch Seuchen und Epidemien verursacht, durch Unfälle, Überfälle und dergleichen. Adhibautika sind die umweltbedingten, von den entfesselten Naturgewalten zugefügten Leiden – zum Beispiel durch die Folgen orkanartiger Stürme (Überschwemmungen) oder übermäßiger Sonneneinstrahlung (Hitzschlag). Damit erweitert Yoga die Definition von Gesundheit um eine Dimension. Er betrachtet jedes Hindernis, das der Verwirklichung des Selbst im Weg steht, als Symptom körperlichen Unwohlseins und der damit verbundenen Veränderung der Gedanken *(chittauritti).* Ziel des Yoga ist es, sowohl physische Störungen als auch mentale Schwankungen zu beheben, also Krankheit, Trägheit, Zweifelsucht, Unachtsamkeit, Nichtenthaltsamkeit, Unbeständigkeit im Sādhana, Kummer, Niedergeschlagenheit, Unruhe und gestörte oder unregelmäßige Atmung, um nur einige der Störungen zu nennen. Sie alle haben ihren Ursprung im Körper und im Verstand. Deshalb bedeutet Gesundheit das totale Freisein von physischen und psychischen Leiden. Das zu erreichen ist unser Ziel.

Die moderne Medizin widerspricht dieser Definition von Krankheit nicht und bestätigt die grundlegende Verbindung von Körper und Geist. Wenn wir also unsere Gesundheit erhalten wollen, müssen wir dafür sorgen, daß die verschiedenen Organe, besonders das Zentralnervensystem, gut funktionieren.

Viele Krankheiten haben ihren Ursprung in Depressionen, Ärger, Kummer, Angst, Unzufriedenheit, Mißtrauen und dergleichen mehr. Manche Menschen neigen auch dazu, sich alle möglichen Krankheiten einzubilden, was im Endeffekt wirklich ihre Gesundheit beeinträchtigt. Dabei kann im Prinzip jeder Qualitäten wie positives Denken, Begeisterung, Mut und Optimismus entwickeln – und stark und gesund werden.

Die Übung des Yoga stellt ein vollkommenes Gleichgewicht im Körper und Verstand her. Sie macht den Körper fit für die Zusammenarbeit mit dem Verstand, aus der sich Widerstandsfähigkeit, Gelassenheit und Entschlossenheit entwickeln. Patañjali erklärt, die Übung des Yoga ermögliche uns sogar, Schmerzen zu vermeiden, die die Zukunft für uns bereithalten könnte.

Folglich schenkt uns die Übung des Yoga außer körperlicher auch mentale Gesundheit. Sie lehrt uns, wie wir Hindernisse überwinden, glücklich und zufrieden leben und unser Ziel – die Selbstverwirklichung – erreichen können.

5 Die Tradition des Yoga

Gott schuf Mann und Frau als gleichwertige Partner, damit sie das Leben mit all seinen Höhen und Tiefen, seinen Freuden und Leiden miteinander teilen mögen. Wenn man das Leben mit einem Wagen vergleicht, so sind Mann und Frau dessen zwei Räder. Die materiellen und spirituellen Anforderungen des Lebens verteilen sich gleichmäßig auf beider Schultern. Beide wünschen sich gute Gesundheit, Seelenfrieden und Zuversicht im Leben.

Die Kunst des Yoga ist so alt wie die Veden. Liest man in den alten Schriften, hat man den Eindruck, die Frauen damals hätten sich auf vielen Gebieten hervorgetan. Die Göttin Pārvatī gewann als erste Kenntnisse des Yoga, indem sie Shiva hartnäckig darum bat, er möge sie darin unterrichten.

Maitreyī, die Frau des großen Yogi und Philosophen Yājñavalkya, erlangte die Befreiung durch die Übung von Yoga. Sie wurde von ihrem Mann, dessen Lehren in der *Yoga-Yājñavalkya* niedergeschrieben sind, in dieser Kunst ausgebildet.

Eine bekannte Episode im *Rāmāyana* beschreibt Rāmas Abschied, als er für vierzehn Jahre verbannt und zu einem Leben in den Wäldern verurteilt worden war. Seine Mutter Kausalyā war von Kummer überwältigt. Doch sie wußte, jeder Segen, den sie ihm mit Tränen in den Augen gäbe, wäre unheilvoll. Also übte sie Āsanas und Prāṇāyāma, bis sie ihre Fassung wiedergewonnen hatte, und erst dann, als sie wieder im Besitz ihrer Gelassenheit war, trat sie vor Rāma hin und gab ihm ihren Segen.

Im *Mahābhārata* findet sich ein Hinweis auf Sulabhā, die Tochter von König Pradhān, die als Einsiedlerin lebte. Sie studierte Yoga und erwarb so viel Wissen darüber, daß sie Janaka, den König von Mithilā, anläßlich eines Disputs über Yoga besiegte.

Die Legende von Madālasā ist ein gutes Beispiel für eine Yoginī (einen weiblichen Yogi). Madālasā war die treue und hingebungsvolle

Gattin von König Ritudhvaja. Sie wählte freiwillig den Feuertod, als sie ihren Mann (irrtümlicherweise) tot glaubte, wurde aber von Ashvatara Nāgarāja wieder zum Leben erweckt. Zuerst erkannte Madālasā, die die Erinnerung an ihre frühere Existenz verloren hatte, ihren Gatten nicht wieder. Sie wurde jedoch in die Kunst des Yoga eingeführt und gewann ihr Wissen zurück. Sie erkannte nun den König wieder und wurde eine große Yoga-Meisterin.

Zu der Zeit, da die Veden entstanden, genossen die Frauen hohes Ansehen. Sie besaßen die gleichen Rechte wie die Männer, und es standen ihnen dieselben Möglichkeiten offen. Das *Manu-Smriti* beschreibt sie als Göttinnen:

«Wo Frauen hoch geachtet sind, verweilt Gott. Wo sie gering geschätzt werden, trägt keine Tat Früchte» (III.55).

Zu jener Zeit gab es auch Frauen, die sich der Zeremonie der heiligen Schnur unterzogen; sie studierten die Veden in der Gurukula und wurden in verschiedenen Künsten wie Bogenschießen, Yoga, Musik und Drama unterrichtet. Nach und nach verlor die Frau ihre geachtete Stellung in der Gesellschaft, und ihre Freiheit wurde stark eingeschränkt. Als das nun sogenannte «schwächere Geschlecht» verlor sie die Privilegien, die sie im vedischen Zeitalter genossen hatte. Die Gurukula und die Schnur-Zeremonie wurden ihr verwehrt. In ihrer Ausbildung blieb sie weit zurück. Der Zugang zum Studium der Philosophie, der Naturwissenschaften, der Künste und des Yoga war ihr verschlossen – und ihr gesellschaftliches Ansehen sank mehr und mehr.

Trotzdem gab es immer wieder berühmte Yoginīs. Lallā, eine Heilige aus dem 14. Jahrhundert, lebte in Kaschmir und verbreitete das yogische System überall in Indien. Die heilige Bahinābai war eine Verfechterin des Yoga und der Meditation. Shāradā Devī, die Gefährtin von Srī Rāmakrishna Paramahamsa war Meisterin in Āsana und Prānāyāma. Der Weg des Yoga steht allen offen, unabhängig von ihrer Volks- oder Kastenzugehörigkeit, ihrem Glauben oder ihrem Geschlecht. Jeder kann die Befreiung durch Yoga erreichen.

Heutzutage hat sich die Stellung der Frau in Gesellschaft und Familie wieder geändert. Auf der Bühne des Lebens muß sie viele Rollen spielen – Tochter, Schwester, Ehefrau, Mutter und Freundin –, und stets soll sie dabei ihr Bestes geben.

Neben diesen traditionellen Rollen steht sie oft auch ihre Frau im Berufsleben – als Arbeiterin, Angestellte, Ärztin, Anwältin oder Politikerin. Diese Vielfachbelastungen strapazieren und ermüden ihren Körper und ihren Geist und führen nicht selten zu völliger Erschöpfung.

Ihr Körper ist für spezifische biologische Funktionen geschaffen und unterliegt in Kindheit, Jugend, mittleren Jahren und Alter bestimmten physiologischen Veränderungen, die einer Frau oft ebenso zu schaffen machen wie die damit verbundenen psychischen Probleme.

Will eine Frau all ihren Rollen – als Mutter, Ehefrau, Schwester, Freundin und Berufstätige – gerecht werden, zahlt sie dafür physisch wie psychisch oft einen hohen Preis. Mehr Widerstandskraft kann sie mit Hilfe von Āsanas und Prāṇāyāma finden – ihr Heil liegt in deren Übung.

6 *Frauen und Yoga*

«Die Natur wollte in der Frau ihr Meisterwerk schaffen», schrieb John Ruskin. Doch die Frau besitzt nicht nur äußere Schönheit, sondern auch einen entschlossenen Charakter, viel innere Kraft und Ausdauer. Die Frau ist geschmeidig und sensibel und bewegt sich mit mehr Leichtigkeit und Anmut als der Mann, dessen Körper weniger biegsam, derb und kräftig ist. Yoga verlangt ungeheure Elastizität – und es scheint, als hätte der Schöpfer die Frau mit dem für Yoga tauglicheren Körper ausgestattet.

Die Frau unterscheidet sich in ihrem Körperbau und ihrem Wuchs deutlich vom Mann. Ihre Muskeln sind weniger ausgeprägt und ihr Skelett weniger robust. Sie kann köperlicher Anstrengung und mentalem Druck weit besser standhalten als der Mann – diese Gabe der Natur hat nichts mit Körperkraft oder physischem Leistungsvermögen zu tun.

Aus einer sorgfältigen Studie über diese Unterschiede zwischen Frau und Mann – im Körperbau, in den physiologischen Funktionen und der psychischen Verfassung – geht hervor, daß Yogāsanas und Prānāyāma für sie noch segensreicher sein können als für den Mann, vorausgesetzt, sie entscheidet sich dafür, sie als einen Teil ihres Lebensstils zu betrachten.

Yoga hilft der Frau, ihre Aufgaben zu erfüllen und ihr Aussehen positiv zu beeinflussen. Sie ist nicht länger auf Kosmetika angewiesen, weil die richtige Durchblutung ihrer Haut für deren Reinheit und Glanz sorgt. Es läßt sich ohne Übertreibung sagen, daß yogische Übungen bestens geeignet sind, ihr unter allen Umständen und in allen Situationen ihres täglichen Lebens zu helfen.

Yoga ist eine ideale Form der Übung. Die Kapitel über Anatomie in den *Charaka*- und *Sushruta-Samhitās* des Āyurveda bezeichnen solche körperlichen Übungen als empfehlenswert, die durch die korrekte Ausführung ihrer Stellungen und Bewegungen positive

Wirkungen erzielen, als da sind: Leichtigkeit des Körpers, Fähigkeit zur Arbeit und Widerstandskraft gegen Krankheiten und körperlichen Schmerz, die durch ein Ungleichgewicht der drei Humore verursacht werden. Sie regen das harmonische Funktionieren des Atem-, Kreislauf-, Verdauungs-, Nerven-, Drüsen-, Genital- und Ausscheidungssystems an. Die Texte warnen vor falscher Ausführung, die Trägheit, Erschöpfung, Erbrechen, Fehlfunktionen der inneren Organe, Teilnahmslosigkeit, innere Blutungen, Husten, Fieber und andere Störungen zur Folge hat.

Yogāsanas üben den ganzen Körper und beleben alle physiologischen Systeme. Ergebnis: ein gesunder Verstand in einem gesunden Körper, denn jedes Āsana entwickelt und fördert Körper und Verstand gleichermaßen. Yogāsanas und Prānāyāma haben sich seit Jahrhunderten bewährt und erfüllen jedes Bedürfnis von Mann und Frau in ihrem Trachten nach vollkommener Gesundheit und höchstem Glück.

Der Körper setzt sich aus fünf Hüllen oder Schichten zusammen:

1. *Annamaya* – der anatomische Körper, bestehend aus Haut, Muskeln und Knochen; er bildet die äußere Hülle.
2. *Prānamaya* – der physiologische Körper, bestehend aus Kreislauf-, Atmungs-, Ausscheidungs-, Verdauungs-, Nerven-, Drüsen- und Fortpflanzungssystem.
3. *Manomaya* – der mentale oder psychische Körper, bestehend aus Verstand und Gefühlen.
4. *Vijñāmaya* – der intellektuelle Körper.
5. *Ānandamaya* – der spirituelle Körper; er ist die innerste Hülle, die auch die Seele umfaßt.

Alle diese Schichten sind voneinander abhängig und durchdringen sich gegenseitig. In der Übung von Yogāsanas und Prānāyāma wird vollkommene Aufmerksamkeit auf alle Schichten – von der anatomischen bis zur spirituellen Hülle und umgekehrt – gelenkt.

Alle Übungsformen haben zwei Eigenschaften – äußere Bewegung und innere Arbeit. Āsanas üben die vorderen, hinteren, seitlichen und inneren Körperteile gleichermaßen – jede Stellung ist eine in sich geschlossene Einheit, in der jeder Körperteil seine besondere Rolle übernehmen muß. Bewegung ist fließende Entwicklung von Stellung zu Stellung oder von Ort zu Ort. Āsanas, die äußerlich statisch wirken, sind voll innerer Dynamik. Ein geschlossener Kreis von Bewegungen und Aktionen – horizontale, vertikale, diagonale und umkreisende Erweiterungen und Ausdehnungen – entsteht beim Ausführen der Stellungen. Das verlangt Geschicklichkeit, Intelligenz und Eifer. In einem sorgfältig und richtig ausgeführten Āsana erfüllt jeder Teil des Körpers wie des Verstandes seine Funktion.

Es besteht ein großer Unterschied zwischen Yoga und anderen Körperübungen. Āsanas wirken psychophysiologisch und nicht wie andere körperliche Übungen rein äußerlich. Āsanas entwickeln zwar das Körperbewußtsein, sie wecken aber ebenso inneres Bewußtsein und stabilisieren das Gemüt. Yoga ist die Entwicklung und Pflege des Körpers, des Verstandes und der Seele. Bei einer anderen körperlichen Übung mag es reichen, die Bewegungen möglichst korrekt auszuführen – im Yoga hingegen wird durch die korrekte Übung eine tiefere Bewußtheit in der Bewegung entwickelt, die Körper und Verstand im Gleichgewicht hält.

Āsanas trainieren die Muskeln wie andere körperliche Übungen auch und beseitigen Steifheit, die den Körper in seiner Beweglichkeit einschränkt. Sie beschäftigen sich jedoch mehr mit dem physiologischen Körper und den lebenswichtigen Organen als mit dem anatomischen Körper. Sie stärken und beleben einzelne Organe wie Leber, Milz, Darm, Lungen und Nieren. Ein Āsana wirkt jedoch stets auf das ganze System. Es ist eine organische Übung, die alle Giftstoffe ausscheiden hilft.

Die Verdauung ist eines der wichtigsten Systeme, von dem die Gesundheit des ganzen Körpers abhängt. Funktioniert es nicht einwandfrei, kann das viele Krankheiten zur Folge haben, und Āsanas sind eine ausgezeichnete Möglichkeit, diesen entgegenzuwirken.

Die Übung von Āsanas und Prāṇāyāma fördert die Leistungsfähigkeit des Atemsystems, garantiert damit die ausreichende Sauerstoffversorgung des Blutes und verbessert die Durchblutung des ganzen Körpers.

Die Arbeit der endokrinen Drüsen ist von zentraler Bedeutung für unsere Gesundheit. Es sind Drüsen mit innerer Sekretion; sie scheiden Hormone aus, die im ganzen Körper verteilt werden. Ihre

Sekretionstätigkeit ist maßgebend für unsere körperliche und mentale Verfassung. Bestimmte Āsanas stimulieren diese Drüsen, während andere helfen, einen Hormonüberschuß abzubauen, um das Gleichgewicht des Systems wiederherzustellen.

Āsanas und Prānāyāma sind eine unschätzbare Hilfe für das richtige Funktionieren des Gehirns, der Nerven und der Wirbelsäule. Das Gehirn ist der Sitz des Denkens, Urteilens, Erinnerns, Wahrnehmens und Befehlens. Es ist die Kontrollinstanz über willkürliche und unwillkürliche Bewegungen in unserem Körper. Gehirn und Körper beeinflussen sich ständig gegenseitig. Ein müdes Gehirn beeinträchtigt das ganze System, ein überlasteter Körper erzeugt Angst und Sorge, was zu einer ganzen Reihe psychischer Störungen führen kann. Āsanas wie Shīrshāsana, Sarvāngāsana, Halāsana und Setu-Bandha Sarvāngāsana versorgen das Gehirn mit Blut, halten es wachsam und aktiv und schenken ihm zugleich Ruhe. So vermag Yoga Nerven und das Gehirn zu beruhigen und dem Bewußtsein Ruhe, Frische und Frieden zu schenken.

Yoga ist für alle Altersstufen geeignet. Für Menschen über vierzig ist er sogar besonders nützlich, weil mit den Jahren die Regenerationsfähigkeit des Körpers und die Widerstandskraft gegen Krankheiten abnehmen. Yoga schafft Energie und zerstreut sie nicht. Er macht uns aktiv und lebensfroh. Mit minimaler Anstrengung erzielen wir maximalen Nutzen.

Aber Yoga wirkt nicht nur vorbeugend, sondern auch heilend. Er aktiviert die inneren Organe und läßt sie optimal funktionieren.

Yoga ist ein naturheilkundlicher Behandlungsprozeß. Fortschritt stellt sich langsam, aber verläßlich ein. Arzneien können sehr effektiv sein, aber durch Yoga ergänzt und in ihrer Wirkung unterstützt, wird der Heilungsprozeß beschleunigt. Oft haben Medikamente schädliche Nebenwirkungen – Yoga hilft, diese auszuschalten. Yoga stärkt die körpereigenen Abwehrkräfte im Kampf gegen Krankheiten. Bei chronischen Leiden können Intensität und Fortschreiten der Krankheit mit Hilfe von Yoga-Übungen eingedämmt werden. Wo ein chirurgischer Eingriff notwendig ist, empfiehlt es sich, vor der Operation Yoga zu üben, um Nerven und innere Organe zu entspannen und den Verstand zu beruhigen. Nach der Operation ist weitere Übung notwendig, um eine rasche Wundheilung zu unterstützen und schnell wieder zu Kräften zu kommen. Unfallpatienten, denen andere therapeutische Übungen unmöglich sind, steht der Weg des Yoga offen.

Āsanas eignen sich ausgezeichnet, Müdigkeit und anhaltende Schmerzen zu beseitigen. Sie machen nicht nur die Kranken gesund, sondern helfen den Gesunden, gesund zu bleiben.

Auch aktive Sportlerinnen sollten Yoga üben, denn Āsanas können dazu beitragen, falsche Muskelarbeit, die Spannungen und Verstauchungen zur Folge hat, zu korrigieren. Sie befreien von Druck und Spannung, verleihen Schnelligkeit, Geschmeidigkeit, Kraft und Ausdauer und fördern das Zusammenwirken aller Körpersysteme. Erschöpfte Sportler und Sportlerinnen gewinnen schnell und mühelos ihre Energie zurück, indem sie Āsanas üben. Āsanas steigern auch ihr Leistungsvermögen.

Die Kunst des Yoga ist somit ihrem Wesen nach einzigartig, denn sie gibt jedem entsprechend seinen Bedürfnissen.

Die Übung des Yoga hat einen nachhaltigen Einfluß auf den Charakter – sie stärkt uns geistig und moralisch. Unsere Lebenseinstellung wird zuversichtlicher und positiver. Stolz und Egoismus machen Bescheidenheit und Demut Platz. Wir werden nachdenklicher und einsichtiger, erlangen intellektuelle Klarheit und schreiten voran auf dem Weg zur Kontemplation.

7 *Drei Meilensteine im Leben der Frau*

Da dieses Buch in erster Linie für Frauen geschrieben ist, wollen wir uns nun den drei wichtigsten Phasen im Leben einer Frau zuwenden: dem Beginn der Menstruation, Schwangerschaft und Geburt und der Menopause. Wir wollen uns klarmachen, welche Probleme jeder dieser Lebensabschnitte für ihren Körper und Verstand mit sich bringt und ob ihr die Übung von Āsanas und Prānāyāma bei deren Bewältigung helfen kann.

1. Menstruation

Die Eierstöcke, die wichtigsten weiblichen Geschlechtsorgane, befinden sich zu beiden Seiten der Gebärmutter. In ihnen werden die weiblichen Keimzellen (Eizellen) gebildet, von denen pro Monat je eine heranreift. Sie nehmen ihre Arbeit im Alter zwischen zehn und fünfzehn Jahren auf und beenden sie zwischen fünfundvierzig und fünfzig Jahren. Die Gebärmutterschleimhaut erschlafft und saugt sich mit überschüssigem Blut voll, um die Eizelle zu empfangen und zu nähren. Wird die Eizelle nicht befruchtet und das Blut nicht zu ihrer Ernährung gebraucht, wird die Gebärmutterschleimhaut sie samt dem überschüssigen Blut abstoßen. Dieser Vorgang findet einmal monatlich statt und heißt Menstruation.

Menstruation ist also eine periodisch auftretende Blutung aus der Gebärmutter geschlechtsreifer Frauen. Sie ist ein rein physiologischer Prozeß, eine biologische Funktion, die den weiblichen Körper für die Fortpflanzung vorbereitet.

An der Gehirnbasis befindet sich die Hypophyse (Hirnanhangdrüse), die sich in einen Vorder- und einen Hinterlappen gliedert. Die Sekretionen des Hypophysenvorderlappens stimulieren die Fortpflanzungsfähigkeit der Frau; der Hinterlappen reguliert die Sekretionen, versorgt die Muskulatur der Gebärmutter und bereitet sie auf ein gesundes Funktionieren vor.

In dieser Zeit des Heranreifens verändert sich der weibliche Körper für jeden sichtbar. Das Mädchen wächst rasch und nimmt an Gewicht zu. Der Beckenraum weitet sich, und Fett lagert sich an den Hüften ab. Die Vagina und die Brüste entwickeln sich; Herz und Lungen vergrößern sich; die Muskeln des Körpers festigen sich; die Talgdrüsen unter der Haut scheiden mehr Talg aus, was oft zu Akne und Pickeln auf Wangen und Stirn führt – zum Kummer so vieler Jugendlicher. Auch die großzügige Produktion von Geschlechtshormonen verursacht überschüssige Sekretion fettiger Substanzen unter der Haut.

Eine gesunde Menstruation hängt vom richtigen Funktionieren der Eierstöcke ab und diese wiederum von einer gesunden Hypophyse. Der natürliche Rhythmus oder Zyklus der Arbeit der Eierstöcke hängt auch vom Hypothalamus (Teil des Zwischenhirns) ab, der in enger Verbindung mit der Hypophyse steht.

Yogāsanas und Prānāyāma sind eine große Hilfe in der Pubertät, wenn der Körper nach und nach immer weiblicher wird. Āsanas wie die Umkehrstellungen und Rückwärtsbeugungen sind nützlich, um die Hypophyse anzuregen. Vorwärtsbeugungen unterstützen die Blutversorgung der Beckenorgane. Für das richtige Wachstum des Skeletts und die Vervollkommnung der Figur sind die im Stehen geübten Āsanas von unschätzbarem Wert.

Parallel zu den physiologischen finden in diesem Alter psychologische Veränderungen statt. Es ist eine Zeit, in der ein plötzlicher Sprung von der Schlichtheit des kindlichen Gemüts zu einem komplexen emotionalen Erleben stattfindet. Es ist ein Tauziehen zwischen zwei Bewußtseinswelten. Das Mädchen möchte Kind bleiben, während es von der in ihm aufblühenden Weiblichkeit ins Erwachsensein gedrängt wird.

Die physiologischen und psychologischen Veränderungen in seinem Körper und Verstand verwirren es und lassen es überempfindlich reagieren auf alle Ansinnen und Forderungen der Erwachsenen. Eine gesunde Atmosphäre und richtige Anleitung in Schule und Elternhaus sind notwendig in dieser Zeit der Neuorientierung.

Yogische Übung in diesem Alter hilft, Impulse und Emotionen zu beherrschen und richtig einzuordnen, sie verleiht innere Ausgeglichenheit und Gelassenheit. Das Mädchen überwindet auf diese Weise seine Angst und Nervosität und lernt, seinem sich verändernden Leben mit Zuversicht entgegenzusehen. Durch yogische Übung in diesen Jahren kann das Fundament zur Entwicklung einer reifen, moralisch handelnden Persönlichkeit gelegt werden.

Yoga fördert gesundes Wachstum in physiologischer, psychologischer, moralischer und spiritueller Hinsicht. Das Alter zwischen zwölf und vierzehn Jahren ist ideal, um mit Yoga anzufangen – was aber nicht bedeutet, Yoga dürfe nicht bereits in jüngeren Jahren geübt werden. Im Gegenteil, wird früher damit begonnen, im Alter von acht Jahren etwa, wirkt sich das nur positiv auf die Entwicklung des Kindes aus. Doch sollte man so kleine Kinder nur auf spielerische Art mit Yoga bekannt machen, in der Absicht, ihr Interesse dafür zu wecken und so eine Grundlage für spätere ernsthaftere Übungen zu schaffen.

Wurde nicht in jungen Jahren begonnen, sollte dies kein Hindernis sein, später anzufangen:

«Die Jungen, die Alten, die Kranken und die Schwachen – alle mögen sie sich der Übung des Yoga widmen und ungehindert deren Nutzen genießen» (*Hatha-Yoga-Pradīpikā,* I.64).

Die Königin von Belgien war bereits vierundachtzig Jahre alt, als sie unter Anleitung meines Vaters Yoga zu üben begann (sie litt an Kopf- und Körperzittern). Mit Beharrlichkeit übte sie die nächsten acht Jahre Shīrshāsana.

Mich auf die Erfahrung meines Vaters aus über vier Jahrzehnten und meine eigene aus über zwei Jahrzehnten stützend, sage ich: Frauen jeden Alters können Yoga erlernen. Das Tempo ihrer Fortschritte wird sich dabei natürlich entsprechend ihrer individuellen Konstitution und Fähigkeit unterscheiden.

Menstruationsbeschwerden

Die Menstruation ist eine natürliche zyklische Funktion. Sie ist ein regelmäßiger Prozeß mit nur geringer, von Frau zu Frau variierender Abweichung in der Periodizität, was völlig normal ist. Bei Symptomen wie leichter Ermüdbarkeit, Schlaflosigkeit, Gemütsschwankungen, Überempfindlichkeit oder leichtem Anschwellen der Brüste sollten wir uns an die sie verursachende gesteigerte Hormontätigkeit erinnern – und auch sie durchaus als normal betrachten.

Die Menstruationszyklen müssen in regelmäßigen zeitlichen Abständen auftreten. Abweichungen in der Periodizität bringen Störungen mit sich und verursachen körperliche und mentale Leiden, die sich auf Schwangerschaft und Mutterschaft auswirken können.

Aufgrund allgemeiner und individueller Lebensbedingungen bleibt die Menstruation manchmal ganz aus oder ist übermäßig stark, unregelmäßig, mit heftigen Schmerzen verbunden. In diesen Fällen sprechen wir von Menstruationsbeschwerden.

Menstruationsbeschwerden sind:

1. *Amenorrhöe:* Das Ausbleiben der Regel oder das späte Einsetzen der Geschlechtsreife nennt man Amenorrhöe. Sie ist selten und auf eine durch Störung des Hypothalamus bedingte Ovarialinsuffizienz zurückzuführen. Die Pubertät kann sowohl aus physischen wie aus psychischen Gründen zu spät eintreten. Anstrengende körperliche Arbeit, schlechte Ernährung, Blutarmut, Tuberkulose, Malaria, allgemein schwache Konstitution, Unterentwicklung der Geschlechtsorgane wie Eierstöcke und Gebärmutter können das Ausbleiben oder die Verzögerung der Menstruation verursachen. Auch aus psychischen Gründen wie einem Schock, außerordentlichem Kummer, depressiver Veranlagung oder großem Trennungsschmerz können diese ernsten Beschwerden auftreten. In allen diesen Fällen kann Yoga ohne Bedenken geübt werden (vgl. Kapitel 10).

2. *Dysmenorrhöe:* Eine schwierige oder schmerzhafte Menstruation, deren Ursache Blutarmut, Erschöpfung oder Schüttelfrost sein kann. Sie kann auch auf Krankheit oder Gebrechen organischer Natur zurückgehen, auf Entzündung der Eierstöcke, der Eileiter oder der Gebärmutter sowie auf Spasmen oder auf eine abnormale Entwicklung der Gebärmutter. Psychische Faktoren wie Angst, innere Zerrissenheit und Neurosen können ebenfalls Dysmenorrhöe zur Folge haben.

3. *Menorrhagie:* Übermäßige Blutung während der Regel. In diesem Fall kann die Zyklendauer unverändert regelmäßig bleiben, aber der Blutverlust ist jedesmal außerordentlich.

4. *Metrorrhagie:* Langdauernde Gebärmutterblutung außerhalb der Menstruation. Folglich werden auch die Zyklen unregelmäßig.

Fasergeschwülste, Tumoren, Zysten, falsche Lage der Gebärmutter, eine Entzündung oder eine Fehlgeburt sind allgemein bekannte Ursachen für Metrorrhagie.

5. *Hypomenorrhöe:* Schwache Menstruationsblutung, die entweder auf eine Unterentwicklung der Gebärmutter oder der Eierstöcke oder nicht korrektes Funktionieren der endokrinen Drüsen zurückgeht.

6. *Oligomenorrhöe:* Menstruationsblutung mit verlängerten Zyklen (mehr als 35 Tage).

7. *Polymenorrhöe:* Menstruationsblutung mit verkürzten Zyklen (weniger als 25 Tage).

8. *Leukorrhöe:* Übermäßiger weißer Ausfluß, der sowohl durch körperliche Schwäche als durch psychische Probleme verursacht werden kann. Konstitutionelle, sexuelle, hormonelle und psychische Faktoren sind für sein Auftreten verantwortlich. Hin und wieder ist er dem Beginn krebsartigen Wachstums in den Geschlechtsorganen oder Fremdkörpern in der Vagina zuzuschreiben. Oft ist er ein Zeichen mangelnder Hygiene.

9. *Prämenstruelles Syndrom:* Viele Frauen leiden eine Woche oder zehn Tage vor ihrer Periode unter schmerzhaften Spannungen und Schwellungen der Brust, Völlegefühl und Verdauungsbeschwerden, Kopf- und Rückenschmerzen, Zittern, Reizbarkeit, unmotivierten Gefühlsausbrüchen, Gewichtszunahme und Gelenkschwellungen.

Bei allen Formen von Menstruationsstörungen, mögen sie nun physisch oder psychisch bedingt sein, ist die Übung des Yoga eine große Hilfe. Yogāsanas und Prāṇāyāma korrigieren die fehlerhafte Arbeit der Organe. Sie stellen das richtige Hormongleichgewicht in den endokrinen Drüsen her und regen sie dazu an, ihre Funktionen effektvoll zu erfüllen. Sie stärken die Muskeln von Organen wie der Gebärmutter. Die Āsanas helfen der Frau, sich auf die richtige Art zu entspannen und auszuruhen, und tragen so dazu bei, den Zyklus und den Blutfluß zu normalisieren.

Außerdem lösen sich in der Übung von Āsanas und Prāṇāyāma seelische Spannungen und Zwänge, und negative mentale Einstellungen wandeln sich ins Positive.

2. Schwangerschaft

Über Yoga und schwangere Frauen gibt es viele falsche Vorstellungen. Manche Frauen glauben, Yoga während der Schwangerschaft könne zu einer Fehlgeburt führen. Das ist jedoch ein Ammenmärchen. Mit den Āsanas trainiert man die Gebärmutter, damit sie fest wird und besser arbeitet, um den normalen Verlauf der Geburt zu gewährleisten.

«Die Zeit, das Leben eines ungeborenen Babys zu retten, liegt vor der Schwangerschaft», sagt man. Und genauso ist es. Der richtige Zeitpunkt für den Beginn der Yogāsana-Übung, nämlich die Pubertät, wurde bereits erwähnt – und hat die Sādhaka damals damit begonnen, wird ihr das in der Zeit ihrer Schwangerschaft nur nützen. Die Schwangerschaft ist ein natürlicher Prozeß wie die Menstruation. Sie ruft im ganzen Körper große Veränderungen hervor, die jedoch nach der Entbindung wieder verschwinden.

Ein wichtiger Punkt muß an dieser Stelle hervorgehoben werden. Mangelnde innere Sekretion der Schilddrüse kann eine Fehlgeburt zur Folge haben. Frauen sollten darum vor der Empfängnis Āsanas wie Shīrshāsana, Sarvāngāsana, Setu-Bandha-Sarvāngāsana und Jānu-Shīrshāsana (Abteilung II und IV) üben. Die Bedeutung des richtigen Funktionierens der Drüsen mit innerer Sekretion für die Gesundheit kann gar nicht genug betont werden, und die yogische Übung hilft, das notwendige hormonelle Gleichgewicht zu schaffen. Yogāsanas sind von großem Nutzen, um eine Fehlgeburt zu vermeiden, die auf abnormale Bedingungen wie Entzündung oder falsche Lage der Gebärmutter zurückzuführen ist.

Yogāsanas können auch Unfruchtbarkeit vorbeugen, die durch Defekte an den Eierstöcken, den Drüsen oder Eileitern verursacht wird. Es empfiehlt sich darum für alle Frauen, vor der Empfängnis mit der Übung von Yoga zu beginnen, sowohl im Interesse der eigenen Gesundheit als auch der ihrer Nachkommen.

Schwangeren Frauen wird geraten, während der ersten drei Monate nach der Empfängnis besonders vorsichtig zu sein. Genau wie die Medizin rät auch der Yoga zur Geburtsvorsorge. Die Mutter braucht während der Schwangerschaft hämoglobinreiches Blut und sollte stets auf ihren Blutdruck achten. Um Alarmsignale wie hohen

Blutdruck, schnelle Gewichtszunahme oder Albuminbildung im Urin zu vermeiden, sind Āsanas außerordentlich hilfreich.

Während dieser Zeit besteht die Möglichkeit einer Fehlgeburt infolge fehlerhafter Bildung der Plazenta, eines Vorfalls (Prolaps) oder einer muskulären Schwäche der Gebärmutter. Die Schwangere sollte vermeiden, schwere Lasten zu heben und herumzuspringen. Yogāsanas sind aber nichts Heftiges. Sie stärken die Beckenmuskeln, verbessern die Blutzirkulation im Beckenbereich und kräftigen die Wirbelsäule.

Besonders nützliche Āsanas während der Schwangerschaft sind Parvatāsana, Supta-Vīrāsana, Upavishtha-Konāsana, Baddha-Konāsana, Shīrshāsana und Supta-Pādāngushthāsana. Sie weiten das Becken, schaffen damit Raum für die Gebärmutter und sichern eine gute Durchblutung sowie die notwendige Bewegungsfreiheit für das Kind. Falls Prānāyāma geübt wird, beruhigen sich außerdem die Nerven, stellen sich Mut und Zuversicht ein, und Müdigkeit verschwindet. Sogar Umkehrstellungen, richtig geübt, sind vorteilhaft – mein Vater und ich leiteten viele Frauen an, sie bis in den neunten Monat ihrer Schwangerschaft weiterzuüben. Erst wenn das Atmen einem dabei anfängt schwerzufallen, dürfen sie nicht mehr geübt werden.

Eine Frau im Zustand fortgeschrittener Schwangerschaft beurteilt das am besten selbst. Sie kann abschätzen, welche Āsanas sie aufgrund der Schwere in Becken und Unterleib und der konsequenten Belastung des Herzens nicht mehr üben kann. Unter diesen Umständen sollte sie Āsanas wie Shīrshāsana, Sarvāngāsana und Halāsana besser lassen. Andere Stellungen, etwa Āsanas im Sitzen mit konkavem Rücken und solche zur Stärkung der Wirbelsäule, können dagegen durchaus geübt werden. Āsanas, die Unterleib und Becken Leichtigkeit verleihen und sie nähren, sind besonders geeignet. Ujjāyī-Prānāyāma I und Viloma-Prānāyāma I und II können während der ganzen Schwangerschaft geübt werden.

Im Frühstadium der Schwangerschaft können morgendliche Übelkeit und Schwäche auftreten. Manchmal kommen Ausfluß oder Schmerzen in der Beckengegend vor, Schwellung oder Einschlafen der Füße, geschwollene Venen und Krampfadern, Rückenschmerzen, Verstopfung, Blutdruckschwankungen, Toxikose, Kopfweh,

Schwindel, Sehstörungen und unregelmäßiges Harnlassen. Bei allen diesen Beschwerden sind Āsanas äußerst hilfreich.

Es ist allerdings ratsam, sich in ärztliche Behandlung zu begeben, falls der Fötus in einer abnormalen Position (quer oder schräg) liegend gespürt wird. Bei einem Fötus in Fuß- oder Steißlage sind Yoga-Übungen nicht schädlich.

Die Übung von Āsanas und Prānāyāma kann bereits bald nach einer Fehlgeburt bedenkenlos wiederaufgenommen werden, ohne die Unterleibsorgane zu belasten. So wie sich Widerstandskraft und Beweglichkeit wieder einstellen, können Dauer und Anzahl der geübten Āsanas allmählich gesteigert werden.

Geburt

Geburtsschmerzen sind natürlich – eine Art Signale an verschiedene Muskeln im Beckenraum und den angrenzenden Regionen. Ihr Löwenanteil geht selbstverständlich an die Muskeln der Gebärmutter, die sich in einer Serie von Spasmen zusammenziehen und entspannen und damit das Ausstoßen des Kindes unterstützen. Aber Angst und mentale Zwänge steigern die Wehenschmerzen und verzögern den Geburtsbeginn.

Wenn Yogāsanas während der Schwangerschaft geübt werden, stärken sie die Gebärmuttermuskeln und erleichtern so die Geburt. Baddha-Konāsana und Upavishtha-Konāsana sind besonders zu empfehlen, da sie die Beckengegend weiten und den Gebärmutterhals dehnen helfen. Prānāyāma stärkt die Nerven und ermöglicht der Gebärenden, in den Intervallen zwischen den Spasmen ruhig zu atmen – Voraussetzung für eine leichte Geburt.

Nach einer normalen Geburt und auch nach einem Kaiserschnitt empfiehlt es sich, die Übung von Āsanas und Prānāyāma bald wiederaufzunehmen, um rasch wieder zu Kräften zu kommen und die Bauchorgane zu stärken (vgl. Kapitel 10).

Stillen

Nach der Geburt muß der Mutter unbedingt mentale und körperliche Ruhe gewährt werden. Um die nach der Geburt erschlafften Bauchmuskeln zu regenerieren, sind Shavāsana und Ujjāyī-Prānāyāma I besonders geeignet.

Das Kind sollte nur mit Muttermilch ernährt werden. Da für die Produktion jeder Muttermilcheinheit die vierhundertfache Menge an Sauerstoff gebraucht wird, sollte die Mutter Shavāsana und Ujjāyī-Prānāyāma üben, um dadurch die Sauerstoffaufnahme des Körpers zu erhöhen und so den Milchfluß zu intensivieren.

Vom ersten Monat nach der Geburt an können die in Kapitel 10 unter «Spezielle Hinweise» empfohlenen Āsanas geübt werden; diese regen die Hypophyse an, Prolactin zu produzieren – das Hormon, das die Laktation steuert. Diese Āsanas vermindern auch das Spannungsgefühl in den Brüsten und festigen ihre Muskelfasern. Nach der Geburt lagert sich in der Regel Fett um das Gesäß, die Hüften und die Brüste ab, und es besteht ganz allgemein die Tendenz zu Gewebeschlaffheit. Die Gewichtszunahme muß kontrolliert und die Bauchorgane gestärkt werden. Zwei Monate nach der Geburt sollten Āsanas geübt werden, die den Bauch- und Beckenmuskeln helfen, ihre frühere Festigkeit zurückzugewinnen (vgl. Kapitel 10).

Die Übung des Yoga ist auch nach einem chirurgischen Eingriff an Eileiter oder Gebärmutter nicht schädlich. Sie sollte aber allmählich, nach vollständiger Regeneration und unter Vermeidung jeglicher Anstrengung und Überdehnung begonnen werden.

3. Menopause (Klimakterium)

Im Alter zwischen vierzig und fünfzig Jahren etwa kommt es zu Störungen im Menstruationszyklus. Die Blutung stellt sich plötzlich nicht mehr ein, findet in unregelmäßigen Abständen statt, oder die ausfließende Blutmenge reduziert sich. Das alles sind natürliche Anzeichen für das herannahende Ende der Gebärfähigkeit. So wie beim Auftreten der Menstruation, das physische, physiologische und psychische Irritationen mit sich brachte, muß die Frau auch in der Menopause mit einigen Problemen fertig werden. Die Eierstöcke stellen ihre Arbeit ein, während die Schilddrüse und die Nebennierendrüsen überaktiv werden, dadurch entsteht ein hormonelles Ungleichgewicht. Als Folge davon leidet die Frau unter Hitzewallungen, hohem Blutdruck, Spannungsgefühlen in den Brüsten, Kopfweh, Schlaflosigkeit, Gewichtszunahme usw. Aufgrund der Veränderungen in den physiologischen und metabolischen Prozessen und den psychischen und emotionalen Zuständen muß die Frau lernen, den neuen Gegebenheiten ins Auge zu schauen – und dazu bedarf sie körperlicher wie mentaler Stabilität.

Es können emotionale Störungen, Reizbarkeit, unmotivierte Eifersucht, Depressionen, Angst etc. auftreten, die alle dem Gefühl entspringen, die Weiblichkeit verloren zu haben. Es handelt sich um eine kritische Zeit der inneren Umstellung, in der sich die Übung von Āsanas äußerst vorteilhaft auswirkt, da sie hilft, die Nerven zu beruhigen und das psychische Gleichgewicht wiederherzustellen.

Yoga ist ein Geschenk für das Alter. Wer sich im Alter Yoga widmet, erlangt nicht nur Gesundheit und Zufriedenheit, sondern auch Frische des Verstandes, er wird der Zukunft froh entgegensehen, anstatt der Vergangenheit nachzutrauern. Einsamkeitsgefühle und Nervosität, die Kummer und Traurigkeit heraufbeschwören, wirkt Yoga entgegen. Es ist also nie zu spät, um damit anzufangen. Yoga, im Alter begonnen, ist wie eine Wiedergeburt und läßt uns dem Tod gelassen entgegenblicken.

Zweiter Teil

Praxis

8 *Den Körper kennen*

Nach der Sānkhya-Yoga-Philosophie besteht der Mensch aus fünfundzwanzig Komponenten *(tattvas):*

Purusha oder Jīvātman	Individuelle Seele
Prakriti oder Avyakta	Natur oder potentielle (nichtmanifeste) Materie
Buddhi oder Mahat	Intellekt oder Intelligenz
Ahamkāra	Ego
5 Tanmātras	5 feinstoffliche Elemente: Geruch, Geschmack, Form (das Sichtbare), Klang, Berührung
5 Mahābhūtas	5 grobstoffliche Elemente: Erde, Wasser, Feuer, Luft, Äther
5 Jñānendriyas	5 Sinnesorgane: Nase, Zunge, Augen, Ohren, Haut
5 Karmendriyas	5 Organe der Tat: Hände, Füße, Sprach-, Genital- und Ausscheidungsorgane
Manas	Verstand

Alle diese Komponenten sind vom Wirken der drei Gunas Sattva, Rajas und Tamas, den drei Grundeigenschaften Gelassenheit, Aktivität und Trägheit, durchdrungen.

Āyurveda, die indische Heilkunde (von *āyus* – Leben und *veda* – Wissen, Wissenschaft), akzeptiert diese Klassifikation, schließt aber Purusha oder Jīvātman als jenseits ihrer Reichweite liegend aus. Sie beschäftigt sich einzig mit der Behandlung von Krankheiten, und die individuelle Seele bedarf keiner solchen Behandlung. Darum interessiert sie sich nur für die anderen vierundzwanzig Komponenten.

Weiter glaubt Āyurveda, der Körper bestehe aus drei elementaren Substanzen: den Doshas oder Humoren, den Dhātus oder wesentlichen Bestandteilen und den Malas oder Unreinheiten, die sich alle aus den fünf Mahābhūtas zusammensetzen:

3 Doshas	3 Humore des Körpers: Wind, Galle, Schleim
7 Dhātus	7 wesentliche Bestandteile: Saft, Blut, Fleisch, Fett, Knochen, Mark, Samen
3 Malas	3 Unreinheiten: Fäkalien, Urin, Schweiß

Die Doshas sind für die physiologischen und physiochemischen Vorgänge im Körper zuständig. Die Dhātus bilden bestimmte körperliche Strukturen, die spezifische Funktionen ausüben. Die Malas sind unreine Substanzen, die zum Teil physiologische Aufgaben erfüllen und zum Teil ausgeschieden werden.

Āyurveda sagt, die drei elementaren Substanzen Dosha, Dhātu und Mala befänden sich bei einem gesunden Menschen im Gleichgewicht. Wird dieses Gleichgewicht gestört, ist Krankheit die Folge.

Die Luft, die wir atmen, die Nahrung, die wir essen, die Flüssigkeit, die wir trinken, sowie die Dhātus und Malas bewegen sich im Körper durch dreizehn Arten röhrenförmiger Kanäle, die Srotas genannt werden (vgl. Kapitel 5). Srotas und Dhātus zusammen entsprechen zum Teil den Systemen der modernen Anatomie (d. h. den Geweben).

Alle alten indischen Denksysteme, ob Sānkhya-Yoga, Āyurveda oder irgendein anderes System, betrachteten den einzelnen als psychophysische und spirituelle Entität – wie die upanischadsche Lehre der *koshas* oder Hüllen (vgl. Kapitel 6) anschaulich darstellt. Die moderne Medizin kommt zu ähnlichen Schlüssen, nur verwendet sie dabei eine andere Sprache.

Für sie ist der Körper ein komplizierter Mechanismus, bestehend aus Millionen und Abermillionen verschiedener Zellen, «Baumaterial» für die verschiedensten physischen Strukturen: Haut, Gewebe, Muskeln, Venen und Arterien, die lebenswichtigen Organe, die Knochen usw., die ihrerseits den Körper als Ganzes ausmachen.

Der grobstoffliche Körper besteht aus Kopf, Rumpf, Armen oder oberen Extremitäten und Beinen oder unteren Extremitäten (Abb. S. 71). Am Kopf sichtbar sind Augen, Ohren, Nase, Mund, Kinn, Wangen, Schläfen, Stirn und Scheitel. Im Kopf befindet sich das Gehirn.

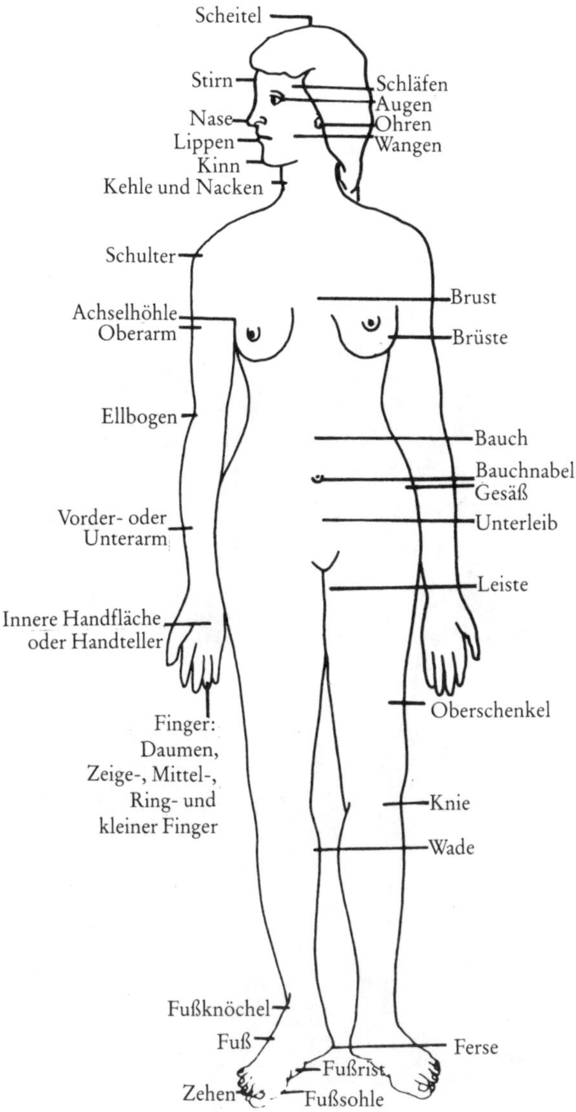
Scheitel
Stirn
Nase
Lippen
Kinn
Kehle und Nacken
Schläfen
Augen
Ohren
Wangen
Schulter
Achselhöhle
Oberarm
Brust
Brüste
Ellbogen
Bauch
Bauchnabel
Gesäß
Vorder- oder Unterarm
Unterleib
Leiste
Innere Handfläche oder Handteller
Finger: Daumen, Zeige-, Mittel-, Ring- und kleiner Finger
Oberschenkel
Knie
Wade
Fußknöchel
Fuß
Ferse
Fußrist
Zehen
Fußsohle

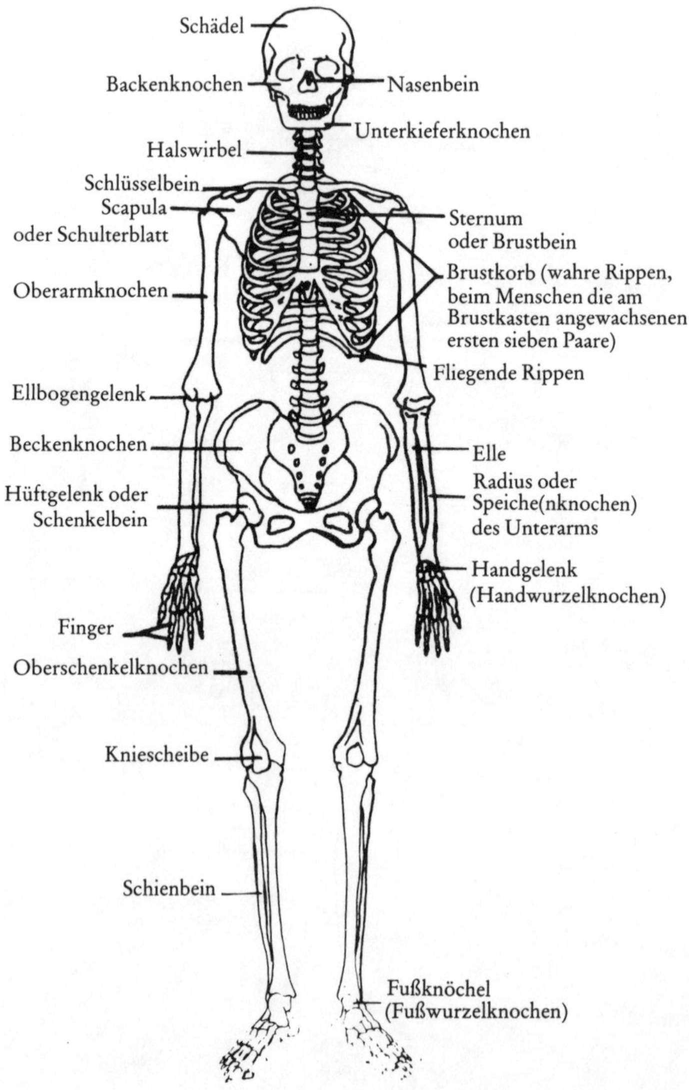

Der Hals (Nacken und Kehle) verbindet den Kopf mit dem Leib.

Der Rumpf unterteilt sich in drei übergeordnete Abschnitte. Der obere Abschnitt oder Thorax erstreckt sich von den Schultern bis

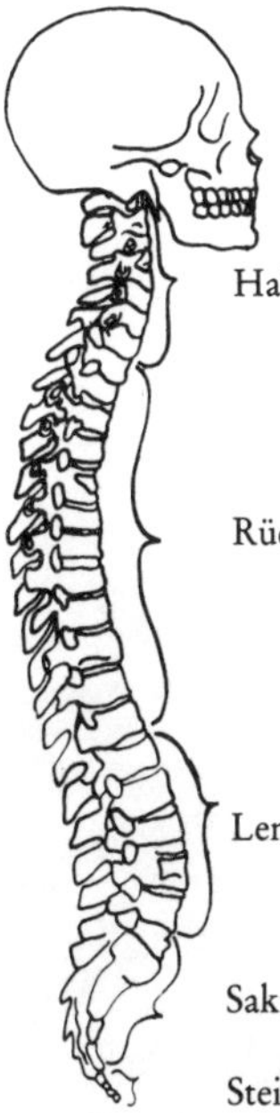

zum Zwerchfell und umfaßt die Brust, das Herz, die Lungen sowie den Rücken.

Der mittlere Abschnitt oder die Bauchgegend umfaßt Magen, Verdauungsorgane, Lenden- und Kreuzbeinregion. Sein Zentrum ist der Bauchnabel.

Der untere Abschnitt oder die Beckengegend endet beim Schambein und umfaßt die Geschlechtsorgane, die Ausscheidungswege und das Gesäß.

Oben, zu beiden Seiten des Rumpfes, befinden sich die Arme oder oberen Gliedmaßen: Achselhöhle, Oberarm, Ellbogengelenk, Unterarm, Handgelenk, Handfläche mit den fünf Fingern – Daumen, Zeigefinger, Mittelfinger, Ringfinger und kleinem Finger.

An der Unterseite des Rumpfes befinden sich die Beine oder unteren Gliedmaßen: Leiste, Oberschenkel, Knie und Kniescheibe, Schienbein, Wade, Fußknöchel, Fuß, Ferse, Fußsohle, Fußrist und fünf Zehen (Abb. S. 71).

Eine Gruppe von Körperorganen, die ganz bestimmte Funktionen erfüllen, heißt System: Knochen-, Muskel-, Atmungs-, Kreislauf-, Verdauungs-, Nerven-, Drüsen- und Ausscheidungssystem.

Zum Knochensystem (Abb. S. 72 und 73) gehören alle Knochen des Körpers, einschließlich der Knorpel und Ligamente. Der Körper eines Erwachsenen hat ungefähr 213 Knochen, verbunden durch die Gelenkbänder (Ligamente). Dem Knochensystem obliegt eine ganze Reihe wichtiger Funktionen: Erstens verleiht es dem Körper die notwendige Stabilität, zweitens liefert es die Hebel für die Muskelbewegungen, drittens schützt es die empfindlichen Organe wie Gehirn und Lungen, viertens enthält es das Knochenmark, das die Blutzellen produziert, und schließlich speichert es noch Kalzium und Phosphor.

Das Muskelsystem (Abb. S. 75) umfaßt über 500 Hauptmuskeln und viele mehr, die nur unter dem Mikroskop sichtbar sind. Muskeln bestehen aus einem fleischigen Gewebe, das die Fähigkeit besitzt, sich zusammenzuziehen und auszudehnen – und es ist das Zusammenziehen und Dehnen der Muskeln, das für alle physischen Bewegungen und Bewegungsabläufe verantwortlich ist. Die Atmung, der Herzschlag und jede andere Funktion unserer Organe beruht auf Muskelarbeit. In der Tat besteht die Hälfte unseres Körpers aus Muskeln, sie machen also unser halbes Körpergewicht aus. Zu jeder Zeit, auch wenn wir schlafen oder ruhen, sorgen unzählige Muskeln dafür, daß Atmung, Verdauung usw. weiterfunktionieren.

Die einzelnen Zellen des Muskelgewebes sind lang und dünn. Sie verkürzen und verdicken sich bei Anstrengung, und der ganze Muskel verändert sich entsprechend, das heißt, er kontrahiert.

Es gibt zwei Arten von Muskeln – willkürliche und unwillkürliche. Die willkürlichen Muskeln können wir kontrollieren – zum Beispiel Gesichts-, Arm- und Beinmuskeln. Die unwillkürlichen Muskeln steuern ohne unser bewußtes Zutun die Vorgänge im Körperinnern, zum Beispiel die Atmung, die Blutzirkulation oder die Verdauung. Wer Yoga übt, wird jedoch allmählich lernen, auch die normalerweise unwillkürlichen Prozesse in gewisser Weise zu kontrollieren.

Das Atemsystem umfaßt alle Organe, die mit der Atmung zu tun haben: Nase, Pharynx oder Rachen, Larynx oder Kehlkopf, die Luftröhre, die Bronchien und die Lungen. Seine Hauptaufgabe ist,

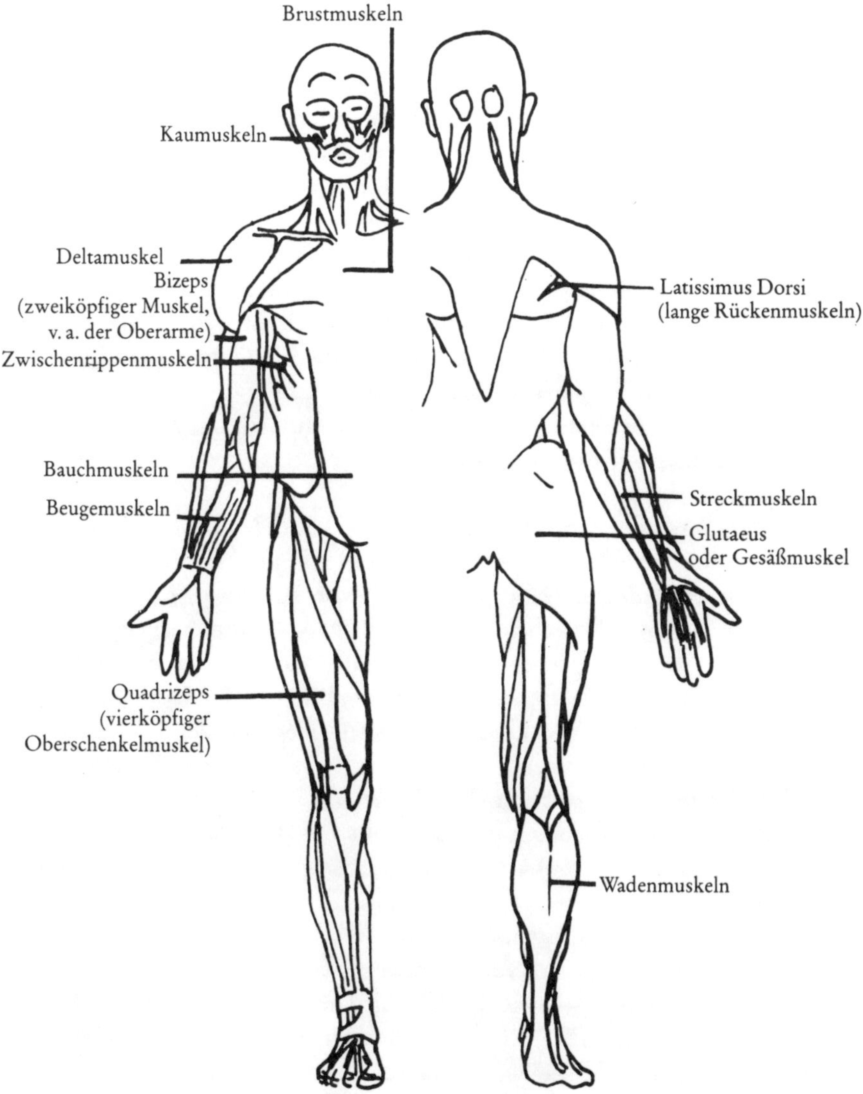
Brustmuskeln
Kaumuskeln
Deltamuskel
Bizeps
(zweiköpfiger Muskel,
v. a. der Oberarme)
Zwischenrippenmuskeln
Bauchmuskeln
Beugemuskeln
Quadrizeps
(vierköpfiger
Oberschenkelmuskel)
Latissimus Dorsi
(lange Rückenmuskeln)
Streckmuskeln
Glutaeus
oder Gesäßmuskel
Wadenmuskeln

das Blut mit Sauerstoff zu versorgen und es von Abfallstoffen wie Kohlendioxyd zu reinigen.

Den größten Teil des Brustkorbs nehmen die Lungen ein, die sich vertikal vom Zwerchfell bis unters Schlüsselbein und horizontal von einer Seite des Brustkastens zur anderen erstrecken. Beim Einatmen heben die Zwischenrippenmuskeln, das Brustbein und dehnen den Brustkasten horizontal und von hinten nach vorn.

Der erweiterte Brustkorb drückt das Zwerchfell (ebenfalls ein Muskel) nach unten und verlängert sich damit auch in vertikaler Richtung. Das Zwerchfell verkürzt und verflacht sich auf die für Muskeln übliche Art. Die Lungen sind elastisch und immer mit Luft gefüllt. Dehnt sich der Brustkasten, strömt Luft in die Lungen, und zieht er sich zusammen, wird die Luft ausgestoßen. Die Atmung ist zum großen Teil das Ergebnis der Muskeltätigkeit von Brustkorb und Zwerchfell.

Der Verdauungsapparat umfaßt Mund, Speicheldrüsen, Speiseröhre (Ösophagus), Magen, Dick- und Dünndarm, Leber und Bauchspeicheldrüse. Nahrung in Form von Proteinen, Kohlenhydraten, Fetten, Mineralien und Vitaminen wird durch chemische Reaktion der veschiedenen Verdauungssäfte, die im Verdauungstrakt produziert werden, zersetzt und dann vom Blut und den Lymphgefäßen absorbiert. In der Leber wird ein großer Teil der verdauten Nahrung zum sofortigen Gebrauch für den Körper umgewandelt, der übrige Teil gespeichert. Der Nahrungstransport während der verschiedenen Verdauungsstadien beruht auf Muskelarbeit.

Durch die drei Prozesse Verdauung, Absorption und Assimilation wird der Körper mit Nahrung versorgt. Nichtverdaute Nahrung wird als Fäkalie ausgeschieden.

Der Blutkreislauf wird vom Herzen gesteuert, einem Muskel, der durch seine Pumptätigkeit das Blut in Umlauf hält. Durch große Arterien, die sich in kleinere und immer kleinere verzweigen, sowie durch winzige Blutgefäße, Kapillaren genannt, pumpt das Herz sauerstoffgesättigtes Blut als Nahrung in alle Körperteile. Die Kapillaren haben ganz dünne Wände (permeable Membranen), die es den angrenzenden Zellen ermöglichen, Nahrung aus ihnen aufzunehmen und ihre Abfallstoffe in sie zu entleeren. Das verbrauchte Blut kehrt durch die Venen, die sich zu größeren und immer größeren Venen vereinigen, zum Herzen zurück. Von dort wird es in die Lunge befördert, um Sauerstoff aufzunehmen und Kohlendioxyd auszustoßen. Anschließend wird es wieder zum Herzen zurückgepumpt. Das Blut ist auch Träger wervoller Substanzen wie Hormone und Mineralien, die es an verschiedene Organe verteilt.

Die Nieren, der Dickdarm, die Haut, die Lungen und die Leber bilden zusammen das Ausscheidungssystem. Die Lungen eliminieren Kohlendioxyd und Wasser, die Nieren Harnstoff und verschiedene Mineralsalze, und der Dickdarm entsorgt unverdaute Nahrung. Die Abfallstoffe werden in Form von Schweiß, Urin und Fäkalien ausgeschieden.

Das zentrale und periphere Nervensystem bilden zusammen die Gesamtheit des Nervengewebes. Das Zentralnervensystem besteht aus dem Gehirn und dem Rückenmark, das periphere Nervensystem aus Hirn- und Rückenmarksnerven und peripheren Ganglien (Gruppierungen von Nervenzellen). Sie sind mit dem Zentralnervensystem verbunden, aber auch zu unabhängiger Tätigkeit fähig. Zum Nervensystem gehört außerdem noch das vegetative Nervensystem, das für die Aufrechterhaltung der lebenswichtigen Funktionen – wie Atmung und Verdauung – zuständig ist. Es steuert auch die Anpassung des Körpers an die äußeren Verhältnisse. Das Nervensystem kontrolliert alle Körperfunktionen und ist verantwortlich für das Zusammenspiel und gleichmäßige Arbeiten des ganzen psychosomatischen Mechanismus. Es baut sich aus einer großen Anzahl Nervenzellen oder Neuronen auf, deren Aufgabe es ist, Mitteilungen und Impulse möglichst rasch durch den ganzen Körper zu leiten. Jede Nervenzelle besitzt einen Zellkörper und eine oder mehrere Verlängerungen (Neuriten und Dendriten). Ein Bündel von Nervenfasern nennt man Nerv oder Nervenstrang.

Verschiedene Nerventypen sind verschiedenen Aspekten des körperlichen Mechanismus assoziiert. Die trophischen Nerven sind für Wachstum, Ernährung und Stärkung des Gewebes zuständig. Die motorischen Nerven stimulieren die Muskelkontraktion der Gebärmutter, regulieren die Funktion der ableitenden Harnwege und helfen dem Körper, sich den äußeren Bedingungen anzupassen. Die vegetativen Nerven müssen für das richtige Funktionieren der lebenswichtigen Organe sorgen.

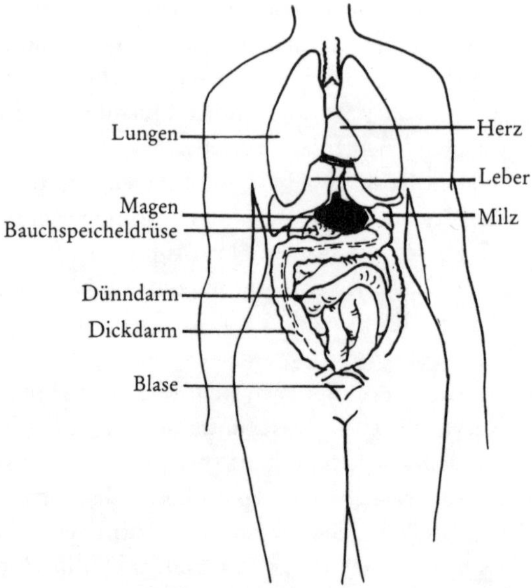
Lungen
Herz
Leber
Magen
Bauchspeicheldrüse
Milz
Dünndarm
Dickdarm
Blase

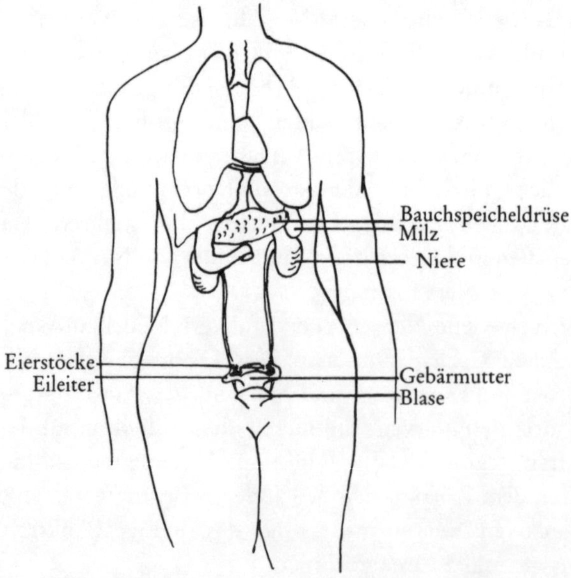
Bauchspeicheldrüse
Milz
Niere
Eierstöcke
Eileiter
Gebärmutter
Blase

Das endokrine System wird von den Drüsen mit innerer Sekretion gebildet, das heißt von Drüsen, die keine Kanäle haben, sondern ihre Hormone direkt ins Blut abgeben. Die wichtigsten endokrinen Drüsen sind: die Hypophyse (Hirnanhangdrüse), die sich zusammensetzt aus dem hinteren Lappen, der die Muskelkontraktion der Gebärmutter anregt und den Wasserhaushalt reguliert, und dem vorderen Lappen, der das Wachstum, die Entwicklung der Sexualität und die Milchsekretion stimuliert und die anderen endokrinen Drüsen kontrolliert. Die Schilddrüse steuert die allgemeinen Ernährungsvorgänge im Körper. Die Bauchspeicheldrüse verarbeitet zukkerhaltige Nahrung zur Versorgung von Muskeln und anderen Geweben, die Zucker brauchen. Die Nebennieren sekretieren Adrenalin, das die Muskeln belebt und den Stoffwechsel anregt (siehe Abb. S. 78).

Die weiblichen Geschlechtsorgane sind die äußeren Genitalien Vagina und Brüste sowie die inneren Genitalien, Gebärmutter und Eierstöcke. Die Eierstöcke sind Drüsen von der Größe einer Mandel. In ihnen befinden sich die Eizellen. Durch die Vereinigung von Ei- und (männlicher) Samenzelle kommt es zur Befruchtung und damit zur Bildung eines Embryos – neues Leben entsteht.

Yoga – Kunst und Wissenschaft zugleich – hilft, das Wunderwerk Körper gesund zu erhalten.

9 *Yoga-Sādhana – Übungsmethode und erste Voraussetzungen*

Mentale Einstellung

1. Yama und Niyama sind die beiden wesentlichen Stufen von Āsana und Prāṇāyāma – ohne sie wird die Übung von Āsana und Prāṇāyāma zu bloßer körperlicher Ertüchtigung. Ohne ethische Disziplin wird die Übung, yogischen Kriterien zufolge, bedeutungslos. Yama/Niyama und Āsana/Prāṇāyāma müssen wie die Schienen eines Eisenbahngleises parallel zueinander laufen.

2. Die Mahāvratas Yama und Niyama dienen dazu, gute Gewohnheiten zu üben und den Menschen zu helfen, schlechte Gewohnheiten abzulegen. Mit dem Üben von Yoga lernen wir auch mehr und mehr den Wert ethischer Disziplin schätzen. Wir erkennen, wieviel Elend in dieser Welt das Resultat falscher Handlungen ist, und versuchen, uns selbst zu ändern und unser Tun in zunehmendem Maße mit den universellen Geboten in Einklang zu bringen. Wir machen uns die Yoga-Disziplin zur selbstauferlegten Pflicht.

3. Kein Wissen besitzt man sofort. Vielmehr hat Wissen wohl einen Anfang, aber kein Ende. Für Yoga gilt das in besonderem Maße. Unser Fortschritt auf diesem Gebiet hängt einzig und allein von unserer inneren Kraft und unserer Ausdauer ab. Wir dürfen uns nicht durch nur langsame Fortschritte entmutigen lassen.

4. Mit Yoga sollte man nicht leichthin, als wäre es nur ein Hobby, anfangen. Er ist kein bloßer Zeitvertreib. Wir sollten uns Yoga ernsthaft, in tiefer Zuversicht und mit Begeisterung, Entschlossenheit, Eifer, Mut, Wille und Hingabe nähern.

5. Patañjali unterscheidet drei Übungskategorien: leicht, mittel und intensiv, entsprechend der körperlichen und mentalen Leistungsfähigkeit und Neigung des einzelnen (I.21,22). Jede dieser

Kategorien unterteilt sich wiederum in drei Stufen, zum Beispiel leicht-leicht, mittel-leicht, intensiv-leicht usw., die sich ihrerseits in noch subtilere Übungsgrade gliedern. Die äußerst mutige Sādhaka, die höchst intensiv übt, nähert sich der spirituellen Vereinigung. Die Strenge der Übung allein ist jedoch nicht das Maß für spirituelle Entwicklung, da auch die Eigenschaften von Tamas, Rajas und Sattva eine Rolle dabei spielen. Ein reines Herz und die richtige Absicht sind notwendig. Yoga muß darum schrittweise geübt werden, indem wir immer wieder unsere eigenen Fortschritte in Richtung innere Reinheit überprüfen sollten.

6. Auch eine begabte Anfängerin wird weder mit ihrem Körper noch mit ihrem Verstand die Feinheiten des Yoga gleich begreifen. Daher mag das Yoga-Üben ihr manchmal langweilig erscheinen; sie sollte trotzdem durchhalten – auch Rom ist schließlich nicht an einem Tag erbaut worden. Mit konsequenter Übung, Beharrlichkeit und Zuversicht wird sie die Feinheiten und Schönheiten des Yoga verstehen lernen.

Buddhi – Intellekt

7. Bei der Übung von Āsana und Prāṇāyāma spielt der Intellekt die Hauptrolle (siehe in diesem Zusammenhang auch Kapitel 6). Die Bewegung bei der Āsana-Übung ist keineswegs nur eine Angelegenheit des Körpers. Sie wirkt nicht nur im physischen, sondern auch im physiologischen und psychologischen Bereich. Āsanas und Prāṇāyāma müssen mit Sorgfalt, Geschick und Aufmerksamkeit geübt werden.

8. Oft versteht die Sādhaka intellektuell, wie sie das Āsana üben müßte, und doch fällt ihr dessen Ausführung schwer. Bloßes akademisches Wissen um ein Āsana nützt gar nichts. Nur die Verbindung von Theorie und Praxis führt zum Verstehen der Wirklichkeit des Āsana. Wo theoretisches Wissen und Erfahrung sich treffen, entwickeln sich Harmonie, Klarheit und Weisheit. Diesen Bewußtseinszustand nennt man *prajña*.

Ahamkāra – Ego

9. Wenn wir eine gewisse Fertigkeit in der Yoga-Übung erlangt haben, sollten wir das nicht als bloße Äußerlichkeit geringschätzen,

noch sollten wir uns auf unseren Lorbeeren ausruhen. Unsere Sinne kontrollieren wir noch keineswegs. Und wenn wir uns einbilden, wir brauchten Yoga nicht mehr zu üben, wäre das der «Sündenfall» eines übersteigerten Ego.

10. Ohne Zweifel verändert Yoga unsere körperliche, mentale und moralische Befindlichkeit positiv. Wir dürfen das jedoch nicht mit dem Meistern des Gegenstandes verwechseln. Das Ego, das sich im grobstofflichen Körper manifestiert, hat sich des feinstofflichen Körpers bemächtigt und durchdringt die Persönlichkeit völlig. Es ist der größte Feind der Yoga-Übung. Die Sādhaka muß sich darum bemühen, sich nicht im Netz ihres Ego zu verstricken, und Bescheidenheit lernen. Alle Fertigkeit, die wir entwickeln, sollten wir als Geschenk Gottes betrachten. Das ist Bescheidenheit.

11. Shankarāchārya und Jñanesvar, die das höchste Wissen um die an keine Form gebundene Wahrheit, den ewigen Inhalt, erlangten, bedachten Gott in ihren Hymnen und Gebeten zu seinem Lob dennoch mit anschaulichen Attributen. Das Selbst, an sich formlos, drückt sich durch unseren Körper aus. Die Sādhaka muß sich immer daran erinnern, daß alles mit dem Körper beginnt, der äußersten Hülle des Selbst. Davon ausgehend führt uns unser Streben in die innere Welt – das Bewußtsein und das innerste Selbst.

Gehirn

12. Das Gehirn sollte ruhig und wach sein und stets aufmerksam die Bewegungen des Körpers und die Schwankungen des Verstandes während der Übung beobachten. In der Haltung des Uns-selbst-Beobachtens erkennen wir unsere Fehler rasch und können sie korrigieren. Ist der Körper Darsteller, muß das Gehirn Beobachter sein.

Manas – Verstand

13. Die Ausführung des Āsanas hängt von der Geschmeidigkeit des Körpers ab, und rasch setzt sich die Meinung fest, «das sind meine Möglichkeiten und mehr kann ich nicht». Diese mentale Unbeweglichkeit und die damit verbundenen selbstauferlegten Beschränkun-

gen müssen durch Willenskraft überwunden werden, wenn man weitere Fortschritte machen möchte. Entdeckungsbereitschaft muß die tägliche Übung begleiten, damit der Intellekt tiefere und tiefere Schichten erfassen kann.

14. Es herrscht immer ein Tauziehen zwischen Körper und Verstand bei der Übung eines Āsana. Manchmal ist der Körper elastisch und der Verstand unbeugsam, zu anderen Zeiten wieder ist der Verstand elastischer, und der Körper bleibt steif und ohne Begeisterung. Der Trägere von beiden muß mit Konzentration und Aufmerksamkeit auf Trab gebracht werden. Faulheit und Lethargie sind Erzfeinde des Yoga, Fröhlichkeit und Begeisterung dagegen des Übenden Freunde, die ihn über sich selbst hinauswachsen lassen.

Sharīra – Körper

15. Spürst du Unruhe im Körper oder im Verstand, liegen mit Sicherheit ernste Fehler im Sādhana vor. In diesem Fall ist es klug, den Rat eines Gurus zu suchen.

16. Die Sādhana-Anfängerin wird kaum ohne Gliederschmerzen davonkommen. Mit dem regelmäßigen Üben verschwindet der Schmerz jedoch nach und nach. Hält er aber an, übe die Āsanas, die ihn verursachen, nicht weiter, sondern wähle einfachere aus derselben Abteilung. Nach ein paar Tagen versuchst du erneut, vorsichtig und mit Bedacht, jene zu üben, die dir schwergefallen sind.

17. Finde die Ursache des Schmerzes heraus, indem du die Bewegungen beidseitig wiederholst. Nehmen wir an, es schmerzt die rechte, nicht aber die linke Seite. Dann beobachte, wie du die Bewegungen links übst, und versuche, es rechts genauso zu machen. Oder umgekehrt, falls dich die linke Seite schmerzt. Nur durch Erfahrung lernst du, die Āsanas korrekt auszuführen und unnötige Schmerzen zu vermeiden.

18. Auch Sādhana-Fortgeschrittene kennen kleinere Schmerzen. Schmerzen können auch beim Gehen oder Laufen auftauchen, wenn wir nicht gewohnt sind, lange Distanzen zurückzulegen. Sie verschwinden, wenn wir regelmäßig trainieren. Genauso ist es mit den Schmerzen beim Yoga-Üben.

19. Wir müssen lernen, zwischen gesundem und ungesundem Schmerz zu unterscheiden. Der gesunde Schmerz ist ein natürlicher Schmerz, der aus der gesteigerten Leistung resultiert. Er behindert uns nicht weiter, und vor allem können wir unbesorgt mit dem Üben fortfahren.

Ungesunde Schmerzen sind langanhaltend; sie behindern die Yoga-Praxis und unser normales Leben. Manchmal beeinträchtigen sie die organischen Funktionen und sogar das Nervensystem und können damit mentale Labilität, Nervosität und Depressionen heraufbeschwören. Sie sind Gefahrensignale, und ihr Auftreten bedeutet für uns, weniger intensiv zu üben, und uns, falls notwendig, nach Anleitung umzusehen.

20. Die meisten Sādhakas werden das eigenartige Gefühl haben, entweder ihre rechte oder ihre linke Körperhälfte sei elastischer als die andere. In dem Fall muß die geschmeidigere Seite der weniger belastbaren oder steiferen Seite als Vorbild dienen.

21. Die Körper sind von Natur aus verschieden. Einige Sādhakas werden feststellen, daß ihr Körper sich leicht vorwärtsbeugt, während anderen die Rückwärtsbeugungen leichter fallen. Das hängt ganz von der jeweiligen Elastizität der Wirbelsäule ab. Verzweifle nicht, wenn du eine Stellung nicht ausführen kannst – fahre in der Übung fort, und in angemessener Zeit gewinnst du die dafür erforderliche Geschmeidigkeit.

22. Manchmal empfindet die Sādhaka die Übung, der sie nicht die gebührende Aufmerksamkeit schenkt, als wirkungslos oder fehlerhaft. Hier muß wieder das Wechselspiel zwischen Körper und Verstand stattfinden. Dann werden die Sorgfalt und die Aufmerksamkeit, die wir unserer Übung widmen, nicht nur diese, sondern unser ganzes Dasein beleben.

23. Versuche nicht, von einem aggressiven Bewußtsein getrieben oder indem du die Muskeln verspannst, die endgültige Stellung zu erreichen. Du solltest passiv und aufmerksam sein. Sobald du dich in der endgültigen Stellung befindest, halte diese möglichst lange aufrecht und beobachte ihre Genauigkeit; zentriere dich in ihr und dehne dich vermehrt, um sie zu vervollkommnen.

24. Anfängerinnen sollten versuchen, die Feinheiten der Bewegungen, die zu jedem Āsana gehören, zu erfassen. Damit erarbeiten sie

sich die Fähigkeit, die Āsanas mit Leichtigkeit und Ausgeglichenheit zu üben.

25. Beim Üben von Āsana und Prāṇāyāma bedürfen wir der inneren Vision, in der wir uns selbst analysieren.

26. Bemühe dich um die Qualität der Āsanas, die du übst, nicht darum, möglichst viele zu schaffen. Qualität heißt, die Stellung genau, beständig und von ganzem Herzen auszuführen.

27. Sei mit jedem deiner Glieder wach und aufmerksam – du mußt mit deinem ganzen Körper dem Āsana gehorchen.

28. Āsanas sollten mit kontrollierten Sinnen geübt werden. Das Sādhana muß dem innersten Selbst entspringen. Darum transformiere alle Āsanas von außen nach innen und richte deine Aufmerksamkeit während der Übung auf die innere Welt.

29. Fehlerfreies Sādhana führt zu radikalen Veränderungen unserer Persönlichkeit. Mäßigkeit auf allen Gebieten wird uns zur Gewohnheit. Durch die Reinigung unseres Bewußtseins und unseres Körpers kommen wir dem spirituellen Erwachen näher.

30. Im Sādhana gibt es drei Stufen: *Shravana* – hören, *Manana* – denken und *Nididhyāsana* – handeln und erfahren. Patañjali verwendet eine andere Terminologie, um die drei Aspekte zu erläutern: *Japa* – Wiederholung, *Artha* – Einsicht und *Bhāvanā* – Selbstverwirklichung.

Im Yoga-Sādhana müssen alle drei Prozesse stattfinden, soll unsere Übung Früchte tragen. Āsanas zum Beispiel müssen immer und immer wieder geübt werden, Tag für Tag, Jahr um Jahr – das ist Shravana oder Japa – es ist *Karma-Mārga.* Die Wiederholung öffnet uns für den mentalen Prozeß des Denkens, in dem wir tiefer und tiefer von Annamaya-Kosha zu Ānadamaya-Kosha vordringen. Er nennt sich Manana und gibt dem Üben der Sādhaka Bedeutung und tiefe Einsicht. Das ist *Jñāna-Mārga* im Sādhana. Das wiederholte und einsichtige Tun schenkt der Sādhaka eine neue Erfahrung. Sie ist eine Form der Anbetung, in der wir Gott jedes Āsana wie eine Blume darbieten. Wir werden eins mit unserem Tun und gehen darin auf. Der erleuchtete Zustand der Selbstverwirklichung ist *Bhakti-Mārga.*

Karma, Jñāna und Bhakti verschmelzen miteinander – das ist *Nididhyāsana.* Nur diese Art Sādhana läßt die Übung vollkommen werden.

10 *Hinweise und Vorschläge für die Übung von Āsanas*

Allgemeine Hinweise

Übungszeit

1. Für jedes Studium oder jede Übung ist der frühe Morgen die ideale Zeit. Anfängerinnen sollten allerdings lieber nachmittags oder abends üben, da dann die Muskeln elastischer sind. Später, wenn dank regelmäßiger Praxis ihre Muskeln lockerer geworden sind, sollten auch sie ihre Übungen in den frühen Morgenstunden absolvieren.

Āsanas können aber auch zu anderen Tageszeiten geübt werden, solange die notwendige Pause zwischen Mahlzeit und Yoga-Übung eingehalten wird.

2. Manchen Frauen mag es schwerfallen, sich an feste Übungszeiten zu halten, und natürlich kann zu jeder Tageszeit geübt werden. Um der Disziplin willen sollte es jedoch idealerweise zu einer festgelegten Zeit sein.

3. Im allgemeinen sind am Morgen Körper und Verstand frisch und ausgeruht. Der Morgen ist darum die vorteilhafteste Zeit, schwierigere Āsanas zu üben. Nach des Tages Mühen eignet sich der Abend besonders für Āsanas wie Sālamba-Shīrshāsana (69), Sālamba-Sarvāngāsana (84), Halāsana (88), Setu-Bandha Sarvāngāsana (99, 101) und Pashchimottānāsana (32). Diese Āsanas vertreiben die Müdigkeit und unterstützen den gesunden Schlaf und den inneren Frieden.

Dauer der Āsanas

4. Vorschläge dafür, wie lange geübt werden sollte, findet man bei den Erklärungen zur Technik der Āsanas.

Alter

5. Āsanas können in jedem Alter ausgeführt werden. Das ideale Alter, mit dem Üben zu beginnen, liegt zwischen sieben und acht Jahren; was aber keineswegs bedeutet, daß man nicht auch später damit anfangen kann. Wesentlich ist nur, Āsanas, die unserem Leistungsvermögen entsprechen, zu wählen. Die in diesem Buch beschriebenen Stellungen eignen sich für alle, ungeachtet ihres Alters. Die Sādhaka muß nach eigenem Ermessen jene Āsanas, die ihr persönlich am nützlichsten sind, meistern lernen. Ich habe spezielle Methoden beschrieben, wie sich Āsanas mit Hilfe einer Wand korrekt ausführen lassen.

Hygienische Gewohnheiten

6. Es ist unbedingt notwendig, die morgendliche Körperpflege abzuschließen, bevor wir Āsanas üben.

7. Leidet man an akuter oder chronischer Obstipation, sollte man folgende Āsanas üben: Sālamba-Shīrshāsana (69), Parshva-Shīrshāsana (71), Parivrittaikapāda-Shīrshāsana (72), Sālamba-Sarvāngāsana (84), Halāsana (88, 91), Parshva-Halāsana (94), Pindāsana (104) und Parshva-Pindāsana (105). Diese Āsanas befreien von Verstopfung. Der Stuhlgang sollte während der Āsana-Übung nicht unterdrückt werden; im Bedarfsfall sollte der Darm entleert und dann mit der Übung fortgefahren werden.

8. Āsanas lassen sich leichter üben, nachdem man gebadet hat. Pflegt man jedoch heiß zu baden, empfiehlt es sich, nicht sofort nach dem Bad damit zu beginnen, da es infolge der erweiterten Blutgefäße leicht zu Schwindelgefühlen kommt. Man sollte 15 bis 20 Minuten warten, bevor man zu üben anfängt.

9. Es gibt keine Regel, die kaltes Baden oder Duschen empfiehlt oder Baden vor Tagesanbruch. Wir sollten lediglich unsere Gewohnheiten beibehalten.

10. Ist man nach dem Üben verschwitzt und wünscht, wieder ein Bad zu nehmen, sollte man das unbedingt tun. Am besten läßt man nach vollendetem Shavāsana aber 15 bis 20 Minuten vergehen, bevor man badet.

Ernährung

11. Āsanas sollten vorzugsweise mit nüchternem Magen ausgeführt werden. Eine Tasse Kaffee, Tee oder Milch, vor der Übung getrunken, schadet allerdings nicht. Nach einer leichten Mahlzeit sollte man eine Stunde und nach einer größeren Mahlzeit vier Stunden warten, bevor man mit dem Üben beginnt. Nach der Übung kann man ein leichtes Getränk zu sich nehmen, sollte aber wiederum eine Stunde warten, bevor man feste Nahrung ißt. Feste Nahrung, sofort nach Beendigung der Übung verspeist, kann der Verdauung schaden.

12. Es gibt ein paar Āsanas, die, falls erwünscht, auch nach dem Essen geübt werden können. Sie schaden der Verdauung nicht, sondern fördern sie sogar. Es sind: Siddhāsana (48), Vīrāsana (49, 50), Padmāsana (52), Supta-Vīrāsana (58), Baddha-Konāsana (35), Supta-Baddha-Konāsana (38, 39) und Matsyāsana (62). Diese Āsanas vertreiben das Völlegefühl im Magen.

13. Am besten bewährt sich eine ausgewogene, maßvolle Kost. Āyurveda sagt, der Magen soll zu zwei von vier Teilen mit fester Nahrung und zu einem Teil mit Wasser gefüllt werden, der vierte Teil soll leer bleiben, damit Luft zirkulieren kann. Nahrung, die unserem Körpersystem nicht entspricht, ist zu vermeiden. Zu fette, trockene, scharfe und saure Nahrungsmittel sind unbekömmlich. Eine ausgewogene, leichte, abwechslungsreiche und gutgekochte Kost ist ideal für die Gesundheit.

Wer an Magen- und Herzbeschwerden, Diabetes oder Übergewicht leidet, muß seinen Speisezettel sorgfältig zusammenstellen. Wichtig ist, die Veränderung zu spüren, die das Üben von Āsanas mit sich bringt. Am Anfang nimmt der Appetit zu, und die Verdauung verbessert sich. Später braucht man nicht mehr so viel zu essen, ohne an Energie einzubüßen. Auch eine kleine Menge bringt Genuß. Der Körper beginnt, heiße und scharfgewürzte Nahrung abzulehnen. Das regelmäßige Üben verschafft uns die Konstitution, die uns genau spüren läßt, was für Nahrung uns bekommt und was wir besser vermeiden sollten.

Sonne

14. Es ist nicht ratsam, Yoga sofort nach einem Sonnenbad oder direkt in der Sonne zu üben. Hat man jedoch keine Wahl, übt man am

besten zuerst Jānu-Shīrshāsana (26), Pashchimottānāsana (32), Uttānāsana (21) und Adho-Mukha-Shvanāsana (22), bevor man sich an Shīrshāsana (69), Sarvāngāsana (84) und Halāsana (88) macht.

Übungsort

15. Wähle einen lichten Ort, der frei ist von Insekten und Lärm. Er sollte luftig bzw. gut durchgelüftet sein und über einen ebenen Boden verfügen.

Matte

16. Breite eine Matte oder Decke, die weder zu dick noch zu dünn ist, auf dem Boden aus. Die Beschaffenheit der Unterlage darf kein Unbehagen in Kopf oder Körper verursachen.

Kleidung

17. Trage beim Üben keine einengende Kleidung. Lockere alle engen Kleidungsstücke, um frei atmen zu können. Die Bewegungsfreiheit von Rippen und Brust darf nicht beeinträchtigt werden. Ich habe Fälle gekannt, wo enge Kleidung zum Atmen durch den Mund zwang, was zu Brennen in der Brustgegend führte. Zieh eine weite Bluse an und elastische Hosen. Der Körper muß sich frei bewegen können.

Spiegel

18. Anfängerinnen sollten den Gebrauch eines Spiegels vermeiden. Es ist notwendig, sich dessen, was man tut, innerlich bewußt zu sein. Der Spiegel würde vor allem bei den Umkehrstellungen verwirren.

19. Wenn man bereits eine gewisse Übung besitzt, kann man gelegentlich einen Spiegel verwenden, um Feinheiten der Bewegungen zu beobachten. Der Spiegel muß senkrecht an der Wand angebracht sein und darf niemals schräg dazu stehen, so daß man sich stets parallel zu ihm befindet.

20. Der senkrecht hängende oder stehende Spiegel muß den Boden berühren, wenn man sich beim Üben von Āsanas wie Sālamba-Shīrshāsana (69), Dvi-Pāda-Viparīta-Dandāsana (146) usw. richtig beobachten will.

Shavāsana

21. Übe Shavāsana nur nach Beendigung anderer Āsanas und nicht zwischendurch. Shavāsana und andere Āsanas in rascher Folge abwechselnd zu üben ist schädlich und wirkt sich negativ auf das Nervensystem aus. Außerdem lassen sich bei einem solchen Vorgehen weder Shavāsana noch die anderen Āsanas richtig üben. Shavāsana kann für sich allein zu jeder Tageszeit zur Entspannung geübt werden.

22. Die Mindestdauer von Shavāsana beträgt normalerweise 5 bis 10 Minuten; wir können aber auch bis zu 20 und 40 Minuten oder bis der ganze Körper entspannt ist damit fortfahren.

23. Die Länge der Pause zwischen zwei Āsanas ist weitgehend in unser persönliches Ermessen gestellt. Im allgemeinen sollte sie 4 bis 5 Atemzüge oder 15 bis 20 Sekunden dauern. Wer zu Atemlosigkeit neigt, wird eine längere Pause benötigen. Die Länge der Pause hängt wirklich ganz von unseren Atmungsgewohnheiten ab. Sie darf aber nicht nur deshalb verlängert werden, weil unser Körper schmerzt. Je länger wir die Ausführung des nächsten Āsana aufschieben, desto mehr Gelegenheit geben wir dem Körper, träge zu werden, und dem Verstand, umherzuschweifen – der erste Schritt zur Faulheit. Die Zeitspanne zwischen den schwierigen Āsanas der Abteilungen VI und VII wird sich aller Wahrscheinlichkeit nach auf 30 bis 35 Sekunden erhöhen. Man darf beim Üben der Āsanas nicht ungeduldig sein. Nur wenn man schlecht gelaunt ist oder sich nicht wohl fühlt und seine mentale Trägheit los werden möchte, sollte man die Āsanas der Abteilungen I, II und VII in rascherer und energischerer Aufeinanderfolge als üblich üben. Das sollte aber nicht zur Gewohnheit werden. Normalerweise sollte man die Abfolge, die in den Abteilungen angegeben ist, einhalten.

24. Lasse die Gesichtsmuskeln locker. Entspanne deine Augen, die Ohren und die Zunge. Laß die Kiefer locker und beiße die Zähne nicht zusammen. Bist du verspannt, geht dir der Nutzen des Āsana verloren.

25. Schließe nicht die Augen während des Übens von Āsanas; du solltest jede Bewegung sorgfältig beobachten. Anfängerinnen verlieren mit geschlossenen Augen alle Bewußtheit.

26. Wenn du erfahrener bist und gelernt hast, ein Āsana zu

meistern, kannst du die Augen während der Übung schließen, falls du das Gefühl hast, so ihre Feinheiten besser nachvollziehen zu können.

27. Augendruck, der auf Überarbeitung oder mentale Ermüdung zurückgeht, wird durch das Üben folgender Āsanas mit geschlossenen Augen gelindert: Halāsana (90), Setu-Bandha-Sarvāngāsana (99), Uttānāsana (21) und Pashchimottānāsana (32).

Atmung

28. Beim Üben der Āsanas sollten die für Ein- und Ausatmung gegebenen Anleitungen befolgt werden. Wo keine Anleitungen stehen, wird selbstverständlich normales Atmen vorausgesetzt. Die normale Atmung gewinnt durch die regelmäßige Yoga-Übung aus sich selbst an Tiefe.

29. Atme weder ein noch aus durch den Mund, sondern immer durch die Nasenlöcher.

30. Halte während der Übungen nicht den Atem an. Es gibt allerdings Ausnahmen, zum Beispiel beim Strecken eines Gliedes oder bei ganz bestimmten Bewegungen. Hast du diese besondere Aktion beendet, atmest du normal weiter. In Ardha-Matsyendrāsana (128) etwa, bei dessen Übung man beim Ausatmen den Rumpf dreht, oder in Sālamba-Sarvāngāsana (84), wo man beim Ausatmen Rumpf und Beine hochhebt, hält man den Atem vorübergehend an, bis der Körper sich in der gewünschten Stellung befindet. Sobald man die endgültige Stellung erreicht hat, atmet man normal weiter.

Blutdruck

31. Bei hohem Blutdruck, Schwindelgefühl usw. übe Pashchimottānāsana (32), Uttānāsana (21) und Adho-Mukha-Shvānāsana (22) vor Halāsana (90), Setu-Bandha-Sarvāngāsana (99) und Sālamba-Sarvāngāsana (86). Beende den Zyklus mit den drei erstgenannten Āsanas in umgekehrter Reihenfolge, also Adho-Mukha-Shvānāsana, Uttānāsana und Pashchimottānāsana, wie auf den angegebenen Abbildungen (22, 21, 32) ausgeführt. Wenn sich der Blutdruck normalisiert, können Āsanas der Abteilung I und Sālamba-Shīrshāsana (65 oder 69) in den Übungszyklus aufgenommen werden. Shavāsana und Viloma-Prānāyāma II (212) sowie Sūrya-Bhedana-Prānāyāma (214) sollten ebenfalls regelmäßig geübt werden.

32. Bei niedrigem Blutdruck übe zuerst Sālamba-Shīrshāsana (69, 70) und Sālamba-Sarvāngāsana (84) und anschließend Jānu-Shīrshāsana (26) auf beiden Seiten für eine Minute oder länger. Dann übe die anderen Stellungen entsprechend deinen Fähigkeiten.

Herzkrankheiten und andere ernsthaft beeinträchtigende Gesundheitszustände

33. Es ist klug, den Rat eines Guru zu suchen, sollte man an einer ernsthaften Krankheit wie Herzbeschwerden leiden, weil man in diesem Fall auf spezielle Aufmerksamkeit und Führung angewiesen ist. Trotzdem kann ich aus meiner Lehrerfahrung heraus sagen, welche Übungen bedenkenlos von Herzpatienten ausgeführt werden können: Setu-Bandha-Sarvāngāsana (98, 99), Sālamba-Sarvāngāsana (85, 87), Halāsana (89, 90), Jānu-Shīrshāsana (24), Supta-Vīrāsana (58, 186), Matsyāsana (62) mit einem dicken Kissen unter dem Rücken wie in Supta-Vīrāsana auf Abbildung 186, Shavāsana, Ujjayi-Prānāyāma I, Viloma-Prānāyāma I und II (200).

Ohrenbeschwerden

34. Umkehrstellungen sollten vermieden oder nur unter strenger Aufsicht eines Guru geübt werden. Die halbe Stellung von Halāsana (89, 90) bewährt sich hier, sollte aber nicht allein geübt werden, da eine spezielle Ausrichtung des inneren Ohrs erforderlich ist, um jeglichen Druck darauf zu vermeiden.

Netzhautablösung

35. Auch in diesem Fall ist die Anleitung durch einen erfahrenen Lehrer notwendig. Die Āsanas der Abteilung II, die die Augen beruhigen, eignen sich besonders zur Übung. Die Āsanas der Abteilungen I und IV sind zu vermeiden – mit Ausnahme von Halāsana (89, 90), das auf besondere Art geübt werden muß: Die Augen müssen mit einem weichen Tuch verbunden werden, das sie stabilisiert und von jeglichem Druck während der Übung freihält.

Spezielle Hinweise

Menstruation

36. Alle in diesem Buch erwähnten Āsanas haben ihre Wirkung. Die regelmäßige und richtige Übung von Āsanas und Prānāyāma ist besonders vorteilhaft für Frauen, die unter Menstruationsbeschwerden leiden. Es gibt jedoch Übungsmethoden, die wirkungsvoller sind als andere, und auf diese wird im folgenden hingewiesen.

37. Beim Üben der Āsanas aus Abteilung I müssen die Bauchmuskeln und -organe zur Wirbelsäule und aufwärts zur Brust hin bewegt werden, um unnötigen Druck auf die Gebärmutter zu vermeiden.

38. Zu Beginn der Monatsregel ist vollkommene Ruhe angeraten. Āsanas sollten nicht geübt werden. Bei Verspanntheit oder Druckgefühl sind jedoch die Vorwärtsbeugungen aus Abteilung II hilfreich, wobei jede Überanstrengung vermieden werden sollte. Das normale Übungsprogramm kann vom vierten oder fünften Tag an wiederaufgenommen werden.

39. Viloma-Prānāyāma I und II sowie Shavāsana (200) erweisen sich während der Menstruation als besonders hilfreich.

40. Folgende Āsanas sollten bei Gefühlslosigkeit, Schweregefühl und Schmerzen geübt werden:

Abteilung I:	Utthita-Trikonāsana (4), Utthita-Pārshvakonāsana (5)
Abteilung II:	Baddha-Konāsana (35), Supta-Baddha-Konāsana (38), Upavishtha-Konāsana (40), Kūrmāsana (43), Mālāsana (46)
Abteilung III:	Vīrāsana (49, 51), Supta-Vīrāsana (58), Matsyāsana (62)

Die Dauer dieser Āsanas sollte entsprechend der persönlichen körperlichen Kondition bestimmt werden. Leidet man unter Zittern oder fühlt man sich schwach, sollte man die Übung lieber bleibenlassen und sich in Shavāsana ausruhen.

41. Treten während der Periode Schmerzen im Unterleib, übermäßiger Blutfluß, Krämpfe oder Dysmenorrhöe auf, übe Baddha-Konāsana (35), Supta-Baddha-Konāsana (38), Upavishtha-Konāsana (40), Vīrāsana-Zyklus (54, 55) und Supta-Vīrāsana (58).

42. Bei übermäßigem Blutfluß oder Menorrhagie übe die unter Paragraph 41 aufgeführten Āsanas und ergänze sie durch Uttānāsana (21), Pashchimottānāsana (32), Kūrmāsana (43), Ūrdhva-Prasārita-Pādāsana (109), die Beine im 90-Grad-Winkel an eine Wand gelehnt, Adho-Mukha-Shvānāsana (22), Pādāngushthāsana mit konkavem Rücken (19) und Prasārita-Pādottānāsana nur mit konkavem Rücken (16, 17).

43. Während der Menstruation sind alle Āsanas der Abteilungen IV, V, VI und VII zu vermeiden; und unter keinen Umständen dürfen Sālamba-Shīrshāsana (69) und Sālamba-Sarvāngāsana (84) geübt werden.

44. Die Āsanas aus Abteilung V dürfen bei Gebärmutterverlagerung, ernsthaften Menstruationsbeschwerden und Leukorrhöe nicht geübt werden.

45. Bei Leukorrhöe empfiehlt sich die regelmäßige Übung folgender Āsanas und Prānāyāmas:

Abteilung II:	Baddha-Konāsana (35, 36), Supta-Baddha-Konāsana (38, 39), Upavishtha-Konāsana (40, 41)
Abteilung III:	Vīrāsana (49, 50), Vīrāsana-Zyklus (54, 55), Supta-Vīrāsana (58), Matsyāsana (62)
Abteilung IV:	Sālamaba-Shīrshāsana (69, 70), Upavishtha-Konāsana in Shīrshāsana (76), Baddha-Konāsana in Shīrshāsana (77), Sālamba-Sarvāngāsana (84, 85, 87), Halāsana (89, 90), Setu-Bandha-Sarvāngāsana (98, 99, 100)
Abteilung XI:	Mahā-Mudrā (210)
Abteilung XII:	Sūrya-Bhedana-Prānāyāma (214)

46. Amenorrhöe: Es empfiehlt sich die Übung aller Āsanas, besonders die der Abteilungen IV, VI, VII und VIII.

47. Dysmenorrhöe: Es sollten die Āsanas der Abteilungen I, II, III, IV und VI regelmäßig geübt und während der Menstruation die Hinweise unter den Paragraphen 38 und 41 dieses Kapitels befolgt werden.

48. Bei Beschwerden wie Muskelkrämpfen, Schmerzen in Magen, Taille und Rücken, Schwere im Unterleib und Gefühl von Brennen übe alle Āsanas und Prānāyāmas regelmäßig; aber während der

Menstruation nur folgende: Baddha-Konāsana (35), Supta-Baddha-Konāsana (38, 39), Upavishtha-Konāsana (40, 41), Mālāsana (46), Vīrāsana (49), Supta-Vīrāsana (58), Bharadvājāsana I (125), Mahā-Mudrā (210), Viloma-Prānāyāma I und II sowie Shavāsana (212).

49. Menorrhagie, Metrorrhagie: Es ist ratsam, während der Regel auszuruhen und keine Āsanas zu üben. Verursacht anhaltender oder übermäßiger Blutfluß Unbehagen, sollte man die unter Paragraph 41 und 42 angeführten Āsanas üben.

Um sich von diesen Beschwerden zu befreien, müssen die Āsanas der Abteilungen II, III und IV außerhalb der Regel gründlich geübt werden.

50. Hypomenorrhöe: Es sind die unter Paragraph 36 und 37 gegebenen Anleitungen zu befolgen. Übe die Āsanas der Abteilungen I, II und IV sowie Ūrdhva-Dhanurāsana (139, 140) und Dvi-Pāda-Viparīta-Dandāsana (146) aus Abteilung VII.

51. Bei Oligomenorrhöe sind die Āsanas der Abteilungen IV und VII zu empfehlen; bei Polymenorrhöe diejenigen der Abteilungen II und III.

52. Bei Schwindelgefühl während der Menstruation übe folgende Āsanas und Prānāyāmas:

Abteilung II:	Jānu-Shīrshāsana (26), Ardha-Baddha-Padma-Pashchimottānāsana (27), Triang-Mukhaika-pāda-Pashchimottānāsana (28), Marīchyāsana I (29), Pashchimottānāsana (32)
Abteilung III:	Vīrāsana-Zyklus (55), Supta-Vīrāsana (58)
Abteilung XI:	Shanmukhī-Mudrā (211), Shavāsana (212)
Abteilung XII:	Vorbereitung auf die tiefe Atmung (212)

53. Bei Verspanntheit vor der Regel hilft die Übung folgender Āsanas und Prānāyāmas:

Abteilung II:	Baddha-Konāsana (35, 36, 37), Supta-Baddha-Konāsana (38, 39)
Abteilung III:	Supta-Vīrāsana (58), Matsyāsana (62)
Abteilung VI:	Sālamba Shīrshāsana (69), Sālamba-Sarvāng-āsana (84), Halāsana (89, 90), Setu-Bandha-Sar-vāngāsana über die Bank (99)

Abteilung VII: Dvi-Pāda-Viparīta-Dandāsana über die Bank (148, 149)
Abteilung XI: Mahā-Mudrā (210), Shavāsana (212)
Abteilung XII: Viloma-Prānāyāma I und II (212), Sūrya-Bhedana-Prānāyāma (214)

54. Nach der Menstruation sollte man mit der Übung folgender Āsanas und Prānāyāmas, die die Scheide trocknen helfen, wiederbeginnen. Sie sollten während der ersten vier Tage zur Beruhigung der Nerven und Rückgewinnung der physischen Kraft geübt werden:

Abteilung I: Uttānāsana (21), Adho-Mukha-Shvānāsana (22)
Abteilung II: Jānu-Shīrshāsana (26), Pashchimottānāsana (34), Baddha-Konāsana (35, 36, 37), Supta-Baddha-Konāsana (38, 39), Upavishtha-Konāsana (41)
Abteilung IV: Sālamba-Shīrshāsana (69, 70), Upavishtha-Konāsana in Shīrshāsana (75), Baddha-Konāsana in Shīrshāsana (76), Sālamba-Sarvāngāsana (84, 85, 87), Setu-Bandha-Sarvāngāsana (98, 99, 100)
Abteilung VII: Dvi-Pāda-Viparīta-Dandāsana (146–149)
Abteilung XII: Ujjāyī-Prānāyāma I und II (212, 213), Viloma-Prānāyāma I und II (212), Sūrya-Bhedana-Prānāyāma (214)

Schwangerschaft

55. Alle Frauen sollten vor der Schwangerschaft ihre Gesundheit durch regelmäßiges Üben von Āsanas und Prānāyāma kräftigen.

56. Frauen, die empfangen haben, können in den ersten drei Monaten ihrer Schwangerschaft alle Āsanas dieses Buches üben, mit Ausnahme von Ūrdhva-Prasārita-Pādāsana (106–110), Jathara-Parivartanāsana (112–114), Paripūrna-Nāvāsana (111) aus Abteilung V und allen Āsanas der Abteilung VII.

57. Es empfiehlt sich die Übung aller Āsanas der Abteilungen I, II, III, IV und VI, besonders jener, die die Wirbelsäule dehnen und das Becken weiten.

58. Die Tendenz zu Fehlgeburten im Fall von Hypothyreose (Unterfunktion der Schilddrüse) ist bekannt. Um dem abzuhelfen, eignen sich die Āsanas aus Abteilung IV.

59. Um die Geburt zu erleichtern, sollten folgende Āsanas bis in die fortgeschrittene Schwangerschaft hinein geübt werden: Baddha-Konāsana (35, 183, 184), Supta-Baddha-Konāsana (38), Upavishtha-Konāsana (40, 168) und alle anderen aus Abteilung II. Am besten ist es, man übt diese Āsanas in allen freien Momenten.

60. Nach den ersten drei Monaten, wenn der Fötus wächst, ist Abteilung IX maßgebend für das Üben bis hin zur Entbindung.

61. In den ersten zwei bis vier Wochen nach einer Fehlgeburt übe Viloma-Prānāyāma I und II in Shavāsana (212) sowie Sūrya-Bhedana-Prānāyāma (214). Dann kann die Übung von Āsanas aus Abteilung IV wieder aufgenommen werden, in den ersten Tagen nur mit Sālamba-Sarvāngāsana (86) und Halāsana (90). Später kann Sālamba-Shīrshāsana in die Übung einbezogen werden, und wenn man wieder völlig bei Kräften ist, kann man die Übung der Āsanas aus Abteilung I und II stufenweise wieder aufnehmen.

62. Die Frau, die zu Fehlgeburten neigt, wird Yogāsanas als sehr nützlich empfinden. Während der Schwangerschaft sollte sie die Āsanas aus Abteilung IX (174–199) und Prānāyāma in allen Varianten üben.

63. Frauen, die als Ursache für ihre Tendenz zu Fehlgeburten Probleme mit den Drüsen oder Muskelschwäche und eine allgemein schwache körperliche Konstitution haben, sollten sich auf die Übung der Āsanas der Abteilungen II, III und IV konzentrieren. Mahā-Mudrā (210) und Shavāsana (212) zu üben ist ganz wichtig. Unter gar keinen Umständen jedoch dürfen die Āsanas aus Abteilung V geübt werden. Dieses Programm sollte stets als Heilmaßnahme absolviert werden, ob man nun schwanger ist oder nicht.

Natürliche Geburt

64. *Erster Monat* nach der Entbindung: Nach einer fünfzehntägigen Erholungspause übe Shavāsana, Ujjāyī- und Viloma-Prānāyāma (im ganzen 20 bis 30 Minuten) morgens oder abends bzw. morgens und abends. Durch Prānāyāma werden die Bauchmuskeln und -organe gestärkt und zur Wirbelsäule und Brust hin massiert. Das stärkt den Unterleib und hilft der Gebärmutter, ihren normalen Zustand zurückzugewinnen. Die Übung verbessert auch die Qualität der Muttermilch, indem sie sie reinigt, und fördert die Milchproduktion,

indem sie die Sekretionsfähigkeit der Brust steigert. Zusätzlich entspannt sich durch diese Übung das ganze Nervensystem.

65. *Zweiter Monat:* Die im Folgenden aufgelisteten Āsanas sollten geübt werden. Es sollten dabei immer die Āsanas der vorangegangenen Woche bzw. der Wochen zusammen mit denen, die für die laufende Woche angegeben sind, geübt werden:

Erste Woche

Abteilung I:	Vrikshāsana (2), Utthita-Trikonāsana (4), Utthita-Pārshvakonāsana (5)
Abteilung IV:	Sālamba-Sarvāngāsana (86), Halāsana (90)

Zweite Woche

Abteilung I:	Vīrabhādrasana II (8), Uttānāsana (21)

Dritte Woche

Abteilung II:	Pashchimottānāsana (32), Jānu-Shīrshāsana (26)
Abteilung IV:	Sālamba-Shīrshāsana (65)
Abteilung IX:	Mahā-Mudrā (210)

Vierte Woche

Abteilung III:	Parvatāsana (59)
Abteilung V:	Paripūrna-Nāvāsana (111)
Abteilung IV:	Setu-Bandha-Sarvāngāsana (99)
Abteilung VI:	Bharadvājāsana I (125)

Dauer der Stellungen

Sālamba-Sarvāngāsana, Halāsana, Setu-Bandha-Sarvāngāsana über die Bank und Pashchimottānāsana sollten, entsprechend den individuellen Fähigkeiten, je 3 bis 5 Minuten, die übrigen Stellungen je 15 bis 20 Sekunden lang geübt werden.

Diese Zeitangaben sind natürlich nur Durchschnittswerte, die jedoch auf langjähriger Erfahrung beruhen. Im Prinzip sollten die Āsanas aus dem angeführten Programm entsprechend den eigenen Möglichkeiten ausgewählt und gestaltet werden. Ihre Dauer sollte allmählich, je nach Körperkraft, erhöht werden; das Üben von Yoga darf nicht in Ermüdung enden. Prānāyāma sollte in Verbindung mit diesem Programm geübt werden.

66. *Dritter Monat:* Mit Beginn des dritten Monats nach der

Entbindung haben die Organe im Körper der Mutter ihre ursprüngliche Form und Kraft wiedergewonnen, die Müdigkeit, die eine Geburt mit sich bringt, hat sich gelegt, und Āsanas der Abteilungen I, V und VI können wieder ausgeführt werden. Nach dem dritten Monat sind auch alle anderen Āsanas wieder erlaubt.

Wirkungen: Das Üben von Āsanas nach der Geburt stärkt die Wirbelsäule, verhindert die Ablagerung von Fett um Magen und Bauch, unterstützt die Taille und läßt das Gesäß nicht erschlaffen. Es stärkt die Brustmuskeln und strafft damit die Brüste. Schwäche, die auf Blutverlust zurückgeht, verschwindet, und das Nervensystem wird gekräftigt.

Kaiserschnitt

67. Nach einer schweren Geburt oder einem Kaiserschnitt müssen Shavāsana, Ujjāyī-Prānāyāma I und Viloma-Prānāyāma I (212) geübt werden – bis die Wunde geheilt ist. Dies dauert normalerweise zwei Monate. Dann sollte mit dem Üben folgender Āsanas begonnen werden:

Abteilung II:	Jānu-Shīrshāsana (182)
Abteilung III:	Parvatāsana (59, 187)
Abteilung IV:	Sālamba-Sarvāngāsana (84), Halāsana (89, 90), Setu-Bandha-Sarvāngāsana über die Bank (99)
Abteilung XI:	Mahā-Mudrā (210) und Shavāsana (212)

Nach sechs Monaten kann man schrittweise mit dem normalen Übungskurs dieses Buches anfangen.

Menopause

68. Folgende Āsanas beruhigen die Nerven:

Abteilung I:	Prasārita-Pādottānāsana (18), Uttānāsana (21), Adho-Mukha-Shvānāsana (22)
Abteilung II:	Jānu-Shīrshāsana (26), Pashchimottānāsana (32)
Abteilung III:	Supta-Vīrāsana (58), Matsyāsana (62)
Abteilung IV:	Sālamba-Shīrshāsana (69, 76), Sālamba-Sarvāngāsana (86), Halāsana (89, 90), Setu-Bandha-Sarvāngāsana (94, 98)
Abteilung V:	Dvi-Pāda-Viparīta-Dandāsana (147–149)

Abteilung XI:	Alle Übungen
Abteilung XII:	Ujjāyī-Prānāyāma I (212) und II (213), Viloma-Prānāyāma (200, 212), Sūrya-Bhedāna-Prānāyāma (214)

69. Folgende Āsanas sind äußerst hilfreich zur Ausbalancierung des endokrinen Systems: alle Āsanas aus Abteilung IV und VII – besonders Setu-Bandha-Sarvāngāsana (98–101), Dvi-Pāda-Viparīta-Dandāsana (146–149), Mudrās und Shavāsana aus Abteilung XI sowie Viloma-Prānāyāma, Sūrya-Bhedana-Prānāyāma und Ujjāyī-Prānāyāma I und II (212–214) aus Abteilung XII.

70. Um einen kühlen Kopf zu behalten, müssen entspannende Āsanas, wie etwa die folgenden, geübt werden:

Abteilung I:	Pārshvottānāsana (15), Prasārita Pādottānāsana (18), Pādāngushtāsana (20), Uttānāsana (21), Adho-Mukha-Shvānāsana (22)
Abteilung II:	Jānu-Shīrshāsana (26), Ardha-Baddha-Padma-Pashchimottānāsana (27), Triang-Mukhaika-pāda-Pashchimaottāsana (28), Marīchyāsana (29), Pashchimottānāsana (30, 31)

71. Wann immer wir uns während der Menopause eines normalen Allgemeinzustands erfreuen, können wir alle Āsanas und Prānāyāmas, die in diesem Buch aufgeführt sind, üben.

11 Klassifikation, Übersichtstabelle und Übungskurs

Das Erlernen und Üben eines jeden Fachs erfordert eine Methode; so auch Yoga. Ashtānga-Yoga übt den physischen Körper, die Sinne, die Gefühle, den Verstand und das Bewußtsein langsam und schrittweise.

Ich lege hier eine praktische Methode der Selbstübung in Āsana, Prānāyāma und Dhȳana dar, die die Disziplin von Körper und Verstand lehrt und zur Selbstkontrolle führt.

Die Klassifikation der Āsanas beruht erstens auf dem anatomischen Aufbau des Körpers, zweitens auf dem anatomischen Bewegungsradius der Wirbelsäule sowie des übrigen Körpers und drittens auf der Wirkung, die sie auf Körper und Verstand haben.

Der praktische Teil der Āsana-Übung ist in zwölf Abteilungen gegliedert. Die ersten zehn behandeln die Āsanas, die elfte Abteilung beschreibt die Mudrās und Shavāsana, und die letzte beschäftigt sich mit Prānāyāma und Dhyāna. Wenn wir in der Übung der Āsanas einer Abteilung Fortschritte machen, gewinnen wir körperliche Stabilität und die Geduld, beharrlich mit dem Üben fortzufahren. Wir lernen, den Verstand zu disziplinieren sowie Ausdauer, Willensstärke und jene konzentrierte Aufmerksamkeit zu entwickeln, durch die wir das Göttliche in uns selbst schauen. Mit jeder Abteilung übt die Sādhaka alle genannten Aspekte auf eine bestimmte Art. Yoga-Sādhana beginnt mit dem Körper und endet mit Selbstverwirklichung.

Die Āsanas sind in zehn Abteilungen gegliedert, die so aufgebaut wurden, daß die Übungen leicht zu lernen sind und die Konzentration darauf nicht schwerfällt.

Die erste Abteilung umfaßt die Stellungen im Stehen. Anfängerinnen sollten mit diesen Āsanas beginnen, da sie Glieder und Muskeln elastisch machen und Kraft und physische Stabilität entwickeln helfen. Mit diesen grundlegenden Übungen, den ersten Schritten im Yoga, wird das Fundament für alles weitere gelegt.

Die zweite Abteilung umfaßt die Vorwärtsbeugungen im Sitzen, die die Rückseite des Körpers strecken und dehnen. Sie bereiten ihn auf weitere Übungen vor und schenken Festigkeit und Gleichmäßigkeit in der Entwicklung physischer und mentaler Flexibilität.

Die dritte Abteilung umfaßt Stellungen im Sitzen und in Rückenlage. Sie sind die physischen und mentalen Vorbereitungen für Prānāyāma.

Die vierte Abteilung umfaßt die Umkehrstellungen, mit deren Hilfe man sich von den Anstrengungen und Zwängen des Alltags erholen kann. Sie verleihen Vitalität, mentale Ausgeglichenheit und emotionale Stabilität.

Die Āsanas der fünften Abteilung kräftigen und massieren die Bauchorgane und stärken die Becken- und Lendengegend.

Die sechste Abteilung umfaßt die seitlichen Dehnungen und Drehungen der Wirbelsäule. Sie schenken der Wirbelsäule neue Vitalität, stärken die inneren Organe und eröffnen dem Bewußtsein neue Horizonte der Stille.

Die siebente Abteilung umfaßt die Rückwärtsbeugungen, die physische und mentale Schärfe und Wachsamkeit schenken. Diese Stellungen bewirken genau das Gegenteil derjenigen in Abteilung II. Die Āsanas aus Abteilung II dehnen die hintere Wirbelsäule und schenken Festigkeit und Seelenruhe, während die Stellungen der siebenten Abteilung die vordere Wirbelsäule dehnen und kräftigend und belebend wirken.

Verschiedene Gruppen von Āsanas helfen Entschlossenheit, Tüchtigkeit, Geschmeidigkeit, Kraft, Gleichmut, Ausgeglichenheit, Wachsamkeit und Seelenfrieden zu entwickeln.

Die achte Abteilung umfaßt Yoga-Kurunta, eine Methode, die Āsanas mit Hilfe eines Seils auszuführen, um auf diese Weise Genauigkeit, Beweglichkeit und Gleichgewicht zu fördern. Sie ist besonders geeignet für steife oder alte Menschen und für Übende, die unter Angstkomplexen leiden oder die Āsanas nicht ohne Unterstützung ausführen können.

Die neunte Abteilung umfaßt Übungen für Schwangere. Diese

Āsanas und Prānāyāma sind ganz darauf ausgerichtet, die Gesundheit der werdenden Mutter und des Fötus zu unterstützen.

Die zehnte Abteilung umfaßt schwierige Āsanas für Fortgeschrittene. Sie sind für ernsthafte und intensiv übende Schülerinnen gedacht, die sich wünschen, in diesem Sādhana vorwärtszukommen. Die Techniken werden hier aber nicht im einzelnen beschrieben.

Die elfte Abteilung umfaßt Mudrā und Shavāsana.

Die zwölfte Abteilung umfaßt Prānāyāma und Dhyāna.

Jede Abteilung ist der Übersichtlichkeit halber noch einmal in Unterabteilungen gegliedert.

Eine Übersichtstabelle der Āsanas und Prānāyāma, die den Abteilungen entsprechend angeordnet ist, folgt nachstehend. Mit ihrer Hilfe lassen sich Abteilungen, Āsanas und Abbildungen leicht finden.

Die erste und zweite Spalte geben die laufende Nummer bzw. die Namen der Āsanas an. Die folgenden Spalten beziehen sich auf die Abbildungen. Die dritte Spalte gibt die Abbildungsnummern der Zwischenstadien in der Ausführung einiger Āsanas an. Die vierte gibt die Abbildungsnummern der leichten Ausübungsvarianten der Āsanas an. Die leichten Varianten sind für all jene, die die Āsanas nur mit Hilfe eines Tisches, einer Wand oder eines anderen Möbelstücks ausführen können. Die letzte Spalte gibt die Abbildungsnummern der endgültigen Stellungen an.

Laufende Nummer des Āsanas	Name des Asanas	Abbildungsnummer		
		Zwischen-stadium	Leichte Variante	Endgültige Stellung
Abteilung I: Āsanas – Im Stehen				
1.	Tādāsana			1
2.	Vrikshāsana			2
3.	Utthita-Trikonāsana	3		4
4.	Utthita-Pārshvakonāsana			5
5.	Vīrabhadrāsana I	6		7
6.	Vīrabhadrāsana II			8
7.	Vīrabhadrāsana III			9
8.	Ardha-Chandrāsana			10
9.	Parivritta-Trikonāsana			11
10.	Pārshvottānāsana	12–14		15

Laufende Nummer des Āsanas	Name des Asanas	Abbildungsnummer		
		Zwischen-stadium	Leichte Variante	Endgültige Stellung
11.	Prasārita-Pādottānāsana	16, 17		18
12.	Pādāngushthāsana	19		20
13.	Uttānāsana	21a		21
14.	Adho-Mukha-Shvānāsana			22
Abteilung II. Āsanas – Vorwärtsbeugungen				
15.	Dandāsana			23
16.	Jānu-Shīrshāsana	24, 25		26
17.	Ardha-Baddha-Padma-Pashchimottānāsana			27
18.	Triang-Mukhaikapāda-Pashchimottānāsana			28
19.	Marīchyasana I			29
20.	Pashchimottānāsana			30, 31
21.	Parivritta-Jānu-Shīrshāsana	32		33
22.	Parivritta-Pashchimottānāsana			34
23.	Baddha-Konāsana			35–37
24.	Supta-Baddha-Konāsana			38, 39
25.	Upavishtha-Konāsana	40		41
26.	Kūrmāsana	42		43
27.	Supta-Kūrmāsana			44
28.	Mālāsana	45	46	47
Abteilung III: Āsanas – Im Sitzen und in Rückenlage				
29.	Siddhāsana			48
30.	Vīrāsana		51	49, 50
31.	Padmāsana		53	52
32.	Vīrāsana-Zyklus			54, 55
33.	Supta-Vīrāsana	56, 57		58
34.	Parvatāsana			59
35.	Baddha-Padmāsana			60
36.	Yoga-Mudrāsana			61
37.	Matsyāsana			62
Abteilung IV: Āsanas – Umkehrstellungen				
38.	Sālamba-Shīrshāsana	63–64a 66–68	65	69–70a
39.	Pārshva-Shīrshāsana			71
40.	Parivrittaikapāda-Shīrshāsana			72
41.	Eka-Pāda-Shīrshāsana			73
42.	Pārshvaikapāda-Shīrshāsana			74
43.	Upavishtha-Konāsana in Shīrshāsana			75
44.	Baddha-Konāsana in Shīrshāsana			76

Laufende Nummer des Āsanas	Name des Asanas	Abbildungsnummer		
		Zwischen-stadium	Leichte Variante	**Endgültige Stellung**
45.	Ūrdhva-Padmāsana in Shīrshāsana			77
46.	Pindāsana in Shīrshāsana		78	79
47.	Sālamba-Sarvāngāsana	80–83	86	84, 85, 87
48.	Halāsana		89, 90	88, 91
49.	Karnapīdāsana			92
50.	Supta-Konāsana			93
51.	Pārshva-Halāsana			94
52.	Eka-Pāda-Sarvāngāsana			95
53.	Pārshvaikapāda-Sarvāngāsana			96
54.	Setu-Bandha-Sarvāngāsana	97, 100, 102	98, 99	101
55.	Ūrdhva-Padmāsana in Sarvāngāsana			103
56.	Pindāsana in Sarvāngāsana			104
57.	Pārshva-Pindāsana in Sarvāngāsana			105
Abteilung V: Āsanas – Für Bauch und Lenden				
58.	Ūrdhva-Prasārita-Pādāsana	106, 110		107–109
59.	Paripūrna-Nāvāsana			111
60.	Jathara-Parivartanāsana	112		113, 114
61.	Ūrdhva-Mukha-Pashchimottān-āsana II			115
62.	Supta-Pādāngushthāsana	116		117–119
63.	Utthita-Hasta-Pādāngushthāsana	120, 122		121, 123, 124
Abteilung VI: Āsanas – Drehsitze				
64.	Bharadvājāsana I			125
65.	Bharadvājāsana II			126
66.	Marīchyasana III			127
67.	Ardha-Matsyendrāsana		129, 130	128
68.	Pāshāsana		132	131
Abteilung VII: Āsanas – Rückwärtsbeugungen				
69.	Ushtrāsana			133
70.	Ūrdhva-Mukha-Shvānāsana	134		135
71.	Dhanurāsana			136
72.	Ūrdhva-Dhanurāsana	137, 138	141–143	139, 140
73.	Dvi-Pāda-Viparīta-Dandāsana	144, 145	147–149	146
Abteilung VIII: Āsanas – Yoga-Kurunta				
74.	Variante I (Bhujangāsana)	150–152b		153
75.	Variante II (Bhujangāsana, Ūrdhva-Mukha-Pashchimottānāsana I)	154, 155		156, 157

Laufende Nummer des Āsanas	Name des Asanas	Abbildungsnummer		
		Zwischen-stadium	Leichte Variante	Endgültige Stellung
76.	Variante III (Pūrvottānāsana)	159		158
77.	Variante IV			160
78.	Variante V (Ushtrāsana)			161
79.	Variante VI: Sālamba-Sarvāngāsana	162–163		164
	Halāsana	165		166, 167
	Karnapīdāsana			168
	Supta-Konāsana			169
	Pārshva-Halāsana			170
	Eka-Pāda-Sarvāngāsana			171
	Parshvaika-Pāda-Sarvāngāsana			172
80.	Variante VII (Ūrdhva-Mukha-Pashchimottānāsana I)			173
Abteilung IX: Āsanas und Prānāyāma – In der Schwangerschaft				
3.	Utthita-Trikonāsana			174
4.	Utthita-Pārshvakonāsana			175
5.	Vīrabhadrāsana I			176
8.	Ardha-Chandrāsana			177
10.	Pārshvottanāsana	178		179
11.	Prasārita-Pādottānāsana	180	181	
16.	Jānu-Shīrshāsana	182		
23.	Baddha-Konāsana			183
25.	Upavishtha-Konāsana		184	
32.	Vīrāsana-Zyklus			185
33.	Supta-Vīrāsana			186
34.	Parvatāsana			187
38.	Sālamba-Shīrshāsana			188, 189
39.	Pārshva-Shīrshāsana			190
40.	Parivrittaikapāda Shīrshāsana			191
47.	Sālamba-Sarvāngāsana		193	192
48.	Halāsana		194–195a	
52.	Eka-Pāda-Sarvāngāsana		196	
55.	Ūrdhva-Padmāsana in Sarvāngāsana			197
64.	Bharadvājāsana I	198		
91.	Shavāsana			199
Prānāyāma				
1.	Vorbereitung für die tiefe Atmung I und II			200
2.	Ujjāyī Prānāyāma I			200
3.	Viloma-Prānāyāma I und II			200
5.	Sūrya-Bhedana-Prānāyāma			201
6.	Nādī-Shodhana-Prānāyāma			201

Laufende Nummer des Āsanas	Name des Asanas	Abbildungsnummer		
		Zwischenstadium	Leichte Variante	Endgültige Stellung
Abteilung X: Āsanas – Für Fortgeschrittene				
81.	Yoganidrāsana			202
82.	Ūrdhva-Kukkutāsana			203
83.	Pārshva-Kukkutāsana			204
84.	Piñcha-Mayūrāsana			205
85.	Kapotāsana			206
86.	Eka-Pāda-Rājakapotāsana			207
87.	Vrishchikāsana			208
88.	Natarājāsana			209
Abteilung XI: Mudrā und Shavāsana				
89.	Mahā-Mudrā			210
90.	Shanmukhī-Mudrā			211
91.	Shavāsana			212
Abteilung XII: Prānāyāma und Dhyāna				
1.	Vorbereitung für die tiefe Atmung I und II			212
2.	Ujjāyī Prānāyāma I			212
3.	Viloma-Prānāyāma I und II			212
4.	Ujjāyī Prānāyāma II			213
5.	Sūrya-Bhedana-Prānāyāma			214
6.	Nādī-Shodhana-Prānāyāma			214
7.	Dhyāna (Meditation)			215

Jede Abteilung beginnt mit einfachen Āsanas, die Schritt für Schritt immer intensiver werden – so baut sich das physische und mentale Gleichgewicht der Übenden langsam auf, und sie lernt nach und nach, den Anforderungen der Abteilung gerecht zu werden.

Der Übungskurs dieses Buches beansprucht mindestens drei Jahre und ist in drei Stufen gegliedert – Grund-, Mittelstufen- und Fortgeschrittenenkurs –, die je ein Jahr Training bedeuten. Die drei Stufen sind weiter unterteilt, um der Sādhaka einen systematischen Aufbau ihres Yoga-Weges zu ermöglichen. Einige Sādhakas werden mehr Zeit brauchen, um den Kurs zu vollenden. Yogāsana läßt sich zeitlich nicht festlegen und hängt zu einem großen Teil davon ab, wie sich die Sādhaka ihren Übungen nähert und wie intensiv sie sich bemüht, das höchste Ziel zu erreichen.

Obwohl der Kurs sich in drei Teile gliedert, die alle eine Reihe Āsanas und verschiedene Arten von Prānāyāma enthalten, muß die Beherrschung aller Stellungen gewährleistet bleiben; aus diesem Grund sind die Āsanas eines Teiles in die darauffolgenden Programme miteinbezogen. Jedes Āsana schafft seine ihm eigene Intelligenz im Körper, und wird es nicht mehr geübt, verliert der Körper diese besondere Intelligenz und Feinheit, und es bedarf erneuter Anstrengung, um sie zurückzugewinnen. Konstantes Üben ist notwendig, um die Kontrolle zu behalten; niemand kann davon ausgehen, daß er seine Fähigkeit, eine Stellung zu meistern, behält, ohne diese immer wieder zu üben. Es ist besser, nicht zu verlieren, was durch aufrichtige Bemühung und harte Arbeit gewonnen wurde.

Es folgt nun die Übersicht über die Āsanas und Prānāyāma, aufgeteilt in Grund-, Mittelstufen- und Fortgeschrittenenkurs. (Die Nummern der Abbildungen stehen in Klammern hinter der Übungsbezeichnung.)

Erstes Jahr – Grundkurs

Abteilung I

1. Tādāsana (1)
2. Vrikshāsana (2)
3. Utthita-Trikonāsana (4)
4. Utthita-Pārshvakonāsana (5)
5. Vīrabhadrāsana I (7)
6. Vīrabhadrāsana II (8)
9. Parivritta-Trikonāsana (11)
10. Pārshvottānāsana (15)
11. Prasārita-Pādottānāsana (18)
13. Uttānāsana (21)
14. Adho-Mukha-Shvānāsana (22)

Abteilung II

15. Dandāsana (23)
16. Jānu-Shīrshāsana (26)
17. Ardha-Baddha-Padma-Pashchimottānāsana (27)
18. Triang-Mukhaikapāda-Pashchimottānāsana (28)
19. Marīchyasana (29)
20. Pashchimottānāsana (30)
23. Baddha-Konāsana (35–37)
25. Upavishtha-Konāsana (41)
28. Mālāsana (46)

Abteilung III

29. Siddhāsana (48)
30. Vīrāsana (49, 50)
31. Padmāsana (52)
32. Vīrāsana-Zyklus (54, 55)
33. Supta-Vīrāsana (58)
34. Parvatāsana (59)
37. Matsyāsana (62)

Abteilung IV

38. Sālamba-Shīrshāsana (65)
47. Sālamba-Sarvāngāsana (84, 87)
48. Halāsana (89, 90, 88, 91)
49. Karnapīdāsana (92)
50. Supta-Konāsana (93)
52. Eka-Pāda-Sarvāngāsana (95)
53. Parshvaikapāda-Sarvāngāsana (96)
54. Setu-Bandha-Sarvāngāsana (98, 99)

Abteilung V

58. Ūrdhva-Prasārita-Pādāsana (109)
59. Paripūrna-Nāvāsana (111)
63. Utthita-Hasta-Pādāngushthāsana (121, 123)

Abteilung VI

64. Bharadvājāsana I (125)
65. Bharadvājāsana II (126)
67. Ardha-Matsyendrāsana (129)

Abteilung VII

74. Yoga-Kurunta-Variante I (153)
75. Yoga-Kurunta-Variante II (156)
80. Yoga-Kurunta-Variante VII (173)

Abteilung XI

89. Mahā-Mudrā (210)
91. Shavāsana (212)

Abteilung XII

1. Vorbereitung für die tiefe Atmung I + II (212)
2. Ujjāyī-Prānāyāma I (212)
3. Viloma-Prānāyāma I + II (212)

Zweites Jahr – Mittelstufenkurs

Abteilung I

(In Verbindung mit den Āsanas des Grundkurses zu üben)

7. Vīrabhadrāsana III (9)
8. Ardha-Chandrāsana (10)
12. Pādāngushthāsana (20)

Abteilung II

21. Parivritta-Jānu-Shīrshāsana (33)
24. Supta-Baddha-Konāsana (38, 39)
26. Kūrmāsana (43)
28. Mālāsana (47)

Abteilung III

35. Baddha-Padmāsana (60)
36. Yoga-Mudrāsana (61)

Abteilung IV

39. Pārshva-Shīrshāsana (71)
40. Parivrittaikapāda-Shīrshāsana (72)
41. Eka-Pāda-Shīrshāsana (73)
42. Parshvaikapāda-Shīrshāsana (74)
43. Upavishtha-Konāsana in Shīrshāsana (75)
44. Baddha-Konāsana in Shīrshāsana (76)
51. Pārshva-Halāsana (94)

Abteilung V

58. Ūrdhva-Prasārita-Pādāsana (107–110)
60. Jathara-Parivartanāsana (113, 114)
62. Supta-Pādāngushthāsana (117, 118)

Abteilung VI

66. Marīchyāsana III (127)
67. Ardha-Matsyendrāsana (128)

Abteilung VII

69. Ushtrāsana (133)
70. Ūrdhva-Dhanurāsana (139, 140)

Abteilung VIII

76. Yoga-Kurunta-Variante III (158)
78. Yoga-Kurunta-Variante V (161)

Abteilung XI

90. Shanmukhī-Mudrā (211)

Abteilung XII

4. Ujjāyī-Prānāyāma II (213)
5. Sūrya-Bhedana-Prānāyāma (214)

Drittes Jahr – Fortgeschrittenenkurs

(In Verbindung mit den Āsanas des Grund- und Mittelstufenkurses zu üben)

Abteilung II

22. Parivritta-Pashchimottān-āsana (34)
27. Supta-Kūrmāsana (44)

Abteilung IV

45. Ūrdhva-Padmāsana in Shīrshāsana (77)
46. Pindāsana in Shīrshāsana (79)
55. Ūrdhva-Padmāsana in Sarvāngāsana (103)
56. Pindāsana in Sarvāngāsana (104)
57. Pārshva-Pindāsana in Sarvāngāsana (105)

Abteilung V

61. Ūrdhva-Mukha-Pashchi-mottānāsana (115)
62. Supta-Pādāngushthāsana (119)
63. Utthita-Hasta-Pādāngushth-āsana (124)

Abteilung VI

68. Pāshāsana (131)

Abteilung VII

69. Dhanurāsana (136)

73. Dvi-Pāda-Viparīta-Dandāsana (146)

Abteilung VIII

77. Yoga-Kurunta-Variante IV (160)

Abteilung XII

6. Nādī-Shodhana-Prānāyāma (214)

Um das Üben zu erleichtern, ist im folgenden für jeden Kurs ein wöchentlicher Übungsplan angeführt. Nicht alle Āsanas, die da unter einem bestimmten Tag aufgezählt sind, müssen auch geübt werden. Es handelt sich dabei um Übungsvorgaben für das ganze Jahr – wir sollten darum zunächst mit den einfacheren Stellungen eines Tagesprogramms beginnen und uns zum Jahresende hin steigern, indem wir die schwierigen Āsanas schrittweise in den Übungsplan mit aufnehmen. Regelmäßigkeit das ganze Jahr über bringt bessere Resultate als die Übung aller Āsanas von Anfang an, wenn man das volle Programm dann doch nicht durchhält. Konsequenz in der Praxis ist die beste Voraussetzung für ein optimales Ergebnis.

Ein Einführungskurs für die ersten drei Monate soll das Vertrautwerden mit dem Yoga-Weg noch zusätzlich erleichtern. Durch systematisches Üben von Anfang an lernt man, korrekt und methodisch vorzugehen, um so mit Hilfe des Yoga eine ausgeglichene Entwicklung von Körper und Verstand herbeizuführen.

Einführungskurs für die ersten drei Monate

(Übersichtsplan für die tägliche Übung)

Abteilung I

1. Tādāsana (1)
2. Vrikshāsana (2)
3. Utthita-Trikonāsana (4)

4. Utthita-Pārshvakonāsana (5)
5. Vīrabhadrāsana I (7)
6. Vīrabhadrāsana II (8)
10. Pārshvottānāsana (15)
11. Prasārita-Pādottānāsana (18)

Abteilung IV
47. Sālamba-Sarvāngāsana (84, 87)
48. Halāsana (89, 90)

Abteilung II
15. Dandāsana (23)
16. Jānu-Shīrshāsana (26)
17. Ardha-Baddha-Padma-Pashchimottānāsana (27)
20. Pashchimottānāsana (30)

Abteilung III
30. Vīrāsana (49–51)
32. Vīrāsana-Zyklus (54, 55)

Abteilung VI
64. Bharadvājāsana I (125)

Abteilung XI
91. Shavāsana (212)

Wöchentliche Übungspläne

1. Erstes Jahr – Grundkurs

(Nach Vollendung des dreimonatigen Einführungskurses zu üben)

Erster Tag Sālamba-Shīrshāsana (65), Vrikshāsana (2), Utthita-Trikonāsana (4), Utthita-Pārshvakonāsana (5), Vīrabhadrāsana I und II (7, 8), Parivritta-Trikonāsana (11), Pārshvottānāsana (15), Prasārita-Pādottānāsana (18), Uttānāsana (21), Adho-Mukha-Shvānāsana (22), Vīrāsana-Zyklus (54, 55), Sālamba-Sarvāngāsana (84, 87), Halāsana (89, 90), Baddha-Konāsana (35), Upavishtha-Konāsana (40,

41), Bharadvājāsana I und II (125, 126), Ardha-Matsyendrāsana (129), Yoga-Kurunta-Variante I und II (153, 156), Dvi-Pāda-Viparīta-Dandāsana (148, 149), Setu-Bandha-Sarvāngāsana (98, 99), Shavāsana (212).

Vorbereitung für die tiefe Atmung I und II (212), Shavāsana (212).

Zweiter Tag Sālamba-Shīrshāsana (65), Sālamba-Sarvāngāsana (84, 87), Halāsana (89, 90), Karnapīdāsana (92), Supta-Konāsana (93), Eka-Pāda-Sarvāngāsana (95), Parshvaika-Pāda-Sarvāngāsana (96), Ūrdhva-Prasārita-Pādāsana (109), Paripūrna-Nāvāsana (111), Siddhāsana (48), Vīrāsana (49, 50), Vīrāsana-Zyklus (54, 55), Supta-Vīrāsana (58), Padmāsana (52), Parvatāsana (59), Matsyāsana (62), Jānu, Shīrshāsana (26), Ardha-Baddha-Padma-Pashchimottānāsana (27), Triang-Mukhaikapāda-Pashchimottānāsana (28), Marīchyāsana I (29), Pashchimottānāsana (30), Baddha-Konāsana (35), Upavishtha-Konāsana (40, 41), Mālāsana (46), Bharadvājāsana I und II (125, 126), Ardha-Matsyendrāsana (129), Setu-Bandha-Sarvāngāsana (98, 99), Shavāsana (212).

Mahā-Mudrā (210), Ujjāyī-Prānāyāma I (212), Shavāsana (212).

Dritter Tag Sālamba-Shīrshāsana (65), Abteilung I – die gleichen Āsanas wie am ersten Tag (4, 5, 7, 8, 11, 15, 18, 21, 22), Utthita-Hasta-Pādāngushthāsana (121, 123), Ūrdhva-Mukha-Shvānāsana (135), Vīrāsana (49, 50), Sālamba-Sarvāngāsana (84, 87), Halāsana (89, 90), Baddha-Konāsana (35), Bharadvājāsana I und II (125, 126), Ardha-Matsyendrāsana (129), Yoga-Kurunta-Variante I und II (153, 156), Dvi-Pāda-Viparīta-Dandāsana (148, 149), Setu-Bandha-Sarvāngāsana (98, 99), Shavāsana (212).

Vorbereitung für die tiefe Atmung I und II (212), Shavāsana (212).

Vierter Tag Sālamba-Shīrshāsana (65), Sālamba-Sarvāngāsana (84, 87), Halāsana (89, 90), Karnapīdāsana (92), Supta-Konāsana (93), Eka-Pāda-Sarvāngāsana (95), Parshvaika-Pāda-Sarvāngāsana (96), Ūrdhva-Prasārita-Pādāsana (109), Paripūrna-Nāvāsana (111), Jānu-Shīrshāsana (26), Ardha-Baddha-Padma-Pashchimottānāsana (27),

Triang-Mukhaikapāda-Pashchimottānāsana (28), Marīchyāsana I (29), Pashchimottanāsana (30), Supta-Vīrāsana (58), Matsyāsana (62), Bharadvājāsana I und II (125, 126), Ardha-Matsyendrāsana (129), Setu-Bandha-Sarvāngāsana (98, 99), Shavāsana (212).

Mahā-Mudrā (210), Ujjāyī-Prānāyāma I (212), Shavāsana (212).

Fünfter Tag Übe das gleiche Programm wie am ersten Tag.

Sechster Tag Übe die Āsanas der Abteilungen IV und II wie am zweiten Tag, gefolgt von Yoga-Kurunta-Variante VII (173), Supta-Vīrāsana (58), Matsyāsana (62), Bharadvājāsana I und II (125, 126), Ardha-Matsyendrāsana (129), Setu-Bandha-Sarvāngāsana (98, 99), Shavāsana (212).

Mahā-Mudrā (210), Ujjāyī-Prānāyāma I (212), Shavāsana (212).

Siebenter Tag Ruhe dich aus oder übe Shavāsana (212), die Vorbereitung für die tiefe Atmung I und II (212), Ujjāyī-Prānāyāma I (212), Shavāsana (212); oder übe Sālamba-Shīrshāsana (65), Sālamba-Sarvāngāsana (84, 85), Halāsana (89, 90), Setu-Bandha-Sarvāngāsana (98, 99), Shavāsana (212), Ujjāyī-Prānāyāma I (212), Shavāsana (212).

2. Zweites Jahr – Mittelstufenkurs

Erster Tag Sālamba-Shīrshāsana (69, 70), Abteilung I – alle Āsanas (1, 2, 4, 5, 7–11, 15, 18, 20–22), Vīrāsana (50), Vīrāsana-Zyklus (54, 55), Sālamba-Sarvāngāsana (84), Halāsana (88, 91), Baddha-Konāsana (35, 36), Supta-Baddha-Konāsana (38), Upavishtha-Konāsana (41), Pashchimottānāsana (30), Yoga-Kurunta-Varianten I, II, III und IV (153, 156–158, 161), Ushtrāsana (133), Ūrdhva-Dhanurāsana (139), Dvi-Pāda-Viparīta-Dandāsana (147–149), Bharadvājāsana I und II (125, 126), Ardha-Matsyendrāsana (128), Setu-Bandha-Sarvāngāsana (101), Shavāsana (212).

Shanmukhī-Mudrā (211), Viloma-Prānāyāma I und II (212), Ujjāyī-Prānāyāma I (212), Shavāsana (212).

Zweiter Tag Sālamba-Shīrshāsana (69, 70), Pārshva-Shīrshāsana (71), Parivrittaikapāda-Shīrshāsana (72), Parshvaika-Pāda-Shīrshāsana (74), Upavishtha-Konasana in Shīrshāsana (75), Baddha-Konāsana in Shīrshāsana (76), Sālamba-Sarvāngāsana (84, 85), Halāsana (88, 91), Karnapīdāsana (92), Supta-Konāsana (93), Pārshva-Halāsana (94), Eka-Pāda-Sarvāngāsana (95), Parshvaika-Pāda-Sarvāngāsana (96), Setu-Bandha-Sarvāngāsana (98, 99, 101), Ūrdhva-Prasārita-Pādāsana (107–109), Jathara-Parivartanāsana (113, 114), Paripūrna-Nāvāsana (111), Jānu-Shīrshāsana (26), Ardha-Baddha-Padma-Pashchimottānāsana (27), Triang-Mukhaikapāda-Pashchimottānāsana (28), Marīchyāsana I (29), Parivritta-Jānu-Shīrshāsana (32), Baddha-Konāsana (35–37), Upavishtha-Konāsana (41), Kūrmāsana (43), Vīrāsana-Zyklus (54, 55), Yoga-Mudrāsana (61), Mālāsana (46, 47), Marīchyāsana III (127), Ardha-Matsyendrāsana (128), Pashchimottānāsana (30), Shavāsana (212).

Sūrya-Bhedana-Prānāyāma, Ujjāyī-Prānāyāma II, Shavāsana (212).

Dritter Tag Sālamba-Shīrshāsana (69, 70), Abteilung I – alle Āsanas (1, 2, 4, 5, 7–11, 15, 18, 20–22), Utthita-Hasta-Pādāngushthāsana (121, 123), Supta-Pādāngushthāsana (117, 119), Supta-Baddha-Konāsana (38), Sālamba-Sarvāngāsana (84, 85), Halāsana (88, 91), Setu-Bandha-Sarvāngāsana (98, 99), Yoga-Kurunta-Variante I, II, III, V (153, 156–158, 161), Ushtrāsana (133), Ūrdhva-Dhanurāsana (139), Dvi-Pāda-Viparīta-Dandāsana (147–149), Vīrāsana-Zyklus (54, 55), Bharadvājāsana I und II (125, 126), Marīchyāsana III (127), Ardha-Matsyendrāsana (128), Pashchimottānāsana (30), Shavāsana (212).

Viloma-Prānāyāma I und II, Ujjāyī-Prānāyāma I, Shavāsana (212).

Vierter Tag Abteilungen IV und V wie am zweiten Tag (IV: 69–76, 84, 85, 88, 91–96, 98, 99, V: 107–109, 113, 114, 111), Jānu-Shīrshāsana (26), Ardha-Baddha-Padma-Pashchimottānāsana (27), Triang-Mukhaikapāda-Pashchimottānāsana (28), Marīchyāsana I (29), Pashchimottānāsana (30), Bharadvājāsana I und II (125, 126), Marīchyāsana III (127), Ardha-Matsyendrāsana (128), Supta-Vīrāsana (58), Supta-Baddha-Konāsana (38), Matsyāsana (62), Shavāsana (212).

Mahā-Mudrā (210), Ujjāyī-Prānāyāma II (213), Ujjāyī-Prānāyāma I (212), Shavāsana (212).

Fünfter Tag Übe alle Āsanas und Prānāyāma wie am ersten Tag.

Sechster Tag Abteilung IV wie am zweiten Tag (69–76, 84, 85, 88, 91–96, 98, 99), Abteilung II (26–30, 33), Baddha-Konāsana (35–37), Upavishtha-Konāsana (41), Kūrmāsana (43), Ūrdhva-Mukha-Pashchimottānāsana I (173), Vīrāsana-Zyklus (54, 55), Parvatāsana (59), Baddha-Padmāsana (60), Yoga-Mudrāsana (61), Matsyāsana (62), Bharadvājāsana I und II (125, 126), Marīchyāsana III (127), Ardha-Matsyendrāsana (128), Shavāsana (212).

Sūrya-Bhedana-Prānāyāma (214), Ujjāyī-Prānāyāma II (213), Shavāsana (212).

Siebenter Tag Ruhe dich aus oder übe Sūrya-Bhedana-Prānāyāma (214), Shavāsana (212); oder Sālamba-Shīrshāsana (69, 79), Sālamba-Sarvāngāsana (84), Halāsana (88, 91), Setu-Bandha-Sarvāngāsana (98, 99), Shavāsana (212), Ujjāyī-Prānāyāma I und Shavāsana (212).

3. Drittes Jahr – Fortgeschrittenenkurs

Erster Tag Sālamba-Shīrshāsana (69, 70), Abteilung I – alle Āsanas (1, 2, 4, 5, 7–11, 15, 18, 20–22), Utthita-Hasta-Pādāngushthāsana (121, 123, 125), Yoga-Kurunta-Varianten I–V (153, 156, 158, 160, 161), Abteilung VII – alle Āsanas (133, 135, 136, 139, 140, 146), Adho-Mukha-Shvānāsana (22), Vīrāsana und Zyklus (50, 54, 55), Sālamba-Sarvāngāsana (84), Halāsana (88, 91), Abteilung VI – alle Āsanas (125–128, 132), Pashchimottānāsana (30), Shavāsana (212).

Viloma-Prānāyāma I und II, Ujjāyī-Prānāyāma I, Shavāsana (212).

Zweiter Tag Abteilung IV – alle Āsanas (69–77, 79, 84, 85, 88, 91–96, 101, 103–105), Abteilung II (26–30, 33, 34), Ūrdhva-Mukha-Pashchimottānāsana I und II (115, 173), Baddha-Konāsana (35–37), Upavishtha-Konāsana (41), Kūrmāsana (43), Supta-Kurmāsana (44), Mālāsana (46, 47), Yoga-Mudrāsana (61), Abteilung VI – alle Āsanas (125–128, 132), Shavāsana (212).

Sūrya-Bhedana-Prānāyāma (214), Ujjāyī-Prānāyāma II (213), Shavāsana (212).

Dritter Tag Sālamba-Shīrshāsana (69), Abteilung I – alle Āsanas (1, 2, 4, 5, 7–11, 15, 18, 20–22), Utthita-Hasta-Pādāngushthāsana (121, 123, 124), Yoga-Kurunta-Varianten I – V (153, 156, 158, 160, 161), Abteilung VII – alle Āsanas (133, 135, 136, 139, 140, 146), Adho-Mukha-Shvānāsana (22), Vīrāsana und Zyklus (50, 54, 55), Supta-Pādāngushthāsana (117–119), Supta-Vīrāsana (58), Matsyāsana (62), Supta-Baddha-Konāsana (38, 39), Sālamba-Sarvāngāsana (84), Halāsana (88, 91), Abteilung VI – alle Āsanas (125–128, 131), Pashchimottānāsana (30), Shavāsana (212),

Nādī-Shodhana-Prānāyāma (214), Ujjāyī-Prānāyāma II (213), Shavāsana (212).

Vierter Tag Abteilung IV – alle Āsanas (69–77, 84, 85, 88, 91–96, 101, 103–105), Ūrdhva-Prasārita-Pādāsana (107–109), Vīrāsana-Zyklus (54, 55), Jathara-Parivartanāsana (113, 114), Paripūrna-Nāvāsana (111), Ūrdhva-Mukha-Pashchimottānāsana I und II (173, 115), Mālāsana (46, 47), Yoga-Mudrāsana (61), Kūrmāsana (43), Supta-Kūrmāsana (44), Pashchimottānāsana (30), Parivritta-Jānu-Shīrshāsana (33), Parivritta-Pashchimottānāsana (34), Abteilung VI – alle Āsanas (125–128, 131), Supta-Vīrāsana (58), Matsyāsana (62), Supta-Baddha-Konāsana (38, 39), Shavāsana (212).

Sūrya-Bhedana-Prānāyāma (214), Ujjāyī-Prānāyāma II (213), Shavāsana (212).

Fünfter Tag Übe alle Āsanas wie am ersten Tag der Woche.

Sechster Tag Abteilung IV – alle Āsanas (69–77, 84, 85, 88, 91–96, 101, 103–105), Jānu-Shīrshāsana (26), Ardha-Baddha-Padma-Pashchimottānāsana (27), Triang-Mukhaikapāda-Pashchimottānāsana (28),
Marīchyāsana I (29), Vīrāsana-Zyklus (54, 55), Parvatāsana (59), Baddha-Padmāsana (60), Yoga-Mudrāsana (61), Supta-Vīrāsana (58), Matsyāsana (62), Supta-Baddha-Konāsana (38, 39), Abteilung VI – alle Āsanas (125–128, 131), Pashchimottānāsana (30), Shavāsana (212).

Sūrya-Bhedana-Prānāyāma (214), Ujjāyī-Prānāyāma II (213), Shavāsana (212).

Siebenter Tag Ruhe dich aus oder übe Nādī-Shodhana-Prānāyāma (214), Shavāsana (212); oder Sālamba-Shīrshāsana (69), Sālamba-Sarvāngāsana (84), Halāsana (88, 91), Pashchimottānāsana (30), Setu-Bandha-Sarvāngāsana (98, 99), Shavāsana (212).

Nādī-Shodhana-Prānāyāma (214), Shavāsana (212).

Alle diese Übungskurse sind für die durchschnittliche Sādhaka gedacht, deren Ziel es ist, Körper und Geist gesund zu erhalten. Wer Yoga gern intensiver studieren möchte, kann ein strengeres Programm wählen.

Intensivkurs

Vorbemerkung: Alle Āsanas und Prānāyāma des entsprechenden Jahreskurses müssen geübt werden. Beispiel: Eine Anfängerin muß alle Āsanas und Prānāyāma des Grundkurses ausführen; eine fortgeschrittene Schülerin die Āsanas und Prānāyāma aller drei Kurse.

1. Frühe Morgenübung Dhyāna (Meditation) (215), Prānāyāma (212, 213, 214).

2. Morgenübung (nach einer Mindestpause von einer halben Stunde zur vorangegangenen Übung) Alle Āsanas der Abteilungen I, II, III, V, VI, VII, Abteilung VIII (153, 156–158, 160, 161, 173), Shavāsana (212).

3. Frühe Abendübung Alle Āsanas aus Abteilung IV.

Anmerkung: Wer den Intensivkurs wählt, kann einfache Stellungen wie Siddhāsana (48), Virāsana (49, 50) und Padmāsana (52), die er in der Prānāyāma-Übung einnimmt, bei seiner täglichen Āsana-Übung auslassen.

Als Lehrerin mit fast zwanzigjähriger Erfahrung ist mir aufgefallen, wie oft Übenden immer wieder die gleichen Fehler unterlaufen. Darum überspringe ich bei meinen Anleitungen auch nicht die geringste technische Einzelheit. Es mag uns nicht gelingen, gleich alle Instruktionen auf einmal zu befolgen, aber mit der Zeit wird der Körper lernen, sie von sich aus ganz natürlich auszuführen.

Alle Übungsanweisungen, die gegeben werden, gelten stets für die rechte *und* die linke Seite, denn eines der Ziele der Yoga-Praxis ist es, beide Körperseiten gleichmäßig zu entwickeln – ohne Gleichmäßigkeit keine Integration.

Befinden wir uns in der endgültigen Position eines Āsanas, müssen wir eine ganze Reihe von Details beachten, um unserer Stellung Stabilität und Ausgeglichenheit zu verleihen. Ich unterstreiche darum bei jedem Āsana einige speziell in der endgültigen Stellung zu beachtende Punkte, damit die Sādhaka eine neue Perspektive und Vision in ihrer Übung entwickelt. Daraus ergibt sich jener konzentrierte Akt der Integration von Körper, Verstand und Selbst. Und damit beginnt das spirituelle Sādhana.

Ich habe nun alles gesagt, was ich meinen praktischen Anleitungen vorauszuschicken wünschte, und möchte nur noch den großen Patañjali bitten, er möge die Sādhaka segnen und ihrem Streben Erfolg verleihen:

ābāhu purushakaram shankhachakrāsi dharinam
shahasra shīrsham shvetam pranamami patañjalim

12 Yogāsanas – Technik und Wirkungen

Abteilung I: Āsanas – Im Stehen

Unsere Beine sind das Fundament unserer Bewegungen und unseres Handelns. Um kräftig und stabil zu bleiben, müssen sie trainiert werden. Ohne festes Fundament kann kein Gebäude stehen. Entsprechend können sich das Gehirn, der Sitz des Intellekts, und die Wirbelsäule nicht korrekt ausrichten, wenn die solide Grundlage starker Beine und Füße fehlt. Darum beschreibe ich als erstes Āsanas im Stehen.

Es sind elementare Stellungen. Sie dienen erstens dazu, Geschmeidigkeit zu entwickeln, und sollen zweitens den Körper stärken und stabilisieren. Anfängerinnen sollten mit den Āsanas dieser Abteilung zu üben beginnen.

Anmerkung: Wer ein schwaches Herz hat oder unter zu hohem Blutdruck leidet, sollte zuerst Sālamba-Sarvāngāsana (84), Halāsana (90, 91) und Setu-Bandha-Sarvāngāsana (99) üben, und erst anschließend Āsanas dieser Abteilung wie Utthita-Trikonāsana (4), Utthita-Pārshvakonāsana (5), Pārshvottānāsana (15), Prasārita-Pādottānāsana (18), Pādāngushthāsana (20), Uttānāsana (21) und Adho-Mukha-Shvānāsana (22), gefolgt von Shavāsana (212). Die Übung sollte mit sechs bis acht Zyklen Ujjāyī-Prānāyāma I beendet werden. Sobald man sich genügend gestärkt fühlt und der Blutdruck sich normalisiert hat, kann man die stehenden Stellungen ohne besondere Vorbereitungen üben.

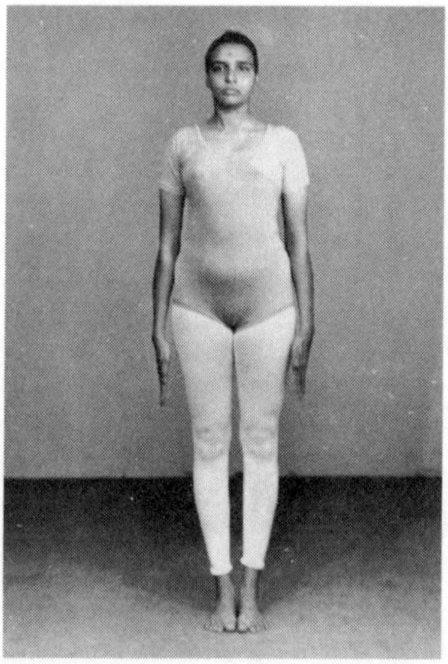

1

1. Tādāsana oder Samasthiti (1)

Es ist eine der einfachsten Positionen und zugleich die grundlegende Stellung aller Yogāsana-Praxis. *Tādāsana* bedeutet «fest und aufrecht wie ein Berg».

Technik

1. Stehe aufrecht mit geschlossenen Füßen, die großen Zehen und die Fersen berühren sich dabei. Bemühe dich, das Körpergewicht weder auf die Fersen noch auf die Zehen zu verlagern, sondern gleichmäßig auf beide zu verteilen.

2. Strecke alle Zehen unverkrampft flach auf dem Boden aus. (Es ist dies die Haltung der Zehen in allen stehenden Stellungen.)

3. Halte die Fußknöchel parallel zueinander.

4. Drücke die Knie durch, ziehe die Kniescheiben hoch und spanne den Quadrizeps an. Schienbeine und Oberschenkelknochen sollten eine Linie bilden. Atme normal.

5. Spanne die Hüftmuskulatur und die Gesäßmuskeln an.

6. Strecke die Wirbelsäule nach oben, hebe das Brustbein an und weite die Brust. Ziehe den Bauch ein.

7. Halte Nacken und Kopf gerade, falle weder nach vorne noch nach hinten. Blicke geradeaus.

8. Strecke die Arme an den Körperseiten entlang nach unten, die Handflächen gegen die Oberschenkel gedreht und parallel zu ihnen. Ziehe die Schultern nicht hoch. Halte die Finger geschlossen. (1)

9. Stehe 20 bis 30 Sekunden ruhig da und atme normal.

Wirkungen

Bevor wir auf dem Kopf zu stehen versuchen, sollten wir lernen, aufrecht auf unseren Füßen zu stehen. Die meisten Menschen wissen nicht, wie stehen. Einige stehen mit gebeugten Knien, andere strekken den Bauch vor, wieder andere verlagern ihr ganzes Körpergewicht auf ein Bein oder drehen ein Bein ganz zur Seite. Alle diese Stehfehler wirken sich negativ auf die Wirbelsäule und damit auf den Geist aus. Für einen wachen Körper und einen wachen Verstand ist es deshalb wesentlich, Tādāsana, das heißt die Kunst des fehlerlosen Stehens, zu erlernen.

2. *Vrikshāsana* (2)

Vriksha heißt «Baum». In dieser Stellung dehnt und streckt sich der ganze Körper nach oben wie ein Baum.

Technik

1. Stehe in Tādāsana (1).

2. Verschränke die Finger, drehe die Handflächen aus den Handgelenken heraus nach außen und strecke die Arme auf Schulterhöhe nach vorn.

3. Hebe die gestreckten Arme neben den Ohren hoch. Die Handflächen weisen nach oben.

4. Schiebe die Rückenrippen nach vorne. Hebe die Brust und ziehe die Schulterblätter kräftig nach innen.

5. Halte den Kopf aufrecht und blicke geradeaus.

6. Atme normal und halte die Stellung 10 bis 15 Sekunden lang.

7. Senke die Arme, zunächst nach vorne und dann nach unten. Löse die Finger aus ihrer Verschränkung.

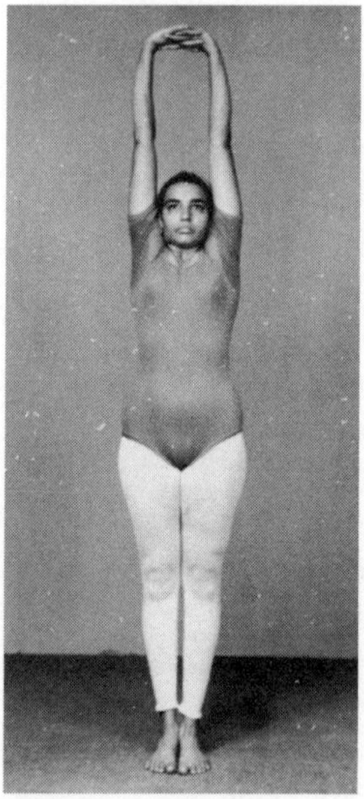

2

Wirkungen

Die Stellung kräftigt die Schultermuskeln und vermittelt ein Gefühl des Gleichgewichts und der Ausgeglichenheit.

3. *Utthita-Trikonāsana* *(3/4)*

Utthita heißt «ausgestreckt»; *Trikona* (*tri* – drei; *kona* – Winkel) ist ein Dreieck. Es ist die Stellung des ausgestreckten Dreiecks.

Technik

1. Stehe in Tādāsana (1).

2. Atme tief ein und spreize mit einem Sprung die Beine etwa einen Meter seitlich auseinander, hebe gleichzeitig die gestreckten Arme seitwärts auf Schulterhöhe. Die Handflächen weisen nach unten.

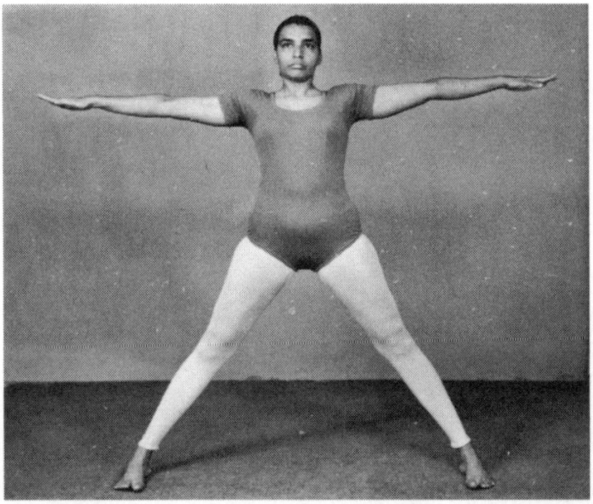
3

3. Drehe das rechte Bein um 90° auswärts und den linken Fuß leicht einwärts. Drücke die Knie durch und spanne die Oberschenkelmuskeln an. Mach einen oder zwei Atemzüge.

4. Beuge beim Ausatmen den Rumpf seitlich nach rechts. Ergreife den rechten Fußknöchel mit der rechten Hand (4).

5. Hebe den linken Arm nach oben, bringe ihn mit den Schultern und dem rechten Arm in eine Linie. Die linke Handfläche zeigt nach vorne. Strecke beide Arme und drücke die Ellbogen durch.

6. Drehe den Kopf nach oben und blicke zum Daumen der linken Hand hoch.

7. Das ist die endgültige Stellung des Āsana. Atme normal und halte sie 20 bis 30 Sekunden lang. Achte dabei auf folgende Punkte:

a) Halte die Oberschenkelmuskeln angespannt, die Knie durchgedrückt und die Kniescheiben hochgezogen;

b) die Rückseite des linken Beins, die Hüftgelenke und die obere Rückenpartie sollen in einer Linie sein;

c) öffne die Brust, indem du die Schulterblätter nach innen ziehst.

8. Nimm beim Einatmen die rechte Hand vom Fußknöchel, richte dich auf und nimm wieder die Stellung von Abbildung 3 ein.

9. Wiederhole die Stellung auf der linken Seite, entsprechend den Techniken 3 bis 8, indem du alle Vorgänge umkehrst. Springe beim Ausatmen in Tādāsana zurück.

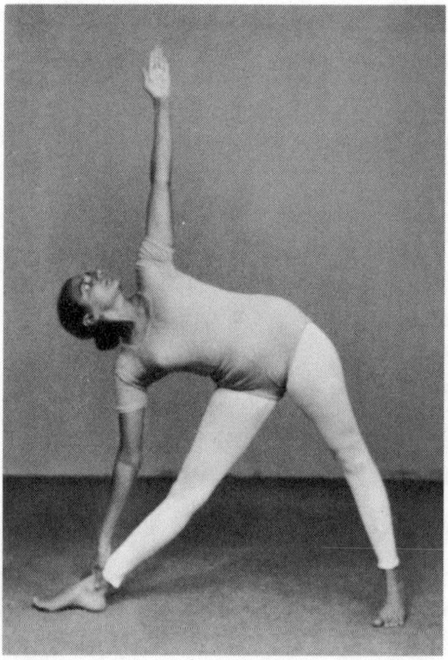

4

Spezielle Anweisungen

(1) In Stellung 2 (3) halte die Füße gerade nach vorn gerichtet und nicht nach außen gedreht.

(2) Strecke die Zehen, verspanne sie nicht.

(3) Hast du den rechten Fuß nach außen gedreht, prüfe, ob Fußknöchel, Knie und Oberschenkelmitte eine einzige Linie bilden.

(4) Beachte bei Stellung 3 folgendes:

a) Beuge nicht das linke Knie, während du das rechte Bein auswärts drehst;

b) halte den linken Arm ruhig auf Schulterhöhe, er darf weder hochgehen noch herunterfallen;

c) der Rumpf darf nicht nach rechts kippen. Gesäß und Kopf müssen eine Linie bilden.

(5) Anfängerinnen, die Schwierigkeiten haben, sich zur Seite zu beugen, können das Schienbein statt des Knöchels halten.

Wirkungen
Das Āsana korrigiert kleine Fehler der Beine, stärkt die Beinmuskeln und befreit von Rücken- und Nackenschmerzen.

4. Utthita-Pārshvakonāsana (5)

In dieser Stellung streckt der Körper sich diagonal über das 90° abgewinkelte Bein.

Technik

1. Stehe in Tādāsana (1).

2. Atme tief ein und spreize dabei mit einem Sprung die Beine etwa 1,30 Meter seitlich auseinander. Hebe gleichzeitig die gestreckten Arme mit den Handflächen nach unten seitwärts auf Schulterhöhe.

3. Drehe den rechten Fuß 90° auswärts und den linken Fuß leicht einwärts. Drücke Knie und Oberschenkel durch.

4. Atme aus und beuge das rechte Bein so, daß Ober- und Unterschenkel einen Winkel von 90° bilden; das heißt, der Oberschenkel befindet sich parallel und das Schienbein senkrecht zum Boden. Mach einen oder zwei Atemzüge.

5. Atme aus und beuge den Rumpf zur rechten Seite hin. Lege die rechte Handfläche neben dem rechten Fuß auf den Boden.

6. Lege den linken Arm über das linke Ohr und strecke ihn; drehe den Kopf und blicke nach oben (5).

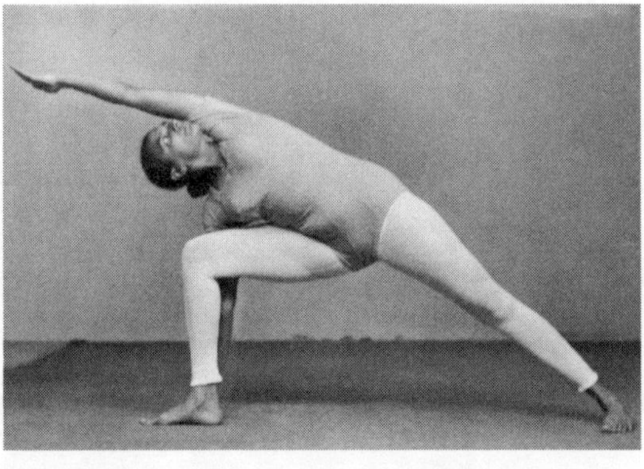
5

7. Das ist die endgültige Stellung. Atme normal und halte sie 20 bis 30 Sekunden lang. Achte dabei auf folgende Punkte:

a) Spanne die rechte Gesäßhälfte an und halte sie in Linie zur Außenseite des rechten Knies;

b) ziehe den Quadrizeps an und strecke die Kniesehnen des linken Beines;

c) dehne die linke Achselhöhle, den Bizeps, das Handgelenk und den Ellbogen; die linke Körperseite muß sich vom Fußknöchel bis zum Handgelenk in einem Zug durchstrecken, damit der Körper nicht schwankt;

d) ziehe die Schulterblätter nach innen; drehe die linke Rumpfseite nach oben und nach hinten, damit sich der Brustkorb weitet und die Rückseite des Körpers eine Linie bildet.

8. Nimm beim Einatmen die rechte Handfläche vom Boden und richte den Rumpf auf; das rechte Bein bleibt angewinkelt. Mach einen Atemzug.

9. Atme ein, strecke das rechte Bein und komme in die Stellung von Abbildung 3 zurück.

10. Wiederhole die Stellung auf der linken Seite. Führe alle Bewegungen in umgekehrter Richtung aus. Springe beim Ausatmen in Tādāsana zurück (1).

Spezielle Anweisungen

(1) Es ist wichtig, die Distanz zwischen den gegrätschten Beinen genau auszutarieren, damit das gebeugte Bein wirklich einen Winkel von 90° bildet. Sind sie zu weit gespreizt, entsteht ein stumpfer Winkel, sind sie zu wenig gespreizt, bildet sich ein spitzer Winkel. Die Distanz muß der Körpergröße der Übenden angepaßt werden, und zwar indem der linke Fuß einwärts oder rückwärts geschoben wird – nicht der rechte Fuß, wenn die Stellung auf der rechten Seite ausgeführt wird (und umgekehrt). Das einmal abgewinkelte Bein darf nicht mehr bewegt werden.

(2) Die linke Handfläche muß immer zum Boden zeigen, auch während die linke Rumpfhälfte um ihre eigene Achse nach oben gedreht wird.

(3) Etwas steife Anfängerinnen können nur mit den Fingerspitzen den Boden berühren.

Wirkungen
Dieses Āsana baut Fett an Taille und Hüften ab; es lindert Ischias-Schmerzen und Arthritis und fördert die Verdauung.

5. *Vīrabhadrāsana I* (6/7)

Die Stellung ist nach «Vīrabhadra von Kumārasambhava», einem Theaterstück von Kālidāsa, benannt. Das Āsana hat drei Varianten, eine jede von höherer Intensität als die vorangehende.

Technik

1. Stehe in Tādāsana (1).

2. Atme tief ein und spreize dabei mit einem Sprung die Beine etwa 1,30 Meter seitlich auseinander, hebe gleichzeitig die gestreckten Arme seitwärts auf Schulterhöhe. Die Handflächen zeigen nach unten.

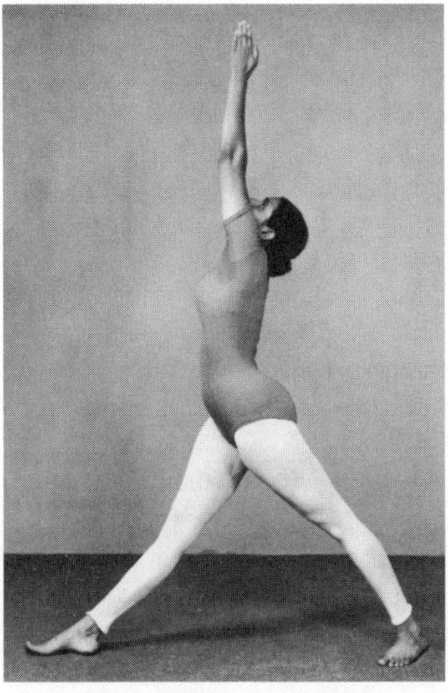

6

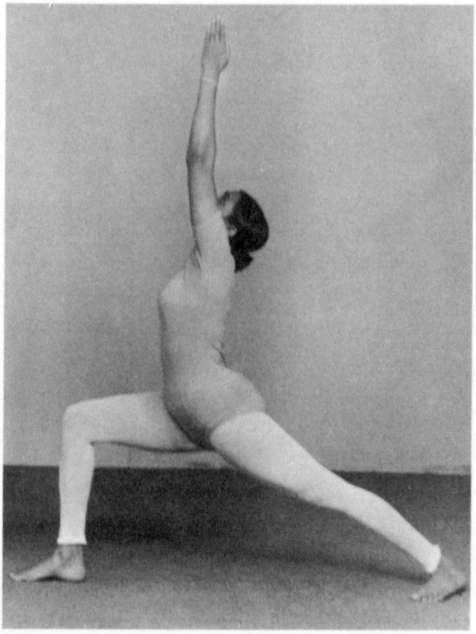

7

3. Strecke beide Arme gerade nach oben und lege die Handflächen aneinander. Drücke die Ellbogen durch. Mach einen oder zwei Atemzüge.

4. Drehe beim Ausatmen das rechte Bein und den Oberkörper um 90° nach rechts und den linken Fuß leicht einwärts (6). Mach einen Atemzug.

5. Winkle beim Ausatmen das rechte Bein um 90° ab.

6. Beuge den Kopf nach hinten und blicke zu deinen Daumen hoch (7).

7. Das ist die endgültige Stellung. Atme normal und halte sie 15 bis 20 Sekunden lang. Achte dabei auf folgende Punkte:

a) Strecke das linke Bein und drücke das Knie durch, während du das rechte Bein abwinkelst;

b) strecke die Arme hoch und halte gleichzeitig die Brustmuskeln angehoben; lasse die Brust nicht einfallen;

c) halte die Handflächen, den Kopf und das Gesäß in einer Linie;

d) das Becken muß parallel zum Oberkörper 90° nach rechts gedreht sein und darf nicht zur Seite kippen;

e) straffe die Hüften.

8. Komme beim Einatmen wieder in die Stellung von Abbildung 6 und drehe dich zur Mitte zurück.

9. Wiederhole die Stellung auf der linken Seite, indem du die Techniken 3 bis 8 umgekehrt ausführst. Springe beim Einatmen in Tādāsana zurück (1).

Spezielle Anweisungen

(1) Während du das rechte Bein um 90 ° abwinkelst, halte das linke Knie durchgedrückt und den Quadrizeps angespannt.

(2) Anfängerinnen und Übende, die Mühe haben, das Gleichgewicht zu halten, sollten den Kopf nicht nach hinten beugen, sondern geradeaus blicken.

(3) Frauen, die unter Herzbeschwerden leiden, sollten dieses Āsana nicht üben; und wer schwach ist, sollte nicht zu lange in der Stellung bleiben.

(4) Wem es schwerfällt, die Ellbogen durchzudrücken, wenn er mit gestreckten Armen die Handflächen gegeneinanderhält, kann die Arme in einer Linie mit der Achselhöhle hochgestreckt und die Hände schulterbreit auseinander halten.

Wirkungen

Das Weiten des Brustkastens vertieft die Atmung. Die Stellung befreit von Steifheit in den Schultern und stärkt die Beine. Der nach hinten geneigte Kopf erlaubt es dem Nacken, sich zu dehnen, und Schilddrüse und Nebenschilddrüse werden massiert.

6. Vīrabhadrāsana II (8)

Technik

1. Stehe in Tādāsana (1).

2. Atme tief ein und spreize dabei mit einem Sprung die Beine etwa 1,30 seitlich auseinander, hebe gleichzeitig die Arme seitwärts auf Schulterhöhe. Die Handflächen weisen nach unten (3).

3. Drehe das rechte Bein um 90 ° auswärts und den linken Fuß leicht einwärts. Halte die Beine durchgestreckt. Mach einen Atemzug.

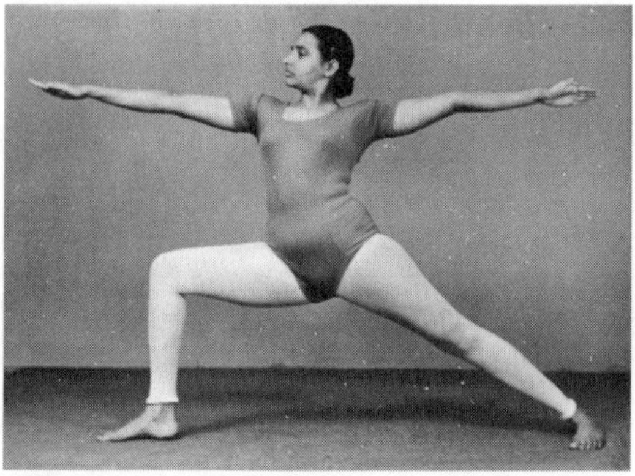

8

4. Winkle beim Ausatmen das rechte Bein um 90° ab.

5. Drehe den Kopf nach rechts und halte das linke Auge auf die rechte Hand gerichtet (8).

6. Das ist die endgültige Stellung. Atme normal und halte sie 20 bis 30 Sekunden lang, indem du deine Aufmerksamkeit auf folgende Punkte richtest:

a) Weite die Brust; strecke beide Arme seitwärts aus, als würden sie wie beim Tauziehen auseinandergezogen;

b) bemühe dich, Gesäß und Scheitel auf einer Linie zu halten;

c) spanne die Gesäßmuskeln an und weite die Beckengegend aus.

7. Komme beim Einatmen in die Stellung von Abbildung 3 zurück.

8. Wiederhole das gleiche auf der linken Seite, indem du die Techniken 3 bis 7 befolgst und alle Bewegungen für rechts und links umkehrst. Springe in Tādāsana zurück (1).

Spezielle Anweisungen

(1) Vermeide ein Kippen des Rumpfes gegen das abgewinkelte Bein.

(2) Die Rumpfseiten müssen parallel zueinander und senkrecht zum Boden bleiben.

(3) Wendest du den Kopf nach rechts, wende nicht auch den Rumpf nach rechts.

Anmerkungen zu den Āsanas 3 bis 6

(1) Vergiß beim Üben der Stellung auf der rechten Seite nie, im linken Bein den wesentlichen Widerstand zu schaffen, und umgekehrt. Rutschen deine Füße weg, stelle dich mit der linken Seite zur Wand und stütze die Außenseite des linken Fußes an ihr ab, wenn du die Stellung auf der rechten Seite übst, und umgekehrt.

(2) Wer korpulent ist, hat vielleicht Schwierigkeiten, den Rumpf zu drehen, die Wirbelsäule zu dehnen oder das Gleichgewicht zu halten, und mag eine Wand zu Hilfe nehmen. Du kannst dies auf zwei Arten tun:

a) Seitlich zur Wand stehend, mit der linken Ferse an der Wand abgestützt für die Stellung auf der rechten Seite, und umgekehrt;

b) mit dem Rücken an der Wand stehend, die Fersen, die Hüften und den Hinterkopf beim Ausführen der Āsanas an der Wand abstützend.

(3) Wer an Rückenschmerzen, verschobenen Bandscheiben, Ischias und Hexenschuß leidet, darf nicht in die Āsanas springen und sollte sie mit Hilfe der Wand üben.

(4) Ältere Menschen, denen das Springen schwerfällt, sollten die Stellungen mit Hilfe der Wand, wie unter Paragraph 2 erwähnt üben.

7. Vīrabhadrāsana III (9)

Technik

1. Stehe in Tādāsana (1).

2. Atme tief ein und spreize dabei mit einem Sprung die Beine etwa 1,20 bis 1,40 Meter seitlich auseinander, hebe gleichzeitig die gestreckten Arme seitwärts auf Schulterhöhe. Mach einen Atemzug.

3. Komme beim Ausatmen in Vīrabhadrāsana I (7) auf der rechten Seite. Mach einen Atemzug.

4. Beuge beim Ausatmen den Rumpf über den rechten Oberschenkel, strecke ihn nach vorn, indem du die Arme nach vorn dehnst, und lege die Handflächen gegeneinander. Halte die Brust nahe am rechten Oberschenkel.

5. Schiebe den Rumpf in Richtung der Arme. Hebe die linke Ferse

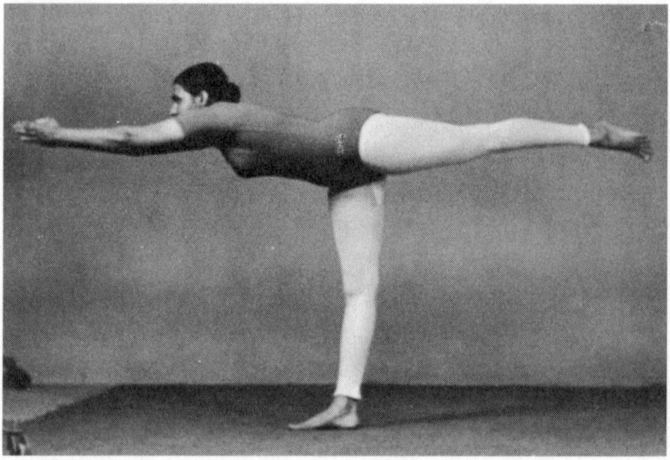

9

vom Boden hoch, halte das linke Knie dabei durchgestreckt. Atme ein- oder zweimal.

6. Hebe beim Ausatmen langsam das linke Bein, bis es parallel zum Boden ist. Strecke gleichzeitig das rechte Bein durch und halte es stabil senkrecht zum Boden.

7. Blicke auf deine Daumen.

8. Atme normal; halte die endgültige Stellung für 10 bis 15 Sekunden und achte dabei auf folgende Punkte:

a) Halte den ganzen Körper, von den Fingerspitzen bis zur linken Ferse, parallel zum Boden;

b) halte das rechte Bein stabil und ruhig;

c) strecke das linke Bein nach hinten und den Rumpf nach vorn – als würde der Rumpf das linke Bein herausfordern; das nennt sich Zustand der Herausforderung und Erwiderung; das Zentrum der Schwerkraft liegt im rechten Oberschenkel, der stark wie ein Pfeiler sein muß;

d) dehne die Rumpfseiten den Armen entgegen.

9. Senke den linken Fuß beim Ausatmen langsam zu Boden, indem du den Rumpf wie einen Hebel in die Höhe kommen läßt.

10. Stehe wieder in Vīrabhadrāsana I (7).

11. Komme beim Einatmen in die Stellung von Abbildung 6 und drehe dich zur Mitte zurück; nun führe die Stellung auf der linken

Seite aus, auf dem linken Bein balancierend. Befolge die Techniken 3 bis 10, aber lies rechts für links und umgekehrt. Springe in Tādāsana (1) zurück.

Spezielle Anweisungen

(1) Wer schwach ist und Schwierigkeiten hat, die Arme auszustrekken, kann sie schulterweit auseinanderhalten.

(2) Wer übergewichtig ist, kann die Stellung direkt einnehmen, anstatt aus Vīrabhadrāsana I (7). Oder er kann sich ungefähr einen Meter entfernt von einer Wand oder einem Tisch hinstellen und sich mit den Händen daran abstützen, während er die Beine abwechselnd hochhebt.

(3) Das Hochheben des linken Beines und das Durchstrecken des rechten Beines müssen gleichzeitig geschehen.

Wirkungen

Das Āsana entwickelt Haltung und Gleichgewicht. Es stärkt die Beine und kräftigt die Bauchorgane. Es empfiehlt sich für Läuferinnen, weil es Beweglichkeit und Kraft schult.

8. Ardha-Chandrāsana (10)

Ardha bedeutet «halb», *chandra* «Mond». Die Stellung gleicht dem Halbmond.

Technik

1. Stehe in Tādāsana (1).

2. Atme tief ein und spreize dabei mit einem Sprung die Beine ungefähr einen Meter seitlich auseinander, hebe gleichzeitig die gestreckten Arme seitwärts auf Schulterhöhe.

3. Übe Utthita-Trikonāsana auf der rechten Seite (4). Atme einoder zweimal.

4. Beuge beim Ausatmen das rechte Knie ein wenig. Bringe die Fingerspitzen der rechten Hand etwa 30 cm vor dem rechten Fuß auf den Boden.

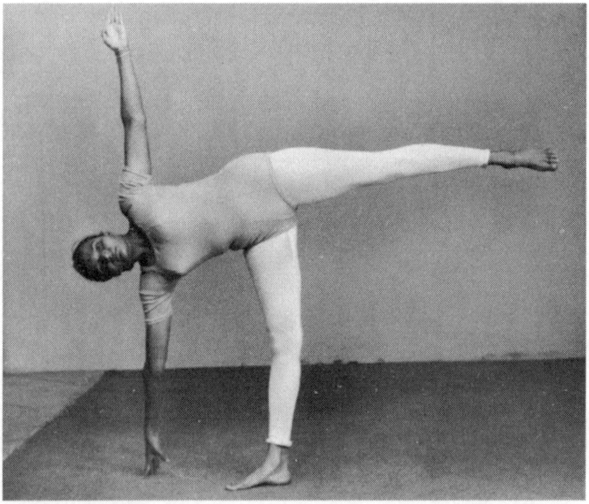

10

5. Schiebe den Rumpf in Richtung des Kopfes, bis sich die linke Ferse vom Boden abhebt. Mach einen Atemzug.

6. Dehne beim Ausatmen den Rumpf dem Kopf entgegen, hebe gleichzeitig das linke Bein, bis es parallel zum Boden ist, und strecke das rechte Bein durch, halte es ganz stabil.

7. Bringe den linken Arm auf eine Linie mit den Schultern und dem rechten Arm (10).

8. Das ist die endgültige Stellung. Stehe für 10 bis 15 Sekunden ruhig in ihr und beachte dabei folgende Punkte:

a) Das rechte Bein muß senkrecht auf dem Boden stehen, das linke sich mit seiner Innenseite parallel zu ihm befinden;

b) strecke die Zehen des linken Fußes;

c) während du das linke Bein hochhebst, mußt du das rechte durchdrücken;

d) ziehe die Schulterblätter nach innen und weite die Brust;

e) die Rückseite des linken Beines, des Rumpfes und des Kopfes müssen eine Linie bilden;

f) das Körpergewicht ruht auf dem rechten Oberschenkel und der rechten Hüfte;

g) die linke Rumpfseite muß Richtung Decke weisen;

h) weite das Becken, indem du den linken Beckenknochen hochdrehst.

9. Winkle das rechte Bein beim Ausatmen leicht an und senke das linke Bein zu Boden.

10. Komme in die Stellung von Abbildung 3 zurück und wiederhole die Stellung auf der linken Seite, auf dem linken Bein stehend, indem du alle Techniken befolgst, aber rechts durch links ersetzt, und umgekehrt. Dann springe in Tādāsana zurück.

Spezielle Anweisungen

(1) Das linke Bein muß mit der oberen linken Rumpfseite eine Linie bilden; es sollte weder höher gehoben werden noch tiefer sinken.

(2) Die Stellung kann ebenfalls mit der linken Handfläche an der linken Hüfte geübt werden. Es ist aber schwieriger, hier das linke Bein nicht aus der parallelen Lage nach unten sinken zu lassen; der hochgestreckte linke Arm hilft dem Körper, in dieser Stellung das Gleichgewicht zu halten.

(3) Wem es schwerfällt, ohne Hilfe das Gleichgewicht zu wahren, kann sich mit der Rückseite des Körpers an der Wand abstützen.

(4) Übergewichtige können die Stellung direkt einnehmen anstatt aus Utthita-Trikonāsana (4). Sie müssen darauf achten, daß sie die Fingerspitzen zur selben Zeit auf den Boden bringen, wie sie das linke Bein heben. Sie haben auch die Möglichkeit, die Finger auf einem Block, wie in Abteilung IX beschrieben (177), abzustützen.

Wirkungen

Die Stellung hilft bei verletzten oder entzündeten Beinen. Sie kräftigt die Lendenwirbelsäule und heilt Magenbeschwerden. Sie hilft bei Rückenschmerzen.

9. *Parivritta-Trikonāsana* (11)

Parivritta bedeutet «gedreht», «umgedreht», «sich um eine Achse drehend». Es ist die Stellung des gedrehten oder umgekehrten Dreiecks.

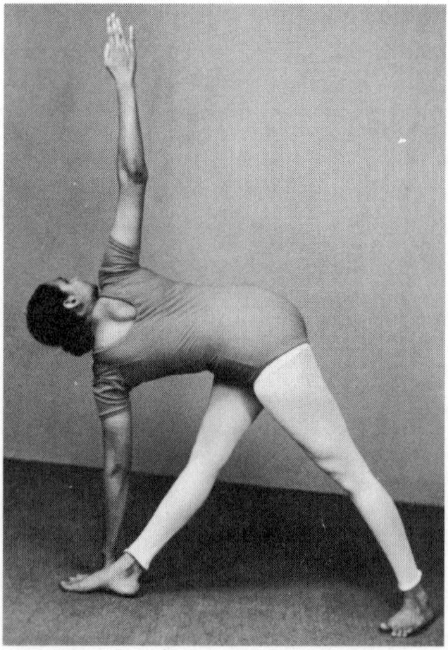

11

Technik

1. Stehe in Tādāsana (1).

2. Atme tief ein und spreize dabei mit einem Sprung die Beine ungefähr einen Meter seitlich auseinander, hebe gleichzeitig die gestreckten Arme seitwärts auf Schulterhöhe. Die Handflächen weisen nach unten (3).

3. Drehe den rechten Fuß um 90° auswärts und den linken Fuß leicht einwärts. Drücke die Knie durch und spanne die Oberschenkelmuskeln an. Mach einen oder zwei Atemzüge.

4. Drehe beim Ausatmen den Rumpf nach rechts und beuge ihn gleichzeitig zur Seite, bis der linke Arm über dem rechten Bein liegt.

5. Lege die Finger der linken Hand nahe der Außenseite des rechten Fußes auf den Boden.

6. Strecke den rechten Arm nach oben, so daß er mit den Schultern und dem linken Arm eine Linie bildet (11).

7. Drehe den Kopf hoch und blicke auf den Daumen der rechten Hand.

8. Das ist die endgültige Stellung. Atme normal und halte sie für 20 bis 30 Sekunden. Achte dabei auf folgende Punkte:

a) Drücke beide Beine stark durch;

b) ziehe das linke Schulterblatt nach innen und halte die Brust offen;

c) halte die Rumpfseiten parallel übereinander und in Linie zum rechten Bein ausgerichtet;

d) halte den Rumpf von den Hüften bis zum Kopf auf einer Linie.

9. Hebe beim Einatmen die linke Hand vom Boden hoch, drehe den Rumpf um 180° und komme in die Stellung von Abbildung 3 zurück.

10. Wiederhole die Stellung auf der linken Seite und springe in Tādāsana zurück (1).

Spezielle Anweisungen

(1) Während du den Rumpf auswärts drehst, mußt du den linken Oberschenkel und das linke Knie aus dem Hüftgelenk einwärts drehen, um das Drehmoment der Wirbelsäule zu verstärken.

(2) Halte beide Beine stabil, um das Becken auswärts zu drehen.

(3) Strecke den Rumpf dem Kopf so entgegen, daß sich die Bauchmuskeln gleichzeitig drehen und Richtung Brust bewegen.

Wirkungen

Das Āsana fördert die Durchblutung der unteren Rumpfhälfte und kräftigt die Bauchorgane.

Gemeinsame Wirkungen der Āsanas 2 bis 9

Die Āsanas haben eine allgemein stärkende Wirkung auf den Körper.

Sie kräftigen die Beinmuskeln und beheben kleinere Mißbildungen der Füße, der Fußknöchel und der Beine insgesamt.

Sie helfen bei Verstopfung und Übersäuerung und verbessern Blutzirkulation und Verdauung. Sie veranlassen Leber, Milz und Nieren, wieder richtig zu funktionieren. Zusätzlich ist ihre Übung gut gegen steife Schultern, Buckel, rheumatische Schmerzen, Hexenschuß und verschobene Bandscheiben.

Sie verbessern die Funktionen des Genitalsystems; sie helfen bei

Gebärmutterverlagerung, Beschwerden der Eierstöcke und anderen Störungen.

Sie entwickeln Widerstandskraft, Stärke, Beweglichkeit, Leichtigkeit und Gleichgewicht.

10. Pārshvottānāsana (12–15)

Pārshva heißt «Seite» oder «Flanke», *uttāna* (*ut* – intensiv; *tān* – ausstrecken, verlängern) «intensive Streckung». In dieser Stellung werden die Seiten der Brust intensiv ausgedehnt.

Technik

1. Stehe in Tādāsana (1).

2. Lege die Handflächen hinter dem Rücken gegeneinander. Die Finger zeigen Richtung Taille nach unten. Drehe die Hände aus den Handgelenken heraus und führe beide Handflächen über die Rükkenmitte hinauf. Die nun aufwärtszeigenden Finger sollten auf der Höhe der Schulterblätter sein (12).

3. Drücke die Handflächen gegeneinander und schiebe die Ellbo-

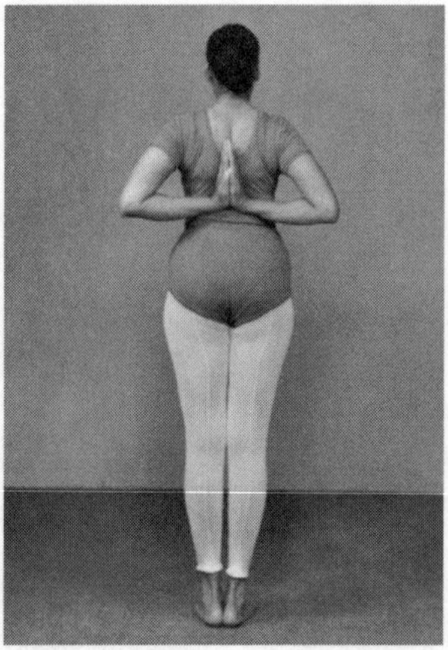
12

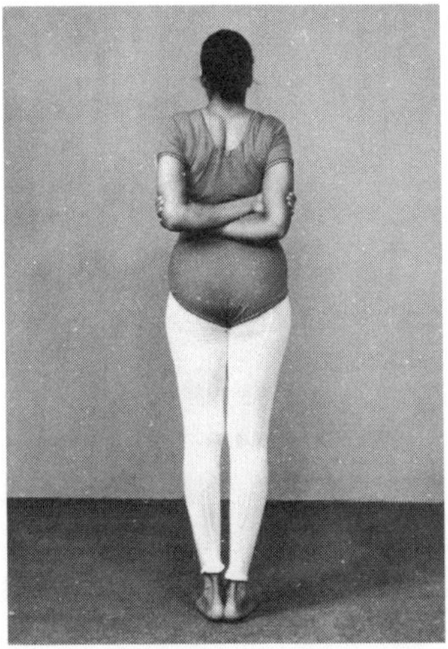

13

gen nach hinten, damit sich die Brust nicht verengt. Weite den Brustkorb und hebe das Brustbein.

4. Atme tief ein und spreize dabei mit einem Sprung die Beine ungefähr einen Meter seitlich auseinander. Bleibe einen Moment in dieser Stellung und atme normal.

5. Drehe das rechte Bein um 90° auswärts und den linken Fuß stark einwärts. Drehe gleichzeitig den Rumpf nach rechts.

6. Beuge den Kopf nach hinten und mach in dieser Stellung (14) ein paar Atemzüge.

7. Hebe beim Ausatmen den Kopf, strecke die Wirbelsäule, beuge den Rumpf nach vorn und berühre das Knie mit dem Kopf (15). Halte das rechte Knie durchgedrückt, während du dich über das rechte Bein beugst.

8. Das ist die endgültige Stellung. Halte sie 20 bis 30 Sekunden lang und richte deine Aufmerksamkeit dabei auf folgende Punkte:

a) Halte die Mitte des Rumpfes über der Mitte des Oberschenkels;

b) drücke die Beine durch, strecke die Wirbelsäule in Richtung Kopf;

c) halte den Brustkorb geweitet;

d) das Becken muß parallel zum Oberkörper 90° nach rechts gedreht sein und darf nicht zur Seite kippen;

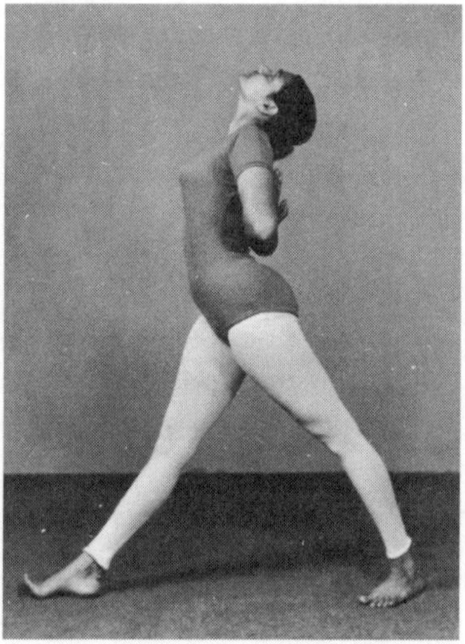
14

e) drehe die linke Bauchseite nach rechts einwärts, bis sich der Bauchnabel über der Oberschenkelmitte befindet.

9. Richte den Rumpf beim Einatmen auf (14), biege aber den Kopf nicht zurück.

10. Drehe dich in die Mitte zurück, in die Stellung von Paragraph 3.

11. Wiederhole die Stellung auf der linken Seite; drehe das linke Bein und den Rumpf 90° auswärts und den rechten Fuß einwärts.

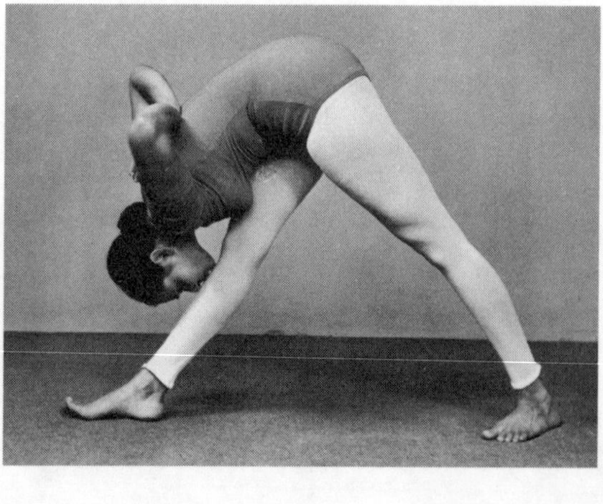
15

12. Übe das ganze Āsana auch auf der linken Seite und komme in Tādāsana zurück (1).

Spezielle Anweisungen

(1) Wer an Rheumatismus leidet, mag Schwierigkeiten haben, die Handflächen hinter dem Rücken gegeneinanderzulegen. Er kann die Arme hinter dem Rücken verschränkt halten (13).

(2) Ziehe den Bauch hoch und weite die Brust, wie auf Abbildung 14.

(3) Am Anfang wirst du das Knie nicht mit dem Kinn berühren können. Hebe aber weder das Zwerchfell an, noch ziehe Brust und Taille zusammen, sondern dehne dich dem Kopf entgegen.

(4) Strecke bei jedem Ausatmen die Wirbelsäule vom Bauchnabel bis zum Kinn und versuche, mit dem Kinn das Schienbein unterhalb des Knies zu berühren.

(5) Wer die Handflächen nicht hinter dem Rücken zusammenbringen kann oder wer Mühe hat, das Gleichgewicht zu bewahren, kann die Handflächen oder die Finger auf die beiden Seiten des rechten bzw. linken Fußes legen. In dieser Stellung fällt es leichter, den Rumpf zu beugen und zu strecken. Mit der Zeit lernt man, die Hände hinter dem Rücken zusammenzuführen.

Wirkungen

Das Āsana lindert vor allem Arthritis und Steifheit des Nackens, der Schultern, Ellbogen und Handgelenke und hilft bei Verformung der Wirbelsäule. Es behebt Steifheit in den Hüften. Es strafft und kräftigt den Bauch, fördert die tiefe Atmung und beruhigt das Gehirn.

11. Prasārita-Pādottānāsana (16–18)

Prasārita heißt «auseinandergespreizt», *pāda* «Fuß» oder «Bein». In diesem Āsana werden die Beine weit auseinandergespreizt und bis zum äußersten gestreckt.

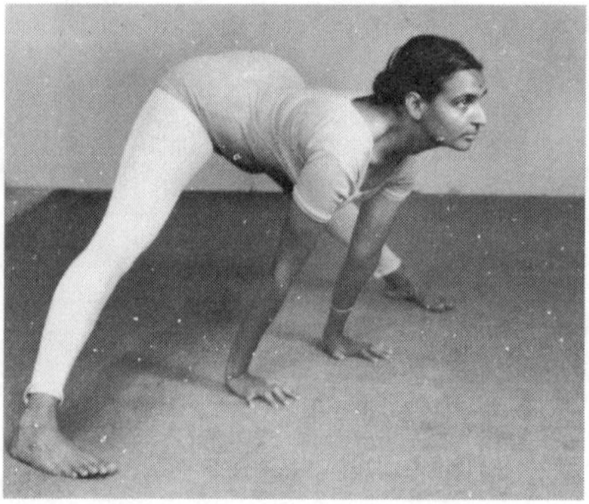
16

Technik

1. Stehe in Tādāsana (1).

2. Lege die Hände mit den Fingerspitzen nach vorn auf die Hüften.

3. Atme ein und spreize dabei mit einem Sprung die Beine ungefähr 1,40 Meter seitlich auseinander. Drücke die Knie durch und halte die Füße gerade nach vorn gerichtet.

4. Beuge beim Ausatmen den Rumpf parallel zum Boden. Nimm die Hände von den Hüften und lege sie in einer Linie mit den Füßen auf den Boden. Spreize die Finger und dehne sie in Richtung Spitzen, drücke die Ellbogen durch.

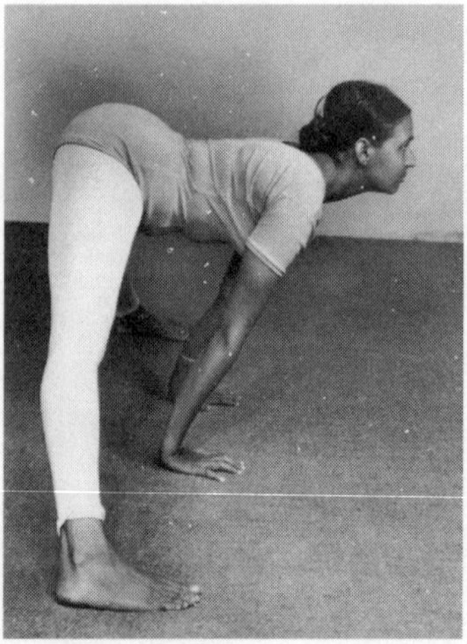
17

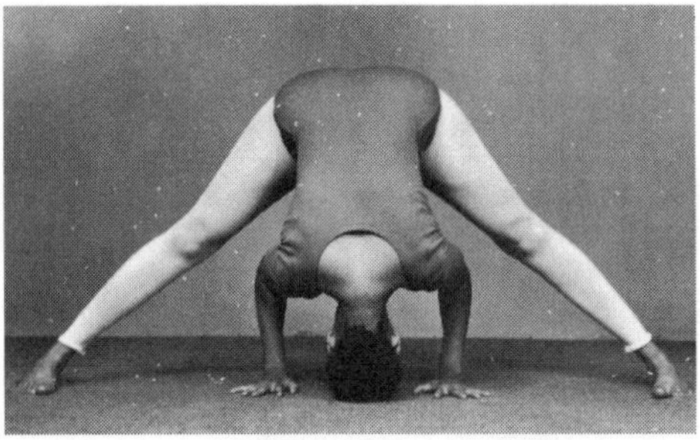

18

5. Hebe den Kopf hoch; halte den Rücken konkav durchgedrückt. Bleibe 10 bis 15 Sekunden in der Stellung (16, 17) und atme normal.

6. Beuge beim Ausatmen die Ellbogen und lege den Kopf mit dem Scheitel auf den Boden. Kopf, Hände und Füße bilden eine einzige Linie (17).

7. Atme normal und halte die endgültige Stellung 20 bis 30 Sekunden lang; achte dabei auf folgende Punkte:

a) Drücke die Knie durch;

b) verlagere das Körpergewicht nicht auf den Kopf, es muß von den Beinen getragen werden.

8. Presse beim Ausatmen die Hände auf den Boden, hebe den Kopf, stoße die Oberschenkel nach hinten und komme in die Stellung der Abbildungen 16 und 17. Warte fünf Sekunden.

9. Richte beim Einatmen den Rumpf auf und springe beim Ausatmen in Tādāsana zurück (1).

Spezielle Anweisungen

(1) Halte im Zwischenstadium der Stellung (16, 17) die Wirbelsäule durchgedrückt; der ganze Rumpf, von Hüften bis Nacken, muß nach innen gewölbt sein. Dehne Bauch und Taille dem Kopf entgegen.

(2) Wer den Kopf nicht auf dem Boden halten kann, muß die Hände etwas weiter vorschieben. Der Kopf kann den Boden weiter vorne berühren anstatt in einer Linie mit den Füßen.

Wirkungen

Das Āsana dehnt die Kniesehnen und macht wieder munter nach den Anstrengungen der anderen stehenden Stellungen.

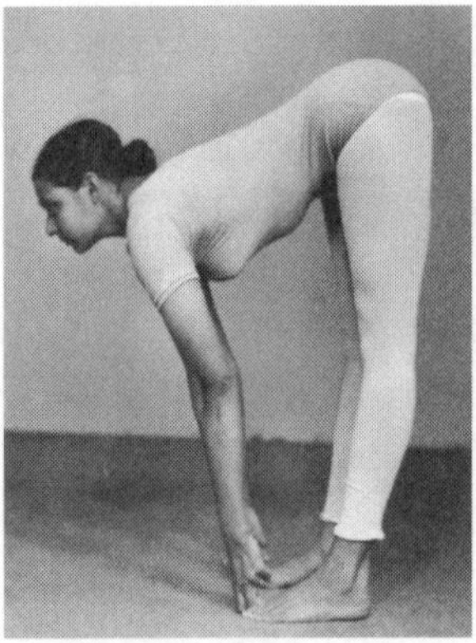

19

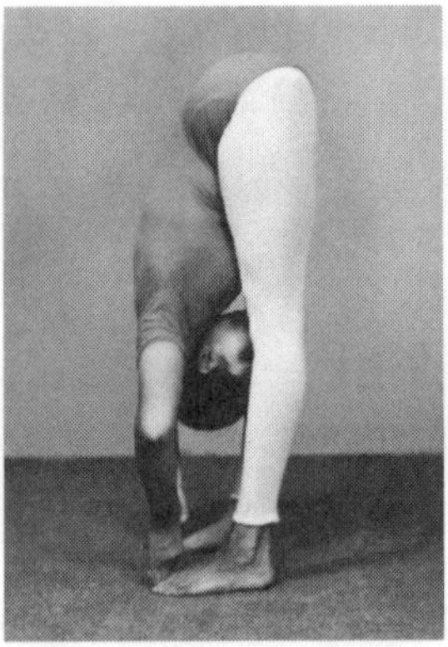

20

12. Pādāngushthāsana (19/20)

Pāda heißt «Fuß», *angushtha* «große Zehe». In dieser Stellung ergreift man die großen Zehen mit den Fingern.

Technik

1. Stehe in Tādāsana (1).
2. Die Füße haben ungefähr 30 cm Abstand voneinander. Ihre Außenseiten sollten eine Linie mit den Außenseiten der Hüften bilden. Atme ein- oder zweimal.
3. Beuge dich beim Ausatmen nach vorne. Halte die Knie durchgedrückt.
4. Nun fasse die großen Zehen fest zwischen Daumen, Zeige- und Mittelfinger.
5. Dehne die Wirbelsäule aus den Hüften heraus dem Nacken entgegen und hebe den Kopf (19). Atme normal und bleibe 5 Sekunden in dieser Stellung.
6. Nun bringe beim Ausatmen den Kopf zu den Knien (20).
7. Das ist die endgültige Stellung. Atme normal und halte sie 15 bis 20 Sekunden lang. Achte dabei auf folgende Punkte:

a) Ziehe die Wirbelsäule Richtung Boden, indem du die Ellbogen stärker beugst und weiter auseinanderstellst;

b) ziehe die Schulterblätter einwärts;

c) strecke den Rücken und presse die Bauchorgane gegen die Oberschenkel; Bauch und Oberschenkel sollten wie aus einem Stück sein.

8. Atme ein, hebe den Kopf wie auf Abbildung 19 und komme in Tādāsana (1) zurück.

Spezielle Anweisungen

(1) Wer die Zehen nicht mit den Fingern festzuhalten vermag, kann zunächst die Fußknöchel halten und erst nach entsprechender Übungszeit die Zehen ergreifen.

(2) Versuche nicht, mit dem Kopf die Knie zu berühren, indem du die Brust einziehst. Das führt nicht nur zu Krämpfen in Brust und Bauch, sondern auch zu einem steifen Nacken und zu Kopfschmerzen.

Wirkungen

Das Āsana kräftigt die Bauchorgane und fördert die Verdauung. Verschobene Bandscheiben können durch Übung des Zwischenstadiums der Stellung (19) wieder eingerenkt werden.

13. Uttānāsana *(21/21a)*

Ut bedeutet «Intensität», *tān* heißt «strecken». In dieser Stellung wird die Wirbelsäule intensiv gestreckt.

Technik

1. Stehe in Tādāsana (1).
2. Drücke die Knie durch und strecke die Beine. Strecke die Arme mit den Handflächen nach vorne Richtung Zimmerdecke. Strecke mit den Armen den ganzen Körper wie in Vrikshāsana (2) hoch. Mach einen oder zwei Atemzüge.
3. Dehne beim Ausatmen die Wirbelsäule und beuge den Rumpf nach vorn.
4. Lege die Handflächen neben den Füßen auf den Boden. Strecke den Rumpf nach vorne, indem du den Kopf hochhebst und die Wirbelsäule konkav durchdrückst. Mach einen oder zwei Atemzüge.

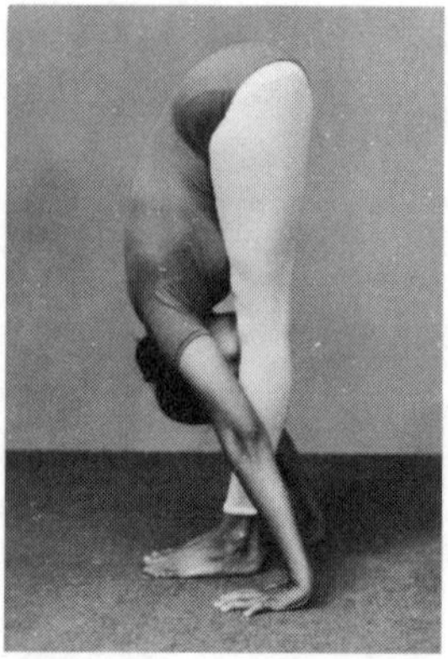

21

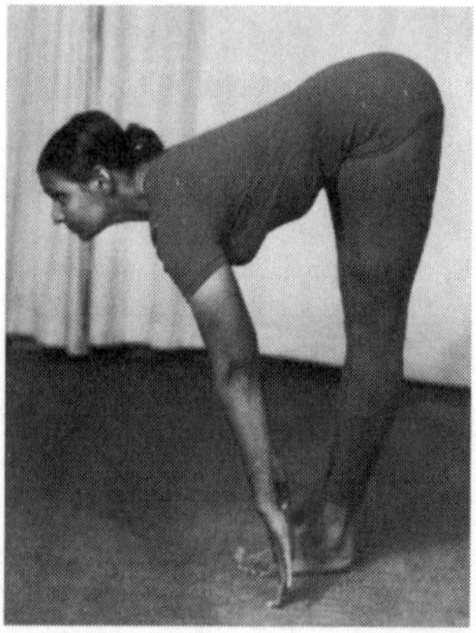

21a

5. Lege beim Ausatmen die Hände weiter zurück und den Kopf an die Knie (21).

6. Atme normal, halte die endgültige Stellung 30 bis 60 Sekunden lang und achte dabei auf folgende Punkte:

a) Dehne die unteren Rippen und den hinteren Rumpf, so daß der Kopf die Knie berührt und dort ruht;

b) ziehe die Bauchmuskeln, den vorderen Rumpf und das Zwerchfell dem Boden entgegen.

7. Komme beim Einatmen in die Stellungen der Paragraphen 4 und 3 und dann in Tādāsana (1) zurück.

Spezielle Anweisungen

(1) Am Anfang wird es dir schwerfallen, die Handflächen auf den Boden zu legen; du kannst ihn mit den Fingerspitzen berühren oder Blöcke neben die Füße legen, um darauf die Finger abzustützen.

(2) Beuge nicht die Knie, um den Kopf zu berühren.

(3) Drücke weder Nacken noch die Brust zusammen.

(4) Wer an verschobenen Bandscheiben leidet, sollte Pārshvottānāsana (14), Prasārita-Pādottānāsana (16, 17), Pādāngushthāsana (19) und Uttānāsana (21a) mit nach vorn gestrecktem Rumpf üben, so daß die Wirbelsäule konkav durchgedrückt wird. Damit vermeidet er allen Druck auf die Wirbelsäule. Er darf den Rumpf nicht beugen und nicht mit dem Kopf die Knie berühren.

(5) Hat der Körper gelernt, sich richtig in Uttānāsana zu beugen,

brauchst du die Arme nicht mehr wie in Stellung 2 hochzuheben, sondern kannst direkt die Stellung von Paragraph 4 einnehmen.

Wirkungen

Das Āsana lindert Magenschmerzen, hellt Depressionen auf und beruhigt das Gehirn.

14. Adho-Mukha-Shvānāsana (22)

Adho bedeutet «nach unten», *mukha* «Gesicht», *shvāna* «Hund». Das Āsana erinnert an einen Hund, der seine Vorderbeine, Kopf nach unten, ausstreckt.

Technik

1. Stehe in Tādāsana (1).

2. Komme beim Ausatmen in Uttānāsana (21). Lege die Hände in einer Linie mit den Füßen auf den Boden.

3. Beuge die Knie und rücke die Beine, eines nach dem anderen, etwa 1,30 Meter nach hinten. Halte Hände wie Füße 30 bis 40 cm auseinander. Spreize die Finger und dehne sie aus den Handflächen heraus. Halte die Füße parallel und dehne die Zehen.

4. Strecke die Oberschenkel nach hinten und ziehe die Kniescheiben hoch; bringe die Fersen auf den Boden. Mach einen oder zwei Atemzüge.

5. Strecke beim Ausatmen Arme und Beine und stoße die Oberschenkel nach hinten. Schiebe den Rumpf den Beinen entgegen.

6. Drücke die Fersen gegen den Boden und lege den Kopf mit dem Scheitel auf den Boden.

7. Halte die endgültige Stellung 15 bis 20 Sekunden lang, atme normal und achte dabei auf folgende Punkte:

a) Drücke die Knie durch;

b) ziehe die Schulterblätter nach innen und weite die Brust.

8. Hebe beim Einatmen den Kopf vom Boden hoch, bringe die Füße näher zu den Händen und komme in Tādāsana (1) zurück.

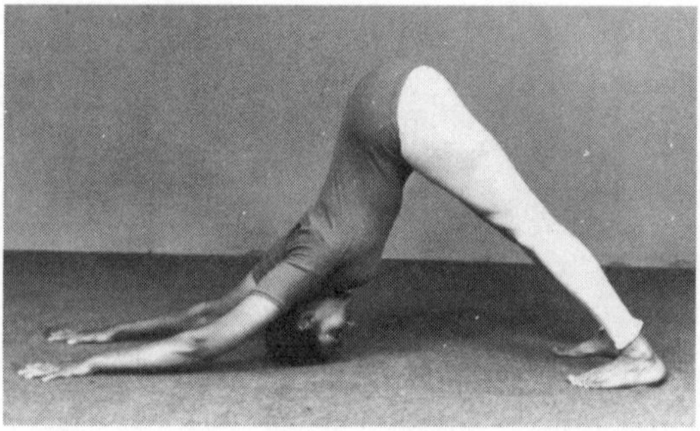

22

Spezielle Anweisungen

(1) Wer in Uttānāsana die Hände nicht auf den Boden zu legen vermag, kann die Knie beugen, die Hände auf den Boden legen und dann die Beine nach hinten rücken.

(2) Der rechte Arm und das rechte Bein, so wie der linke Arm und das linke Bein, müssen eine einzige Linie bilden.

(3) Wer seine Fersen nicht auf den Boden bringen kann, sollte sie leicht anheben und an einer Wand abstützen. Er behält so Zehen und Fußballen am Boden und dehnt in dieser Stellung die Riste.

(4) Wer den Scheitel nicht auf den Boden legen kann, unterstütze den Kopf mit Kissen, strecke dann Arme und Beine aus, drücke die Wirbelsäule durch und hoch und halte die Brust geöffnet.

(5) Wer unter Kopfschmerzen oder hohem Blutdruck leidet, sollte den Kopf genauso unterstützen. Mit abgestütztem Kopf erfüllt dich ein ruhiges Gefühl, und dein Blutdruck sinkt. Du darfst den Kopf nie einfach runterhängen lassen.

Wirkungen

Die Stellung beseitigt Müdigkeit und bringt verloren geglaubte Energie zurück. Sie macht fröhlich und regt an.

Gemeinsame Wirkungen der Āsanas 10 bis 14

Alle fünf Āsanas verbessern die Durchblutung des Gehirns. Sie verschaffen allen, die Shīrshāsana nicht üben können, das gleiche ruhige Gefühl im Gehirn. Im Fall von Atemlosigkeit, äußerster Übermüdung und Herzklopfen sind sie bewährte Gegenmaßnahmen

– sie beseitigen Müdigkeit, senken zu hohen Blutdruck und normalisieren den Herzschlag. Sie hellen die Stimmung auf. Besonders in Adho-Mukha-Shvānāsana (22) wird das Zwerchfell leicht und weich und das Volumen des Brustkastens größer.

Durch diese Übungen gewinnen Fußknöchel, Knie- und Hüftgelenke sowie die Wirbelsäule an Beweglichkeit. Die Beine werden wohlgeformt und leicht – die Übungen sind daher besonders geeignet für Läuferinnen. Die Bewegungen der Knöchel und Fersen lockern sich und werden frei. Wer an rheumatischen Ellbogen, Schultern oder Handgelenken leidet oder bei wem aus anderen Gründen die Bewegungsfreiheit dieser Körperteile eingeschränkt ist, zieht großen Nutzen aus Pārshvottānāsana (12, 13), vorausgesetzt, er übt mit den Armen hinter dem Rücken. Die Bewegungen der Schultergelenke werden frei. Wer einen Buckel hat, sollte die Wirbelsäule durchzudrücken üben wie auf den Abbildungen 16, 17 und 19; er streckt damit seine Schultern und Rückenmuskeln und weitet seine Brust. Die Übung hilft, tief zu atmen und den arthritischen Zustand zu lindern.

Die Stellungen stärken die Bauchorgane, sie fördern das ungehinderte Fließen der Verdauungssäfte und damit die Funktionen des Verdauungssystems. Sie wirken besonders günstig und kräftigend auf Leber und Milz, sie lindern Magenschmerzen und bringen die Funktion der Nieren in Ordnung.

Die Āsanas sind eine unschätzbare Hilfe bei allen Beschwerden wie Übersäuerung, Anämie, Verdauungsstörung, Verstopfung, Hitzschlag und Fettleibigkeit.

Ihre Übung regt die Blutzirkulation an, korrigiert und heilt falsche Gebärmutterlagen, Rückenschmerzen, Menstruationsbeschwerden und Hitzewallungen und stärkt die Wirbelsäule.

Sie kräftigen das Nervensystem, heilen mentale Störungen, stärken das Gedächtnis, hellen trübe Stimmungen und Depressionen auf und helfen übersensiblen und rasch ermüdenden Menschen.

Abteilung II: Āsanas – Vorwärtsbeugungen

Die Āsanas dieser Abteilung übt man vorwärtsgebeugt im Sitzen. Hast du dir durch Übung der Āsanas der ersten Abteilung Fertigkeit, physische Kraft und Ausdauer angeeignet, übe zusätzlich Sālamba-Sarvāngāsana (84) und Halāsana (88), bevor du beginnst, die Āsanas dieser Abteilung zu lernen. Die ersten sieben sind einfach und verleihen dem Körper Elastizität. Am Anfang mag es schwerfallen, mit dem Kopf die Knie zu berühren. Ausdauer und Beharrlichkeit beim Üben helfen, die endgültige Stellung zu erreichen. Die übrigen, schwierigeren Āsanas der Abteilung lassen sich leichter ausführen, sobald der Körper elastischer geworden ist.

15. Dandāsana (23)

Danda heißt «Stock». Das Āsana stellt einen Stock oder Stab dar. Wie Tādāsana für die stehenden Stellungen der ersten Abteilung, ist Dandāsana Ausgangsstellung aller Āsanas dieser zweiten Abteilung.

Technik

1. Sitze auf einer Decke oder Matte.
2. Sitze aufrecht mit gerade vor dir ausgestreckten Beinen. Die Innenseiten der Oberschenkel, Knie, Fußknöchel und der großen Zehen berühren sich. Strecke alle Zehen Richtung Zimmerdecke.
3. Lege die Handflächen neben den Hüften auf den Boden; die Finger zeigen dabei in Richtung Füße.

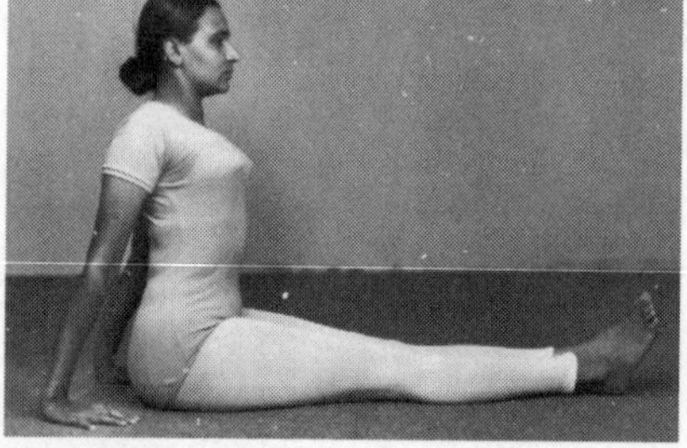

23

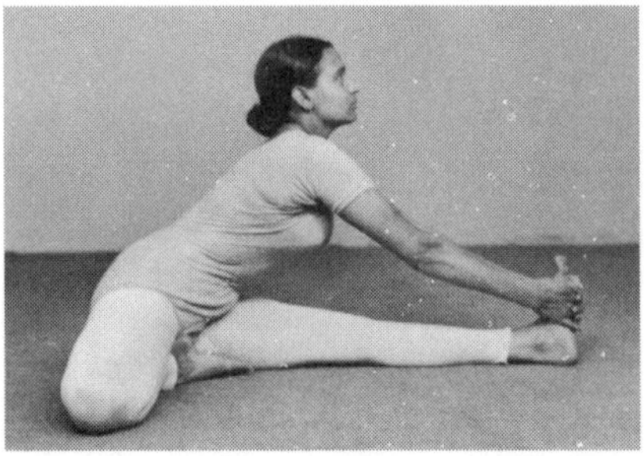
24

4. Halte die Ellbogen durchgedrückt, die Brust angehoben, Kopf und Nacken aufrecht und blicke geradeaus (23).

5. Das ist die endgültige Stellung. Halte sie 5 Sekunden lang, atme normal und achte dabei auf folgende Punkte:

a) Hebe die Taille an, indem du Knie und Oberschenkelknochen gegen den Boden drückst;

b) halte Gesäß, Rücken und Kopf auf einer einzigen senkrechten Linie zum Boden;

c) halte die Wirbelsäule stabil und weite die Rippen und die Brust;

d) ziehe die Bauchorgane hoch.

Wirkungen

Das Āsana streckt die Beinmuskeln, massiert die Bauchorgane und kräftigt die Taillenmuskeln. Es stärkt die Nieren und lehrt uns, aufrecht mit gerader Wirbelsäule dazusitzen.

16. Jānu-Shīrshāsana *(24–26)*

Jānu bedeutet «Knie», *shīrsha* «Kopf». Wie der Name schon andeutet, werden in diesem Āsana Kopf und Knie zusammengeführt.

Technik

1. Sitze in Dandāsana (23).

2. Beuge das rechte Bein seitwärts und lege die rechte Ferse nah an die rechte Leiste. Ziehe das rechte Knie nach hinten.

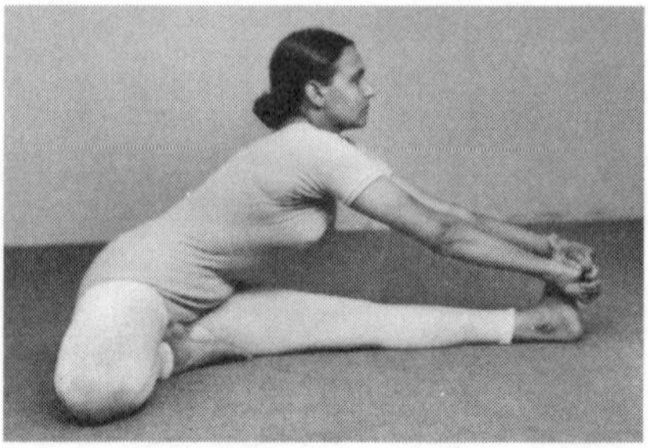

25

3. Halte das linke Bein gerade ausgestreckt. Der Winkel zwischen den Beinen muß stumpf sein.

4. Strecke die Hände über den linken Fuß hinaus und ergreife das rechte Handgelenk mit der linken Hand. Atme normal.

5. Hältst du das Handgelenk fest, dehne beim Einatmen die Wirbelsäule und hebe sie an. Drücke das rechte Knie nach unten und hebe die Hüften an. Der Oberkörper muß einen Winkel von 45 ° mit dem linken Bein bilden. Beuge den Kopf nach hinten. Atme normal und halte die Stellung 15 Sekunden lang (24, 25).

6. Beuge beim Ausatmen den Rumpf noch weiter nach vorn und lege die Stirn auf das linke Knie. Halte die endgültige Stellung 30 bis 60 Sekunden lang, atme normal und achte dabei auf folgende Punkte:

a) Halte die Ellbogen auswärts gedreht, ziehe sie auseinander, um den Brustkasten noch mehr zu weiten und dich nach vorne zu strecken;

b) schiebe die fliegenden Rippen nach vorne und dehne sie der Brust entgegen;

c) Brustbein und Bauchmitte müssen auf dem linken Oberschenkel ruhen, als wären Rumpf und Bein einsgeworden;

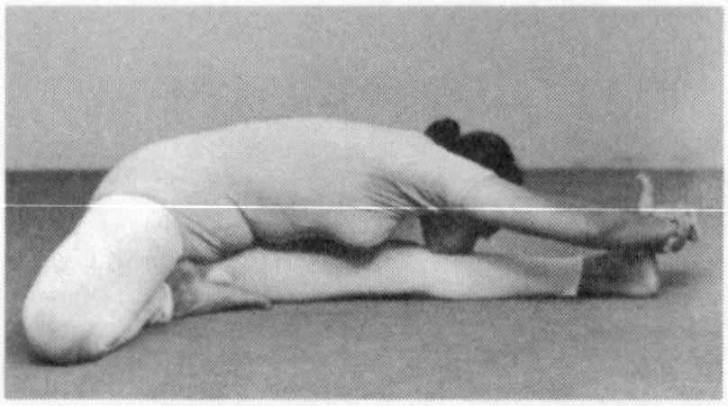

26

d) halte das gestreckte linke Bein und das rechte Bein in der Vorwärtsbeugung fest am Boden; ziehe das rechte Knie so weit wie möglich nach hinten.

7. Hebe beim Einatmen Rumpf und Kopf hoch (25), befreie die Hände und komme in Dandāsana zurück. Übe das Āsana auf der anderen Seite, befolge dabei alle Techniken, aber kehre die Anweisungen für rechts und links um. Bleibe gleich lange in der endgültigen Stellung. Komme in Dandāsana (23) zurück.

Spezielle Anweisungen

(1) Anfängerinnen mag es schwerfallen, die Zehen zu ergreifen und die Stirn auf das Knie zu legen. Lerne allmählich, jeden Körperteil zu dehnen – Gesäß, Rückseite des Oberkörpers, Rippen, Wirbelsäule, Achselhöhlen, Ellbogen und Arme. In den nachfolgend beschriebenen Āsanas müssen die gleichen Körperteile gedehnt werden.

(2) Am Anfang ist es schwierig, den Fuß mit den Händen festzuhalten. Du kannst nach Paragraph a zu üben beginnen und, wenn deine Wirbelsäule geschmeidiger geworden ist, zu den folgenden Anweisungen übergehen:

a) Strecke die Wirbelsäule so weit wie möglich, um das Bein leichter greifen zu können;

b) berühre zuerst das Schienbein mit den Händen;

c) halte dann mit Zeige- und Mittelfinger die große Zehe fest;

d) nun ergreife die Fußsohle mit den Händen;

e) umklammere die Ferse mit den Händen;

f) verschränke die Finger und umschließe den Fuß mit den schalenförmig gewölbten Händen (24);

g) ergreife zuletzt das rechte Handgelenk mit der linken Hand (25), und umgekehrt.

(3) Halte die Bauchorgane wie auf den Abbildungen 24 und 25 hochgezogen.

(4) Dehne den Rumpf noch mehr und lege die Stirn, die Nase, die Lippen und das Kinn nacheinander auf das linke Knie. Vergewissere dich, daß die Wirbelsäule vollständig gedehnt ist; das ist sehr wichtig (26).

Wirkungen

Die Stellung kräftig Leber, Milz und Nieren und regt ihre Funktionen an. Sie ist eine unschätzbare Hilfe bei leichtem Fieber; in diesem Fall sollte man sie auf beiden Seiten 5 Minuten üben.

17. Ardha-Baddha-Padma-Pashchimottānāsana (27)

Ardha bedeutet «halb», *baddha* «gefangen», «zurückgehalten», *padma* «Lotos». In dieser Stellung befindet sich ein Bein in Padmāsana, das andere ist nach vorne ausgestreckt. Der hintere Teil des Rumpfes ist gedehnt und gibt damit der Stellung ihren Namen.

Technik

1. Sitze in Dandāsana (23).

2. Beuge das rechte Bein seitwärts und lege den Fuß über den linken Oberschenkel, passe die äußere Fußseite in den Oberschenkelansatz ein. Schiebe das rechte Knie so nah wie möglich zum linken Knie hin.

3. Strecke die Hände über den linken Fuß hinaus und umschließe das rechte Handgelenk mit der linken Hand.

4. Hebe beim Einatmen den Kopf hoch, blicke nach oben, dehne die Wirbelsäule, öffne die Brust und hebe das Brustbein an. Atme normal und bleibe 5 Sekunden lang in der Stellung.

5. Beuge beim Ausatmen den Rumpf noch mehr nach vorne und lege das Kinn auf das linke Knie oder darüber hinaus auf das linke Schienbein.

6. Atme normal und bleibe 30 bis 60 Sekunden in der endgültigen Stellung (27). Achte dabei auf folgende Punkte:

a) Schiebe das Becken über den rechten Fuß und Fußknöchel hinaus nach vorne;

b) lasse Bauch und Brust auf dem linken Oberschenkel ruhen, während das Kinn auf dem Schienbein liegt;

c) der Rumpf muß mehr und mehr mit den Oberschenkeln einswerden.

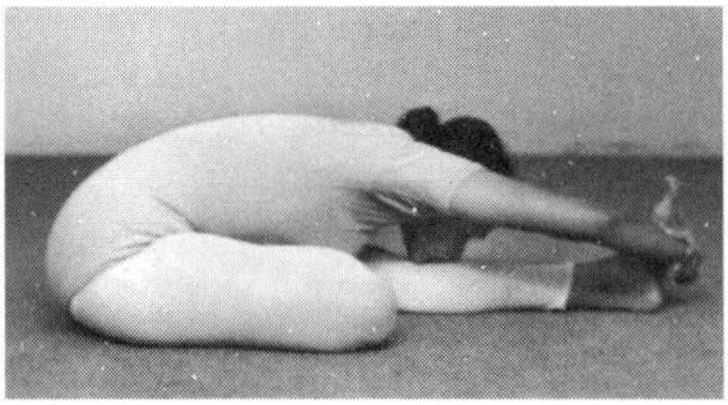

27

7. Komme beim Einatmen in die Stellung von Paragraph 4, löse den Griff um das rechte Handgelenk und strecke das rechte Bein aus.

8. Nun übe das Āsana auf der anderen Seite. Befolge die Techniken 2 bis 7, indem du das Wort links jeweils durch rechts ersetzt. Halte die endgültige Stellung auf beiden Seiten gleich lange.

9. Komme in Dandāsana (23) zurück.

Spezielle Anweisung

In der Originalstellung wird der Fuß des angewinkelten Beines, der auf dem Oberschenkel des gestreckten Beines liegt, von der hinten um den Rücken geführten Hand ergriffen! Frauen sollten die Stellung jedoch wie beschrieben üben, indem sie den Fuß des gestreckten Beines mit den Händen umschließen und ihre hintere Rumpfseite so stark wie möglich dehnen. Die Variante ist besser für die Bauchorgane.

Wirkungen

Die Stellung hilft bei Magenbeschwerden und Blähungen.

18. Triang-Mukhaikapāda-Pashchimottānāsana (28)

Triang bedeutet «drei Teile» oder «drei Glieder» – hier sind es Fuß, Knie und Gesäß –, *mukhaikapāda* bezeichnet das «Gesicht» und «ein Bein». In dieser Stellung spielen alle diese Körperteile ihre spezifische Rolle, zusammen mit der Dehnung des Rumpfes, dem wesentlichen Merkmal dieses Āsanas.

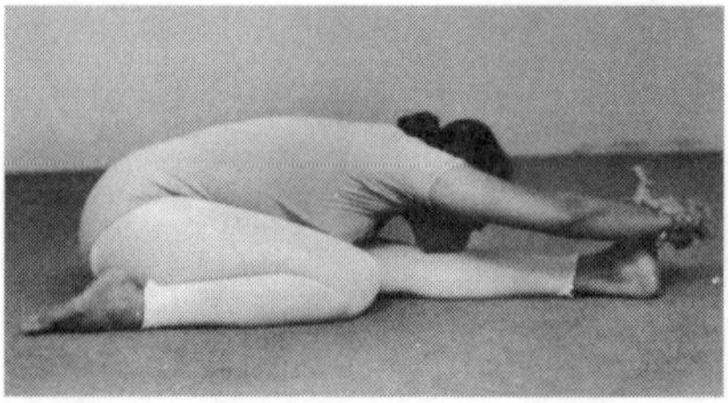

28

Technik

1. Sitze in Dandāsana (23).

2. Beuge das rechte Knie. Halte den Fußknöchel mit der rechten Hand und lege die Wade an die Außenseite des Oberschenkels. Die Zehen des rechten Fußes dehnen sich neben dem rechten Hüftgelenk nach hinten. Die Innenseite der rechten Wade berührt die Außenseite des rechten Oberschenkels, und die Innenseiten der Oberschenkel liegen aneinander. Mach einen oder zwei Atemzüge.

3. Beuge beim Ausatmen den Rumpf nach vorne, strecke die Hände über den linken Fuß hinaus und umschließe das rechte Handgelenk fest mit der linken Hand.

4. Hebe beim Einatmen den Kopf hoch und drücke die Wirbelsäule durch. Der Oberkörper bildet nun einen Winkel von 45° mit dem linken, gestreckten Bein. Bleibe einen Moment in der Stellung und blicke gerade nach oben.

5. Beuge den Rumpf beim Ausatmen noch mehr nach vorn und lege Bauch, Brust und Kinn auf Oberschenkel, Knie und Schienbein.

6. Halte die endgültige Stellung (28) 30 bis 60 Sekunden lang. Atme normal und beachte dabei folgende Punkte:

a) Neige den Rumpf nicht nach links, um das Gleichgewicht zu wahren, sondern verlagere das Körpergewicht nach rechts in die Mitte des rechten Oberschenkels;

b) dehne die Rumpfseiten dem Fuß entgegen;

c) drehe die Ellbogen auswärts und dehne dich noch mehr, indem du die Achselhöhlen nach vorne ziehst;

d) halte das Brustbein in Kontakt mit den Oberschenkeln.

7. Hebe beim Einatmen den Rumpf und komme in die Stellung von Paragraph 4. Löse den Griff um das rechte Handgelenk und strecke das rechte Bein nach vorne aus.

8. Nun beuge das linke Bein und wiederhole die Stellung auf der anderen Seite; befolge dabei alle beschriebenen Techniken, indem du rechts durch links ersetzt. Halte die endgültige Stellung auf beiden Seiten gleich lange. Komme in Dandāsana (23) zurück.

Spezielle Anweisungen

(1) Sitze nicht auf dem rechten Fuß, um das Gleichgewicht zu halten.

(2) In der Stellung hat der Rumpf die Tendenz, nach links zu kippen. Wer an Übergewicht leidet, wird Mühe haben, das Gleichgewicht zu halten. Verlagere das Körpergewicht zur Seite des gebeugten Beins hin. Der rechte Fußknöchel und Fuß müssen stark sein. Hebe nicht den rechten Gesäßknochen an. Halte das linke Bein gestreckt und die Zehen aufwärts gerichtet.

Wirkungen

Die Stellung heilt Verrenkungen der Knöchel und Knie. Sie ist geeignet zur Behandlung von Plattfüßen und flachen Fußrücken.

19. Marīchyāsana I (29)

Das Āsana ist nach dem Weisen Marīchi, Sohn von Brahmā, dem Schöpfer, und Großvater des Sonnengottes Sūrya, benannt.

Technik

1. Sitze in Dandāsana (23).

2. Beuge das linke Knie und stelle Fußsohle und Ferse des linken Fußes flach auf den Boden. Die innere Fußseite berührt die Innenseite des rechten Oberschenkels, und die Ferse muß nahe am Damm liegen.

3. Halte den linken Arm an der Innenseite des linken, gebeugten Knies und schiebe die linke Schulter nach vorn, bis die Achselhöhe das Schienbein berührt. Führe nun den Arm um das angewinkelte Bein nach hinten. Lege die rechte Hand auf den Rücken und umfasse das linke Handgelenk. Atme ein- oder zweimal.

4. Dehne beim Einatmen den Rumpf nach oben. Halte den Kopf

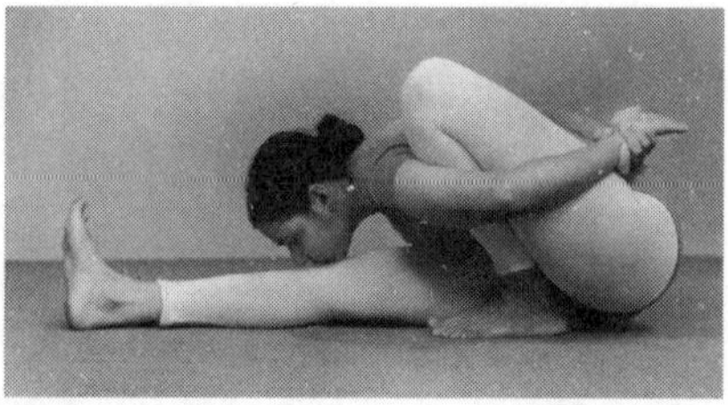
29

aufgerichtet und blicke geradeaus. Bleibe 5 Sekunden in der Stellung und atme normal.

5. Dehne beim Ausatmen den Rumpf noch mehr und beuge ihn nach vorne, bis Bauch und Oberschenkel einander berühren. Das Kinn sollte über das Knie hinausgeschoben werden und auf dem Schienbein liegen. Halte die Schultern in einer Linie (29).

6. Halte die endgültige Stellung 20 bis 30 Sekunden oder, wenn möglich, eine Minute lang, atme normal und achte dabei auf folgende Punkte:

a) Halte das rechte Bein gerade, es darf sich nicht nach außen drehen;

b) ergreife das Handgelenk fest, damit der Rumpf sich gegen den Oberschenkel drückt;

c) erlaube dem Rumpf nicht, nach rechts zu kippen.

7. Hebe beim Einatmen den Kopf hoch und komme in die Stellung von Paragraph 4. Lasse das linke Handgelenk los, strecke das linke Bein nach vorne aus und komme in Dandāsana (23) zurück.

8. Nun übe das Āsana auf der anderen Seite – das rechte Knie gebeugt und das linke Bein ausgestreckt. Befolge dabei alle Techniken, indem du rechts durch links ersetzt. Halte die Stellung auf beiden Seiten gleich lange. Komme in Dandāsana zurück.

Spezielle Anweisungen

1. Bei einem dicken Bauch hat das gebeugte Bein die Tendenz, zur Seite zu kippen. Achte darauf, es aufrecht zu halten.

2. Am Anfang ist es schwierig, das Handgelenk zu umfassen. Ergreife zuerst die Finger, dann die Hand und schließlich das Handgelenk.

3. Sind Oberschenkel und Gesäß dick, halte dich an folgende Anweisungen:

a) Die Drehung des linken Arms nach hinten beginnt in der linken Hälfte des Rückens und der Wirbelsäule, die sich nach vorn strecken, bis die linke Hand fast den rechten Fuß berührt; aus dieser Lage dreht sich der Arm aus der Schulter heraus um das Knie nach hinten;

b) die linke Achselhöhle muß ganz fest auf dem linken Schienbein liegen, damit sich der linke Arm ganz nach hinten ausstrecken kann;

c) verschränke zunächst die Finger, halte dann die eine Hand mit der anderen fest und schließlich mit der einen Hand das andere Handgelenk, entsprechend deinen Fähigkeiten und Fortschritten.

Wirkungen

In dieser Stellung ziehen sich die Bauchorgane zusammen; sie verbessert damit die Durchblutung des Bauchbereichs.

Gemeinsame Wirkungen der Āsanas 16 bis 19.

Die Āsanas haben, in Verbindung miteinander geübt, eine tiefe Wirkung auf die Bauchorgane. Sie fördern die Verdauung und kräftigen und massieren die Organe des Verdauungsapparates wie Magen, Leber, Milz, Darm, Bauchspeicheldrüse und Gallenblase. Sie eignen sich darum, Blähungen, Verstopfung, Übersäuerung, Diabetes und Fettleibigkeit entgegenzuwirken.

Sie stärken die ableitenden Harnwege und regulieren die Funktion der Blase.

Nach der Geburt neigt die Gebärmutter dazu, sich zu senken, und die inneren Organe und die Bauchmuskeln befinden sich in einem geschwächten Zustand. Die Āsanas stärken die betroffenen Körperregionen und helfen ihnen, ihre Funktionsfähigkeit zurückzugewinnen. Sie helfen auch bei zu starken Monatsblutungen.

Sie stärken und üben den ganzen Rücken, von den Lenden über den oberen Rückenbereich bis zum Hals, und sind daher gut gegen Nackenschmerzen.

Sie helfen bei zu hohem Blutdruck und beruhigen die Nerven.

20. *Pashchimottānāsana* (30/31)

Das Āsana ist auch als Urgāsana und Brahmacharyāsana bekannt. *Pashchima* bedeutet «Westen» – auf den Körper bezogen, ist es der Rücken vom Kopf bis zu den Fersen. Bei dieser Stellung wird die ganze Rückseite des Körpers intensiv gestreckt.

Technik

1. Sitze in Dandāsana (23).

2. Strecke beim Ausatmen die Hände über die Füße hinaus und umschließe das Handgelenk der einen Hand mit der anderen Hand.

3. Strecke beim Einatmen die Wirbelsäule nach oben, indem du sie durchdrückst. Hebe den Rücken, die Taille und das Brustbein an; hebe den Kopf hoch. Bleibe 5 Sekunden in der Stellung. Mach ein paar Atemzüge.

4. Beuge beim Ausatmen leicht die Ellbogen und drehe sie auswärts. Dehne gleichzeitig die Rumpfseiten den Füßen entgegen und beuge dich noch weiter nach vorne, bis du mit Bauch und Brust die Oberschenkel berührst. Der Kopf sollte jenseits der Knie auf den Schienbeinen liegen (30).

5. In der endgültigen Stellung ruhen Rumpf und Kopf auf den Beinen. Halte sie eine Minute lang, atme normal. Steigere ihre Dauer allmählich auf 5 Minuten. Beachte dabei folgende Punkte:

a) Ziehe die Ellbogen weit auseinander, so daß sich der Brustkasten dehnt;

b) lasse Bauch und Brust auf den Oberschenkeln liegen;

c) beuge die Ellbogen und ziehe sie hoch; benutze die Arme wie ein Hebel, um den Rumpf zu dehnen;

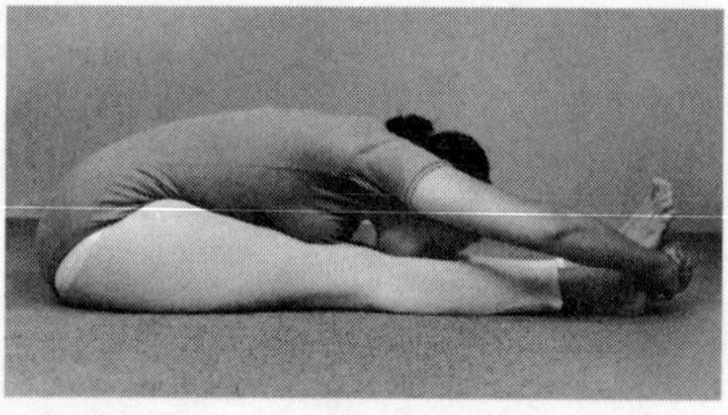
30

d) drücke die Brust nicht zusammen, noch lasse das Brustbein fallen.

6. Hebe beim Einatmen den Kopf hoch und komme in die Stellung von Paragraph 3 und in Dandāsana (23) zurück.

Spezielle Anweisungen

(1) Am Anfang ist es schwierig, die Beine durchgestreckt zu halten. Die Knie beugen sich, und die Spannung in den hinteren Oberschenkelmuskeln schmerzt. Dicke Oberschenkel drehen sich gern nach außen, und die Füße können sich dann nicht berühren. Lasse dich niemals entmutigen. Strecke dich mehr und mehr, und mit wachsender Übung überwindest du alle Schwierigkeiten.

(2) a) Anfängerinnen sollten den linken bzw. rechten großen Zeh mit ihrem linken bzw. rechten Daumen, Zeige- und Mittelfinger ergreifen.

b) Lerne mit der Zeit, die Fußsohlen mit den Fingern zu umfassen.

c) Versuche schließlich, das Handgelenk der einen Hand mit der anderen Hand zu umschließen (30).

(3) Am Anfang bildet der Rücken aller Wahrscheinlichkeit nach einen Buckel. Hebe den Rumpf aus dem Kreuz heraus an, und der Buckel verschwindet. Hebe den Kopf.

(4) Ein Stuhl oder Schemel, den du gegen die Wand stellst, hilft dir, den Rumpf zu strecken. Drücke deine Fußsohlen gegen die Fußleiste des Stuhles und halte die Stuhlbeine mit den Händen fest. Dehne den Rumpf nun den Füßen entgegen (31).

(5) Drücke nicht die Brust zusammen, um mit dem Kopf die Knie zu berühren, und lasse nicht die Ellbogen auf dem Boden liegen, da das die Dehnung des Körpers behindern würde.

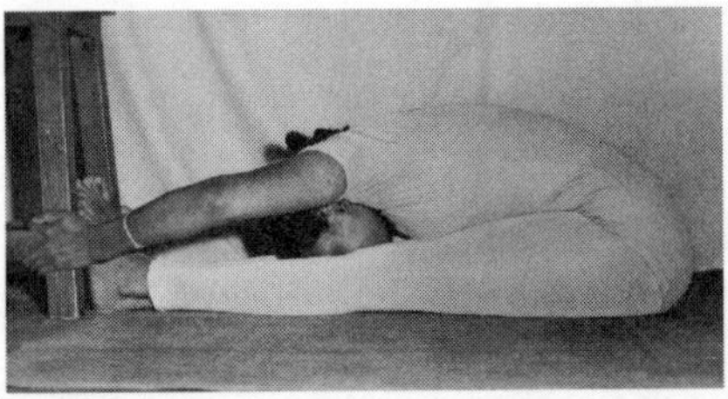

31

Wirkungen

Das Āsana massiert die Bauchmuskeln tüchtig und kräftigt sie. Es ist von großem Nutzen bei Nierenerkrankungen und einer trägen Leber.

Seine Wirkungen wurden wie folgt beschrieben: «Pashchimottānāsana ist das wichtigste aller Āsanas. Es fördert den Fluß der Lebenskraft durch die verschlungenen Kanäle der Nādīs, schürt das Feuer im Magen und befreit damit den Bauch von allen Krankheiten.» (*Hatha-Yoga-Pradīpikā*, I. 29).

In diesem Āsana wird die Beckengegend gedehnt und ihre Durchblutung angeregt. Die Eierstöcke, die Gebärmutter und das Genitalsystem allgemein werden neu belebt und ihre Leistungsfähigkeit gesteigert. Die Stellung fördert auch die sexuelle Ausgeglichenheit.

Im menschlichen Körper befindet sich die Wirbelsäule senkrecht zum Boden. Im Körper der Tiere hingegen befindet sie sich parallel zum Boden, und das Herz liegt unterhalb davon. Aufgrund ihrer aufrechten Haltung sind die Menschen anfälliger für Überanstrengung und Herzkrankheiten. In Pashchimottānāsana (30) befindet sich die Wirbelsäule parallel zum Boden, und das Herz kann sich ausruhen.

Das Āsana wirkt magisch auf das Bewußtsein – Ärger, Wut u. ä. legen sich, und der aufgebrachte, gereizte und unruhige Geist wird still. Pashchimottānāsana schärft das Gedächtnis und vermittelt klare Gedanken.

21. Parivritta-Jānu-Shīrshāsana (32/33)

Parivritta bedeutet «umgedreht», «umgekehrt». Das Āsana ist eine Variante von Jānu-Shīrshāsana, in der sich der Rumpf um die eigene Achse dreht; dabei wird die Wirbelsäule maximal gestreckt.

Technik

1. Sitze in Dandāsana (23).

2. Beuge das rechte Knie und halte seine Außenseite wie in Jānu-Shīrshāsana (26) auf dem Boden. Atme ein- oder zweimal.

3. Drehe beim Ausatmen Wirbelsäule und Rumpf nach rechts und

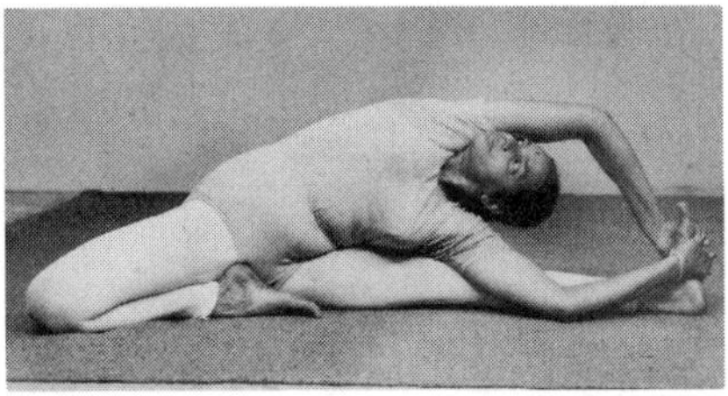

32

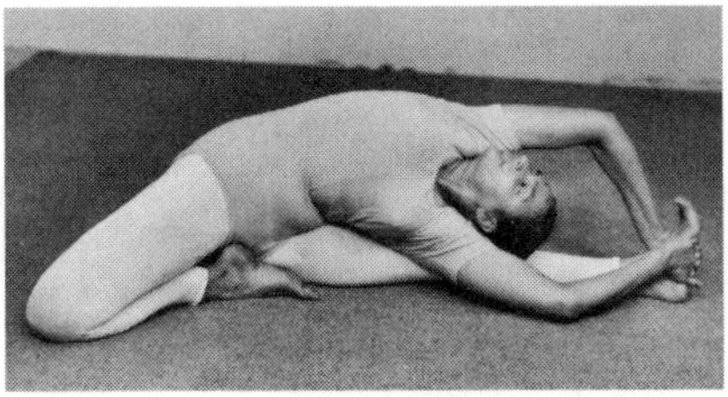

33

beuge dich zur Seite und nach vorne, bis die linke Oberkörperseite, insbesondere die linke Schulter, vor dem linken Bein respektive dem linken Knie liegt.

4. Strecke den linken Arm und drehe ihn auswärts; drehe das Handgelenk, bis der Daumen Richtung Boden und der kleine Finger Richtung Zimmerdecke weist. Ergreife die linke Fußsohle, indem du den linken Ellbogen beugst und ihn vor das linke Schienbein legst. Schiebe den Ellbogen weiter vom Bein weg.

5. Strecke den rechten Arm über dem Ohr aus. Halte die Außenseite des linken Fußes mit der rechten Hand – der rechte Daumen zeigt dabei zum Boden, der kleine Finger zur Decke.

6. Halte den Kopf zwischen den Armen. Atme normal.

7. Ziehe deine linke Rückenseite und die Schulterblätter nach innen und drehe dich, so fest du kannst, aus der Taille heraus. Drehe die rechte Rückenseite hoch. Drehe den rechten Ellbogen und den Kopf zurück und schaue zur Decke. Die rechte Rumpfseite ist jetzt nach links gedreht (32).

8. Drehe den Rumpf noch weiter und lege den Hinterkopf auf das gestreckte Bein (33).

9. Bleibe 20 bis 30 Sekunden in der endgültigen Stellung des

Āsanas, atme normal. Erhöhe ihre Dauer mit zunehmender Übung auf eine Minute. Achte auf folgende Punkte:

a) Ziehe das linke Schulterblatt stark nach innen;

b) drehe die rechte Rumpfseite hoch und nach hinten;

c) drücke das linke Knie durch.

10. Komme in Dandāsana zurück (23).

11. Wiederhole die Stellung auf der anderen Seite. Befolge dabei alle Techniken, indem du rechts durch links ersetzt. Halte die endgültige Stellung auf beiden Seiten gleich lange. Komme in Dandāsana zurück.

Spezielle Anweisungen

Anfängerinnen wird die Stellung auf Abbildung 32 leichter fallen als die auf Abbildung 33. Sie müssen lernen, ihren Körper allmählich in sie hineinzudrehen.

Wirkungen

Der ganze Rücken wird in dieser Stellung gut durchblutet. Sie ist eine Wohltat für alle Frauen, die unter Rückenschmerzen leiden.

22. *Parivritta-Pashchimottānāsana* (34)

Das Āsana ist eine Variante von Pashchimottānāsana, in der sich der Rumpf in der Vorwärtsdehnung seitlich dreht.

Technik

1. Sitze in Dandāsana (23).

2. Drehe beim Ausatmen die rechte Rumpfseite, bis sie über dem linken Oberschenkel liegt und die rechte Hand sich über den linken Fuß hinausstreckt. Drehe den rechten Vorderarm und das Handgelenk auswärts, bis der Daumen der rechten Hand nach unten, der kleine Finger nach oben zeigt. Halte die Außenseite des linken Fußes mit der rechten Hand. Mach einen oder zwei Atemzüge.

3. Atme aus und drehe den Rumpf noch weiter, bis seine linke Seite der Decke zugewandt ist. Mach einen Atemzug.

4. Atme wieder aus, strecke den linken Arm über den Kopf hinaus

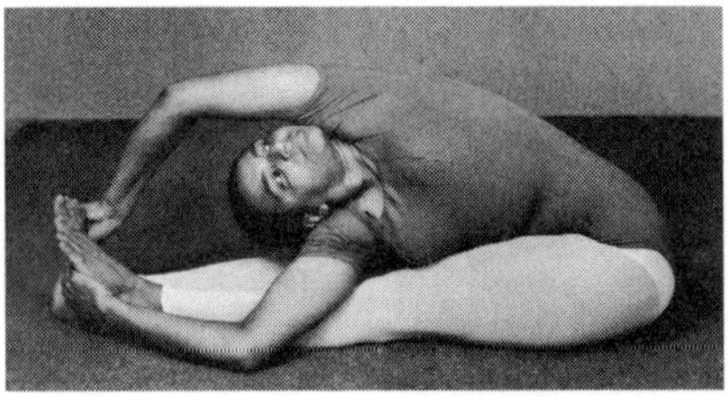

34

und dehne die Achselhöhle aus der Rumpfseite heraus, um den rechten Fuß zu ergreifen. Umfasse die Außenseite des rechten Fußes mit der linken Hand, deren Daumen nach unten zeigt.

5. Beuge die Ellbogen und schiebe Kopf und Rücken in Richtung Füße, um die linke Rumpfseite hochzudrehen. Drehe die Wirbelsäule und lege die rechte obere Rumpfseite auf den linken Oberschenkel. Drehe den Hals und blicke nach oben.

6. Bleibe 15 bis 20 Sekunden in der endgültigen Stellung, atme normal. Beachte dabei folgende Punkte:

a) Ziehe die Schulterblätter nach innen;

b) strecke den Rumpf aus dem Bauchnabel heraus dem Kopf entgegen;

c) die Brust muß ganz nach links und leicht nach oben weisen;

d) die unteren rechten Rippen müssen sich nach vorn, den Füßen entgegen und vom rechten Bein weg, dehnen.

7. Hebe beim Einatmen den Kopf hoch und komme in Dandāsana (23) zurück.

8. Übe das Āsana auf der anderen Seite, indem du den rechten Fuß mit der linken Hand ergreifst und die rechte Rumpfseite hoch und nach hinten drehst. Bleibe gleich lange in der endgültigen Stellung. Komme in Dandāsana zurück.

Spezielle Anweisungen

(1) Das Zwerchfell wird in dieser Stellung zusammengedrückt, dadurch beschleunigt sich die Atmung. Anfängerinnen mag es schwerfallen, in dieser Stellung zu atmen.

(2) Damit du die Wirbelsäule maximal drehen kannst, beuge das linke Knie, bevor du den Rumpf drehst. Drücke das rechte Schulterblatt an die Außenseite des linken Oberschenkels und Knies und

ergreife den linken Fuß mit der rechten Hand. Strecke dann das linke Bein wieder aus. Wiederhole die Stellung mit nach rechts gedrehtem Rumpf.

Wirkungen

Das Āsana kräftigt die Nieren, regeneriert die Wirbelsäule, lindert Rückenschmerzen und hilft bei Leberträgheit.

Gemeinsame Wirkungen der Āsanas 21 und 22

In diesen beiden Stellungen dreht sich die Taille, und in dieser Bewegung erfahren Schmerzen im unteren Rücken und Verspannungen in der Taillen- und Lendengegend Linderung. Die Wirbelsäule wird besonders in der Lendengegend gestärkt und gewinnt an Beweglichkeit.

Diese Āsanas sind belebend und lassen Trägheit verschwinden, sie verbessern die Verdauung und regulieren die Funktionen der Nieren, der Blase und der Eierstöcke.

23. Baddha-Konāsana (35–37)

Baddha bedeutet «gebunden» oder «gefangen», *kona* «Winkel». In dieser Stellung beugen sich die Knie seitwärts in einem spitzen Winkel und liegen auf dem Boden. Die Fersen befinden sich nahe dem Damm, die Fußsohlen berühren sich, und die Füße werden von den gefalteten Händen umschlossen.

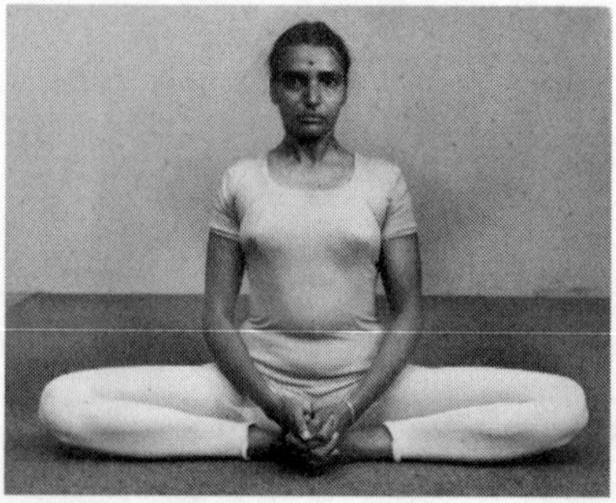

35

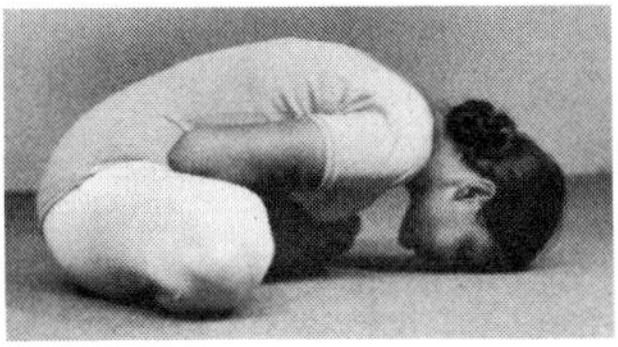
36

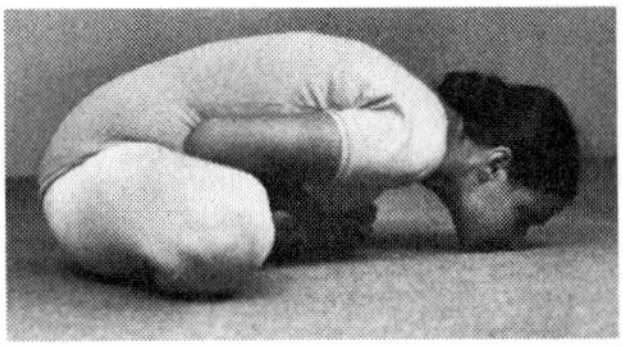
37

Technik

1. Sitze in Dandāsana (23).

2. Beuge die Knie seitwärts und bringe die Füße nahe an die Leisten.

3. Lege die Fußsohlen gegeneinander – so wie die Hände in *namaste*, dem indischen Gruß.

4. Halte beide Füße mit den Händen und schiebe die Fersen nahe an den Damm. Die Außenseiten der Füße berühren den Boden. Atme normal.

5. Dehne die Oberschenkel auseinander, bis du mit den Knien den Boden berührst.

6. Dehne die Leisten und bringe die Knie in eine Linie mit den Oberschenkeln auf den Boden.

7. Ziehe die Fersen noch näher an den Damm und halte die Wadenmuskeln neben den Innenseiten der Oberschenkel.

8. Halte die Füße mit den Händen, drücke die Knie, die Fußknöchel und die Oberschenkel gegen den Boden und strecke den Rumpf nach oben. Bemühe dich, die Bauchgegend anzuheben und den Nacken aufrecht zu halten (35).

9. Halte die endgültige Stellung 30 bis 60 Sekunden lang, atme normal. Steigere die Dauer mit zunehmender Übung unbeschränkt. Achte dabei auf folgende Punkte:

a) Dehne die Leisten den Knien entgegen;

b) drücke die Seiten der Schienbeine gegen den Boden;

c) dehne den Rumpf aus dem Bauchnabel heraus nach oben;

d) je fester der Griff der Hände um die Füße ist, desto besser richtet sich der Rumpf auf;

e) dehne die Schultern weit auseinander und ziehe die Schulterblätter nach innen.

10. Drücke die Ellbogen in die Oberschenkel und beuge beim Ausatmen den Rumpf nach vorne. Lege die Stirne, die Nase und

zuletzt das Kinn auf den Boden. Halte dich immer an diese Reihenfolge. Die Brust muß auf den Füßen ruhen (36, 37).

11. Bleibe 30 bis 60 Sekunden in der zweiten endgültigen Stellung. Atme normal und achte dabei auf folgende Punkte:

a) Drücke nicht die fliegenden Rippen zusammen;

b) hebe nicht das Gesäß vom Boden hoch;

c) halte die Hüften, die Oberschenkel und die Schienbeine stabil, um den Rumpf nach vorn zu dehnen.

12. Hebe den Kopf vom Boden hoch und komme in die Stellung von Abbildung 35 zurück. Löse den Griff der Hände, lasse die Füße los und strecke die Beine aus (23).

Spezielle Anweisungen

(1) Es ist ein sehr wichtiges Āsana, und wir sollten lernen, solange wie möglich in dieser Stellung zu sitzen.

(2) Am Anfang ist es schwierig, die Knie auf den Boden zu bringen, weil wir in den Leisten verspannt sind. Wir dürfen die Knie nicht mit Gewalt zu Boden drücken, sondern müssen ihnen die Leisten entgegendehnen. Mit der Zeit fällt dir das leicht.

(3) Wer um Gesäß und Bauch beleibt ist und wer Menstruationsbeschwerden hat, sollte auf einer ungefähr 10 cm dick gefalteten Decke sitzen, die ihm als Stütze dient, um aufrecht mit angehobenem Bauch dazusitzen (183).

(4) Man kann auch mit dem Rücken an der Wand sitzen und, wie in Abteilung VIII beschrieben, mit Hilfe eines Seiles den Rumpf hochstrecken.

(5) Wir sollten uns nicht an den Stellungen von Abbildung 36 und 37 versuchen, bevor wir die Stellung von Abbildung 35 beherrschen.

Wirkungen

Die Stellung ist segensreich für Frauen – sie stärkt die Nieren, lindert Beschwerden der ableitenden Harnwege und des Gebärmuttertraktes und beugt Ischias und Hernien vor. Sie stärkt auch Blase und Gebärmutter.

24. *Supta-Baddha-Konāsana* (38/39)

Supta heißt «liegend». Die Stellung ist eine Variante von Baddha-Konāsana, die man in Rückenlage übt.

Technik

1. Liege flach auf dem Rücken (80).
2. Beuge die Knie und schiebe die Füße nahe an das Gesäß.
3. Spreize die Oberschenkel seitwärts auseinander und lege die Fußsohlen gegeneinander.
4. Nun bringe die Knie so weit wie möglich in Bodennähe (38).
5. Bleibe 30 bis 60 Sekunden lang in dieser Stellung, atme normal. Steigere mit zunehmender Übung die Dauer beliebig.
6. Strecke die Arme neben dem Kopf hoch, um Bauch und Bauchmuskeln der Brust entgegenzudehnen. Die Handflächen zeigen zur Decke (39).
7. Bleibe zunächst 30 bis 60 Sekunden, später beliebig lange in der endgültigen Stellung. Achte dabei auf folgende Punkte in der Rükkenlage:

a) Hebe nicht die Lendenwirbelsäule;
b) halte die Beckengegend weit gedehnt;
c) halte die Brust geweitet;
d) lasse die Knie noch weiter seitwärts dem Boden zusinken.

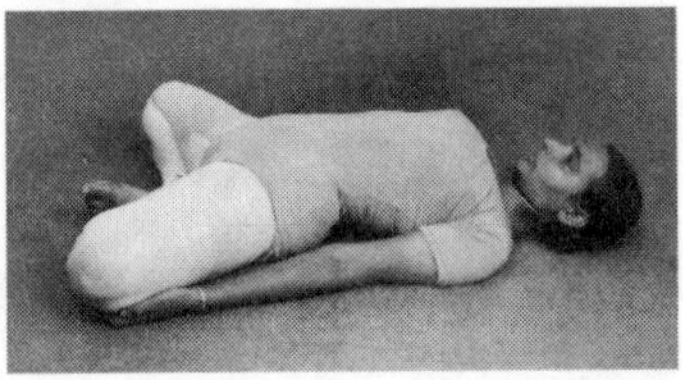

38

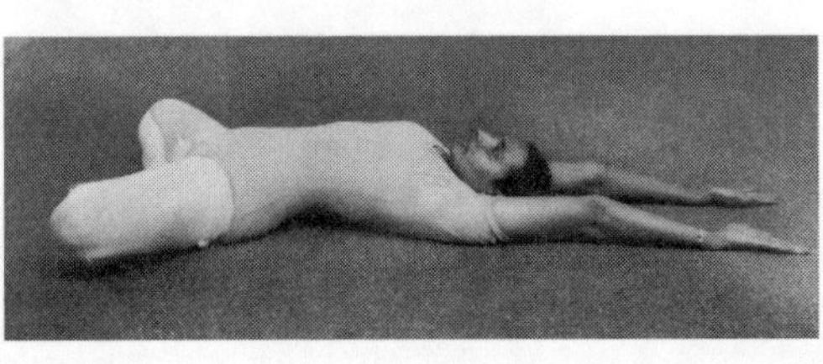

39

8. Lege die Arme neben den Körper zurück. Hebe die Knie langsam und behutsam, eines nach dem anderen, vom Boden hoch und strecke die Beine aus.

Spezielle Anweisungen

(1) Manchmal rutschen Fußknöchel und Fußseiten auf dem Boden, und du kannst die Füße nicht zusammenhalten. In diesem Fall stütze die Zehen an einer Wand ab, schiebe die Hände unter den Oberschenkeln durch, ergreife die Knöchel und ziehe sie Richtung Oberschenkel.

(2) Beleibte Frauen sollten eine etwa 10 cm dick gefaltete Decke unter den Rücken legen, damit sich die Brust dehnen und der Bauch sich im Winkel über der Rumpfrückseite strecken kann (vgl. Supta-Vīrāsana, Abbildung 186).

(3) Während du die Knie vom Boden hochhebst, mußt du den Leistenmuskeln Zeit lassen, die starke Dehnung zu lockern, um ruckartige Bewegungen und Krämpfe zu vermeiden.

Wirkungen

Das Āsana schafft Linderung bei Schmerzen, Krämpfen und Brennen in der Gebärmutter während der Menstruation. Es kräftigt die ableitenden Harnwege und hilft bei Hernien und Hämorrhoidalblutungen.

25. Upavishtha-Konāsana (40/41)

Upavishtha heißt «im Sitzen», «sitzend». In diesem Āsana werden die Beine im Sitzen in einem stumpfen Winkel auseinandergestreckt.

Technik

1. Sitze in Dandāsana (23).
2. Spreize die Beine und strecke sie, eines nach dem anderen, seitwärts aus. Weite ihren Winkel, so sehr du kannst.
3. Halte die Füße stabil aufgerichtet, die Fußsohlen senkrecht zum Boden und die Zehen zur Decke weisend.

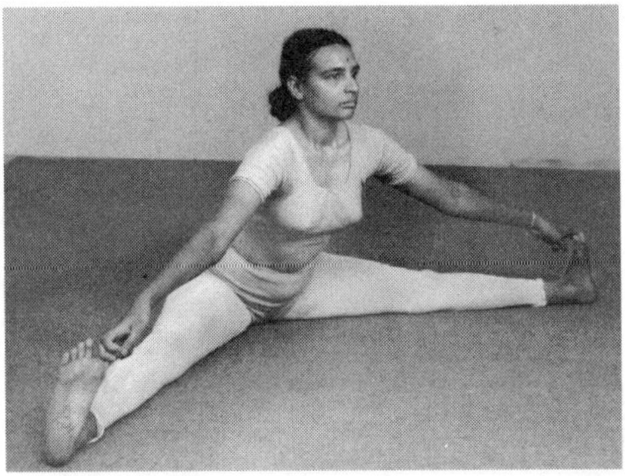
40

4. Ergreife die großen Zehen mit Daumen, Zeige- und Mittelfinger der entsprechenden Hand – die Daumen an den Außen- und die beiden Finger an den Innenseiten der großen Zehen.

5. Drücke die Beine fest gegen den Boden und hebe Taille und Oberkörperseiten an. Bleibe eine Zeitlang in dieser Stellung (40), atme normal.

6. Dehne und beuge den Rumpf beim Ausatmen nach vorne, bis du mit Stirn, Nase und schließlich, falls möglich, mit dem Kinn, in genannter Reihenfolge, den Boden berührst. Weite die Brust und dehne das Brustbein dem Boden entgegen. Lege die Brust auf den Boden und strecke die hintere Rumpfseite.

7. Dehne die Arme und halte die Fußsohlen mit den Händen (41).

8. Das ist die endgültige Stellung; halte sie 30 bis 60 Sekunden lang, atme normal und beachte dabei folgende Punkte:

a) Halte die Oberschenkel fest gegen den Boden gedrückt;

b) dehne die Beine noch mehr den Fersen entgegen;

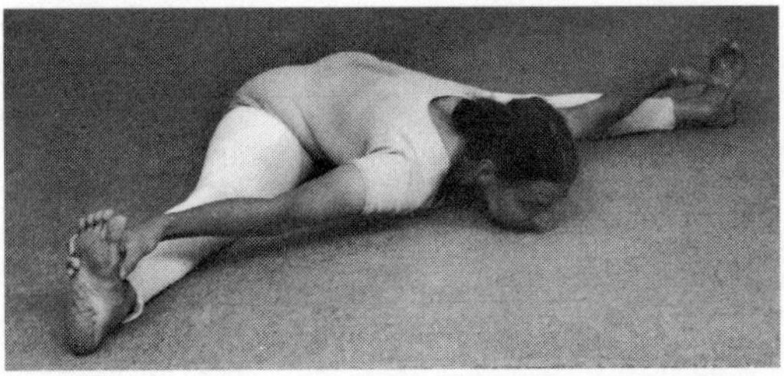
41

c) strecke die Arme noch mehr, um den Brustkorb zu weiten;

d) dehne den Rumpf nach vorne, indem du die Oberschenkel auswärts drehst (Richtung Außenseite der Beine);

e) lasse die Füße nicht zur Seite kippen.

9. Hebe beim Einatmen den Kopf hoch, nimm die Hände von den Füßen und komme in Dandāsana (23) zurück.

Spezielle Anweisungen

(1) Die Rückseiten der Beine müssen in ihrer ganzen Länge auf dem Boden liegen. Damit sich die Knie nicht beugen, mußt du die hinteren Oberschenkelmuskeln und die Kniesehne stark dehnen.

(2) Drücke die Schulterblätter in die Rückenrippen, um die Brust zu öffnen. Hebe die Vorderseite der Brust an, damit sich die Distanz zwischen Zwerchfell und unterer Bauchhälfte vergrößert (40).

(3) Beuge dich nicht zum Boden hin (41), bevor du die Stellung von Abbildung 40 wirklich beherrschst.

Wirkungen

Die Stellung fördert die Durchblutung des Beckens, reguliert die Stärke der Menstruation und wirkt anregend auf die Eierstöcke.

26. Kūrmāsana (42/43)

Kūrma bedeutet «Schildkröte». Das Āsana stellt eine Schildkröte dar und ist der Schildkröten-Inkarnation von Vishnu, dem Erhalter des Weltalls, gewidmet. Die Legende erzählt, er habe als Schildkröte im Kampf gegen die Götter den Berg Mandara mit dem Rücken abgestützt. Das Āsana stärkt den Rücken.

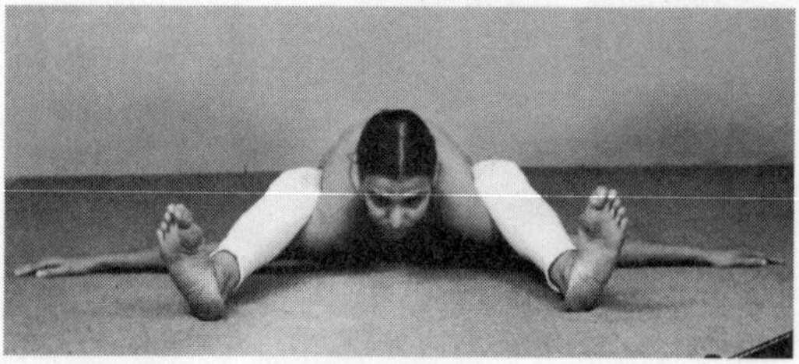
42

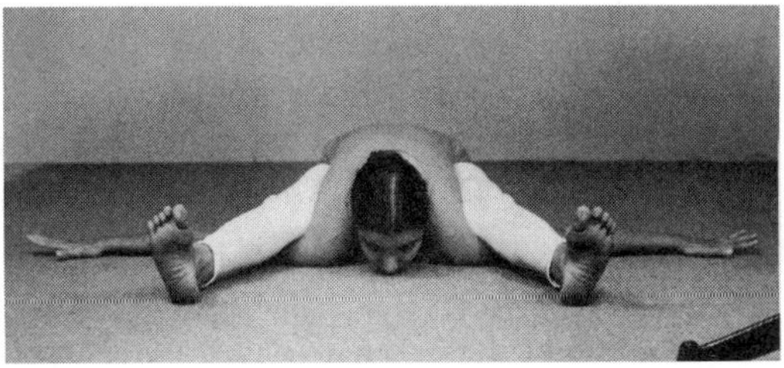

43

Technik

1. Sitze in Dandāsana (23).

2. Spreize die Beine etwa 40 bis 60 cm auseinander.

3. Beuge die Knie und hebe sie leicht vom Boden hoch.

4. Beuge beim Ausatmen den Rumpf nach vorne und schiebe die Hände, eine Hand nach der anderen, unter die Knie, strecke dann die Arme seitwärts aus. Lege die Handflächen auf den Boden. Die unteren Oberschenkel müssen jetzt mit ihren Rückseiten auf den Schultern liegen (42). Mach einen oder zwei Atemzüge.

5. Drücke beim Ausatmen die Arme unter den Knien durch, bis sie ganz ausgestreckt sind, und lege Brust und Schultern auf den Boden. Mach ein paar Atemzüge.

6. Dehne den Rumpf beim Ausatmen nach vorne; Stirn, Nase und zuletzt das Kinn sollten in genannter Reihenfolge den Boden berühren. Weite die Brust und lasse sie den Boden berühren (43).

7. Bleibe 15 bis 20 Sekunden in der endgültigen Stellung, atme normal und richte deine Aufmerksamkeit dabei auf folgende Punkte:

a) Lasse die Distanz zwischen den Füßen nicht größer werden;

b) drücke die Fersen gegen den Boden; lasse die Füße nicht zur Seite kippen;

c) dehne die hinteren Oberschenkelmuskeln;

d) dehne die Rückseite des Rumpfes;

e) dehne die Arme zur Seite und die Beine nach vorn.

Gehe nun zum nächsten Āsana über.

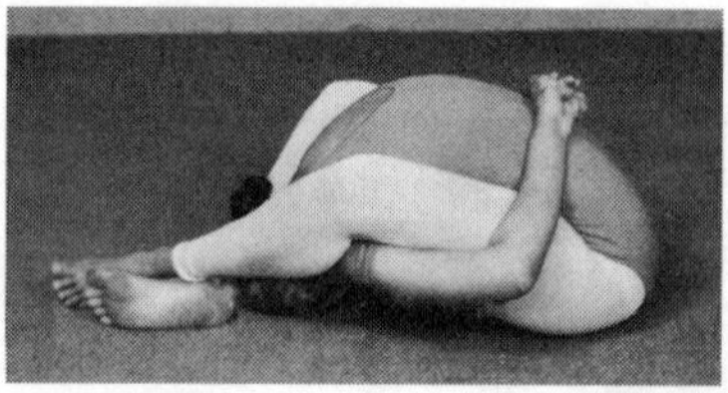

44

27. *Supta-Kūrmāsana* (44)

Das Āsana erinnert an eine schlafende Schildkröte, die ihre Glieder unter den Panzer gezogen hat. Seine tiefere Bedeutung liegt im Einziehen der Sinne in den Rückenpanzer. Es ist eine heilige Stellung, die das Einziehen der Sinne wie in Pratyāhāra symbolisiert. Krishna sagt in seiner Beschreibung des Sthita-Prajña – des Menschen mit unerschütterlichem Intellekt – zu Arjuna:

«Wer von allen Seiten her die Sinne von ihren Objekten zurückzieht, ähnlich der Schildkröte, die ihre Glieder einzieht, stärkt seine Intelligenz» (*Bhagavad-Gīta*, II. 58).

Das Āsana fördert Ruhe und Stille des Bewußtseins und die Selbstbeherrschung. Es stärkt auch den Rücken.

Technik

1. Hebe in Kūrmāsana (43) die Knie ein wenig hoch, drehe die Arme nach hinten, in die entgegengesetzte Richtung der Beine, mit den Handflächen zur Decke. Bleibe 5 Sekunden lang in dieser Stellung, atme normal.

2. Beuge die Ellbogen, schiebe beim Ausatmen die Hände auf dem Rücken zusammen und verschränke die Finger.

3. Beuge die Knie und komme mit den Füßen näher zum Kopf, hebe den linken Fußknöchel und lege ihn über den rechten Fußknöchel. Hände und Füße sind jetzt wie ineinander verflochten oder verschränkt (44).

4. Bleibe 5 bis 10 Sekunden lang in der endgültigen Stellung, atme normal und achte dabei auf folgende Punkte:

a) Verstärke den Griff der Knöchel und der Hände, lockere sie nicht;

b) achte auf die Festigkeit und Unbeweglichkeit des Rückens;

c) Knöchel und Hände fest im Griff, wird sich die Übende bewußt, welcher Willensstärke es bedarf, die Stellung zu halten.

5. Befreie die Füße und kreuze sie andersherum (rechten über linken Fußknöchel). Bleibe 5 bis 10 Sekunden in dieser Haltung, atme normal. (Indem du die Stellung der Füße wechselst, übst du Taille und Oberschenkel gleichmäßig.)

6. Befreie Hände und Füße und komme in Dandāsana (23) zurück.

Spezielle Anweisung

Falls es dir am Anfang nicht gelingt, die Finger hinter dem Rücken zu verschränken, lege die Hände auf das Gesäß.

Wirkungen

Beide Stellungen kräftigen die Wirbelsäule, erhalten die Funktionsfähigkeit der Bauchorgane und laden uns mit Energie auf. Sie regulieren die Stärke der Monatsblutungen und befreien von Bauchschmerzen. Das Bewußtsein kommt in ihnen zur Ruhe.

28. *Mālāsana* *(45–47)*

Mālā bedeutet «Girlande». In dieser Stellung liegen die Hände und Arme wie eine Girlande um den Körper. In der endgültigen Stellung ruht der Kopf auf dem Boden.

Technik

1. Sitze in Dandāsana (23). Gehe mit geschlossenen Füßen in die Hocke. Die Innenseiten der Füße, der Oberschenkel und der Waden berühren sich. Die Rückseiten der Oberschenkel berühren die Waden und die Scharniergelenke der Fersen.

2. Strecke die Arme in Linie zu den Schultern nach vorn, die Handflächen weisen zum Boden (45).

3. Drehe nun die Arme nach hinten, umarme die Schienbeine und halte die Hinterseiten der Fersen und Fußknöchel mit den Händen. Dehne die Wirbelsäule beim Ausatmen nach vorne (46).

4. Bleibe 10 bis 15 Sekunden in dieser Stellung, atme normal.

5. Nimm die Hände von den Knöcheln, beuge den Rumpf nach

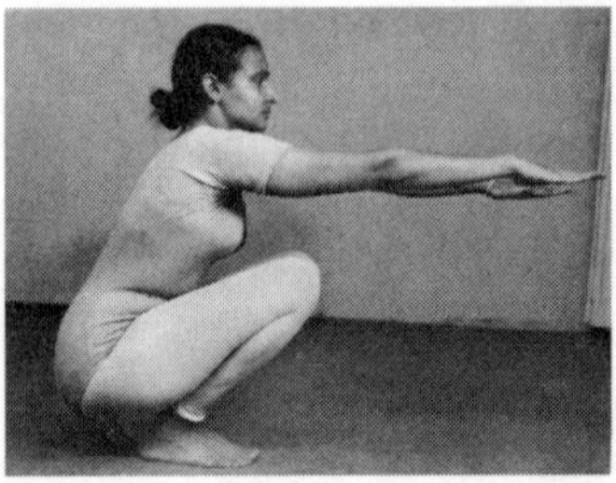
45

vorne, lege die Arme auf den Rücken und ergreife die Hände. Dehne die Wirbelsäule dem Kopf entgegen, bis sie sich parallel zum Boden befindet (47).

6. Halte die Stellung 10 bis 15 Sekunden lang, atme normal. Richte deine Aufmerksamkeit dabei auf folgende drei Punkte:

a) Jede neue Stellung ist schwieriger als die vorangegangene, und andere Körperteile werden in ihr gestreckt;

b) beobachte den Bewegungsradius der Fußknöchel;

c) achte darauf, wie fest der Griff der Hände sein muß, um die Wirbelsäule dehnen zu können.

7. Befreie die Hände, hebe den Rumpf hoch, setze dich auf das Gesäß und lasse die Füße los.

Spezielle Anweisungen

(1) Wer an Übergewicht leidet, zieht großen Nutzen aus der Stellung von Abbildung 45, die den Rücken stärkt.

(2) Umarme die geschlossenen Beine in der Hocke und lege den Kopf auf die Knie, um Rückenschmerzen zu lindern.

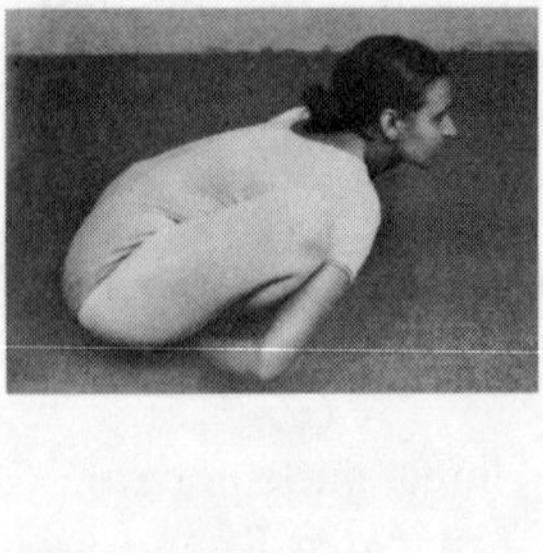
46

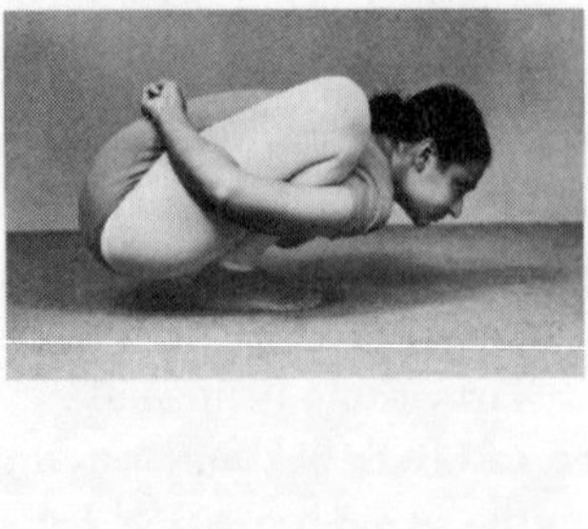
47

Wirkungen

Die Stellung lindert Rückenschmerzen und heilt Arthritis in den Knien und Fußknöcheln. Sie ist gut gegen Hämorrhoidalblutungen.

Gemeinsame Wirkungen der Āsanas 23 bis 28

Die Āsanas sind alle sehr geeignet für Frauen, besonders für solche mit Menstruationsproblemen. Sie regulieren den Periodenzyklus und beheben Menstruationsstörungen.

Die Āsanas kräftigen die Bauchorgane, verhindern Fettansatz in der unteren Bauchgegend und fördern das Funktionieren des Ausscheidungssystems.

Sie stärken die Wirbelsäule und die Muskeln des unteren Rückens und der Taille. Sie befreien von Rückenschmerzen und Rheumatismus.

Alle diese Āsanas sollten regelmäßig geübt und ihre Dauer allmählich gesteigert werden. Sie wirken beruhigend und entspannend auf das Gehirn.

Abteilung III: Āsanas – Im Sitzen und in Rückenlage

Die Āsanas, die in dieser Abteilung beschrieben werden, bereiten Körper und Geist für Prānāyāma vor, und damit für eine weitere Etappe des spirituellen Wegs. Die Āsanas der übrigen Abteilungen helfen uns, Kraft, Elastizität und innere Kontrolle zu entwickeln, wodurch es uns gelingt, die Stellungen immer perfekter auszuführen. Die Āsanas dieser Abteilung entwickeln vor allem die innere Kontrolle weiter; außerdem spielen sie eine besondere Rolle bei der Stabilisierung von Körper und Geist auf dem Weg des Yoga.

Die Āsanas im Sitzen sind die notwendige Grundlage für Prānāyāma (Atembeherrschung), Dhāranā (Konzentration) und Dhyāna (Meditation), die uns zu Samādhi (Selbstverwirklichung) hinführen. In ihnen findet der Körper die Entschlossenheit und der Geist die Festigkeit, ohne die keine Selbstverwirklichung möglich ist.

Die Āsanas, die man in Rückenlage übt, vermitteln dem Körper ein beruhigendes Gefühl und helfen uns, ähnlich wie Shavāsana (212), verlorene Energie zurückzugewinnen.

Die Āsanas dieser Abteilung schulen die verschiedenen Fertigkeiten, die die Übung von Prānāyāma, Dhāranā und Dhyāna erfordert. Siddhāsana (48) und Padmāsana (52) lehren den Körper, still und aufrecht zu sitzen; sie dehnen die Wirbelsäule, bringen Stille ins Bewußtsein und Ruhe in den Körper. Vīrāsana und sein Zyklus (50, 54, 55) Parvatāsana (59) und Baddha-Padmāsana (60) dehnen und weiten die Brust und bereiten den Brustkorb für die Beherrschung des Atems vor – wir erlangen ein inneres Wissen um das richtige und vollständige Funktionieren der Brust in Prānāyāma –, und sie fördern unsere Fähigkeit, ruhig und aufrecht dazusitzen. Die Übung von Yoga-Mudrāsana (61) lehrt uns die innere Kontrolle über die vorübergehende Dehnung der Wirbelsäule und eine gewisse Kontrolle der Bauchorgane und des Zwerchfells. In Supta-Vīrāsana (58) und Matsyāsana (62) streckt sich der Körper vom Beckenboden bis zum obersten Brustrand; in der Dehnung lernen wir, das ganze Zwerchfell zu beherrschen, was die Qualität der Prānāyāma-Übung wesentlich steigert.

Jedes Āsana hat zusätzlich ganz bestimmte Wirkungen auf den Körper, die auf den folgenden Seiten beschrieben werden.

29. Siddhāsana (48)

Siddha bedeutet «vollkommen», «vollendet», «vorzüglich». Ein Siddha ist ein Mensch, der übernatürliche Kräfte durch Askese erlangt hat.

«Ein Yogi, der sich im Betrachten der Seele übt und sich maßvoll ernährt, kann in den Besitz übernatürlicher Kräfte kommen, übt er für zwölf Jahre ununterbrochen Siddhāsana» (*Hatha-Yoga-Pradīpikā*, I. 40).

Siddhāsana ist eines der ganz wichtigen Āsanas, durch dessen Übung die 72 000 Nādīs im Körper gereinigt werden. Wer Siddhāsana meistert, hat zu seinem Selbst gefunden. Es ist das wichtigste Āsana für die Atembeherrschung, die Disziplin der Sinne, die Konzentration, die Meditation und die Selbstverwirklichung.

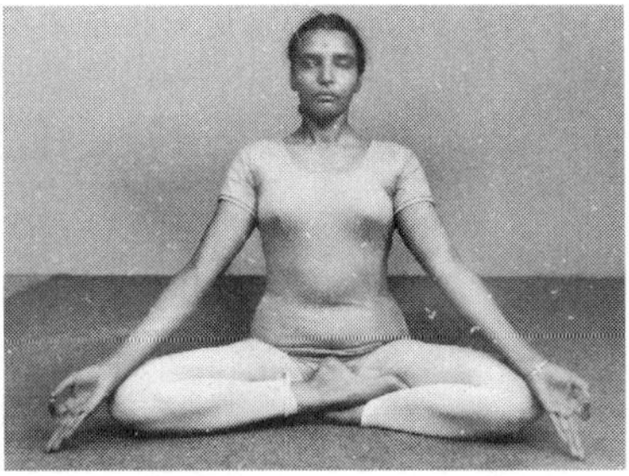
48

Technik

1. Sitze in Dandāsana (23).

2. Beuge das linke Knie, nimm den linken Fuß und lege seine Ferse nahe an den Damm und die linke Fußsohle gegen den rechten Oberschenkel.

3. Beuge das rechte Knie und lege den rechten Fuß auf den linken Fußknöchel, die Ferse des rechten Fußes sollte nahe am Schambein liegen.

4. Schiebe die rechte Fußsohle und die Zehen zwischen den linken Oberschenkel und die linke Wade.

5. Hebe die untere Bauchhälfte an, damit sie nicht auf die Ferse drückt. Lasse die Fersen an Damm bzw. Schambein anliegen.

6. Strecke beide Arme aus; lege die Außenseiten der Handgelenke auf die Knie; die Handflächen weisen nach oben; atme normal.

7. Forme mit den Spitzen von Daumen und Zeigefinger jeder Hand einen Kreis. Die restlichen drei Finger sollten gerade ausgestreckt sein. Das ist Jñāna-Mudrā (52).

8. Halte Kopf und Nacken aufrecht. Schließe die Augen und richte den Blick nach innen (48).

9. Sitze so lange wie möglich in dieser Stellung und atme normal. Beachte dabei folgende Punkte:

a) Strecke die Wirbelsäule hoch, knicke nicht in den Lenden, dem unteren Rücken ein. Halte die seitlichen Rippen angehoben und die Rumpfseiten parallel;

b) ziehe die Schulterblätter nach innen, ohne mit dem Rumpf zu kippen;

c) halte die Knie unten.

10. Befreie den rechten und dann den linken Fuß und strecke die Beine aus. Nun übe das Āsana, indem du zuerst das rechte Knie beugst. Bleibe so lange wie möglich in der endgültigen Stellung und atme normal.

Wirkungen

Die Lenden- und Schamgegend wird in der Stellung gut durchblutet. Sie hilft steifen Knien und Fußknöcheln. Die aufgerichtete Wirbelsäule stärkt das Bewußtsein und hält es wach und aufmerksam.

30. Vīrāsana *(49–51)*

Vīra bedeutet «heroisch», «mutig», «Held». Die Stellung symbolisiert einen sitzenden Krieger.

Technik

1. Knie auf dem Boden, halte die Knie geschlossen.
2. Rücke die Füße auseinander und drehe die Fußsohlen zur Decke. Halte Zehen und Füße in einer geraden Linie nach hinten.
3. Halte die Füße etwa 30 bis 50 cm auseinander. Senke das Gesäß, bis es auf dem Boden und nicht auf den Füßen ruht. Mach einen oder zwei Atemzüge.
4. Lasse das Gesäß am Boden. Die Wadeninnenseiten liegen an den Oberschenkelaußenseiten.
5. Drehe die Handflächen nach unten und lege sie auf die Knie.

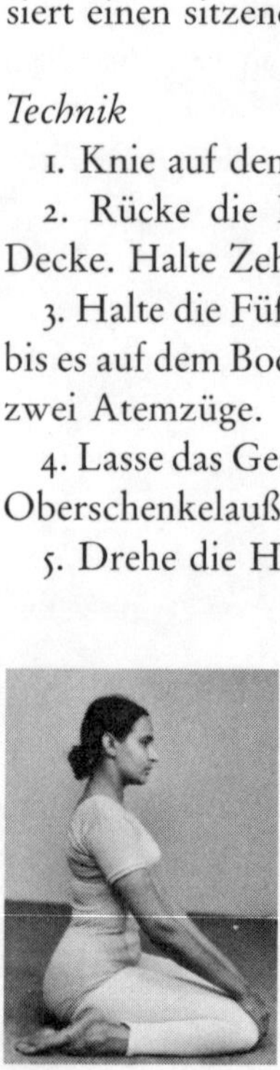
49

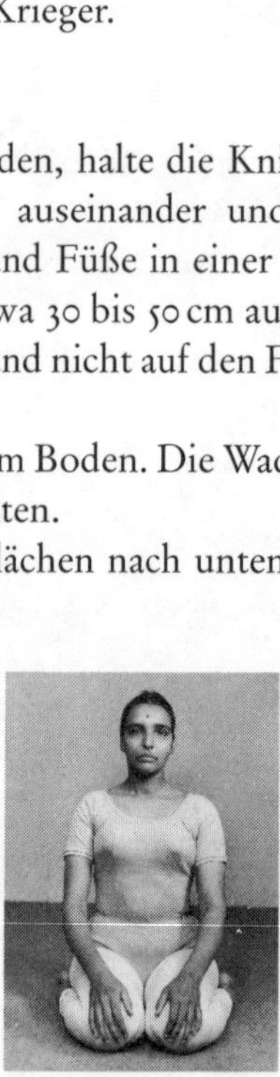
50

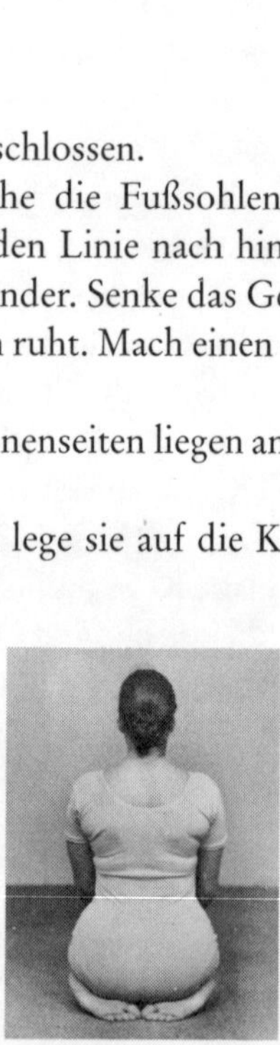
51

6. Verlagere das Körpergewicht auf die Oberschenkel und hebe die Taille und die Rumpfseiten an.

7. Weite die Brust, richte den Nacken auf und blicke geradeaus (49, Seitenansicht; 50, Vorderansicht).

8. Atme normal und sitze zunächst eine Minute, später so lange wie möglich in dieser Stellung. Beachte dabei folgende Punkte:

a) Der Oberkörper darf sich nicht nach vorn neigen;

b) halte Oberschenkel und Leisten unten.

9. Lege die Hände auf den Boden, hebe das Gesäß an und komme in die kniende Stellung zurück. Nun strecke die Beine aus.

Spezielle Anweisungen

(1) In diesem Āsana liegt Druck auf Knien und Fußgelenken, und du magst manchmal Schwierigkeiten haben, das Gesäß auf den Boden zu bringen. Lege eine gefaltete Decke unter das Gesäß, damit sich das Körpergewicht, was Knie, Füße und Gesäß betrifft, gleichmäßig verteilt. Verringere die Höhe der Decke nach und nach (185).

(2) Kannst du die Unterschenkel nicht nach hinten auseinanderspreizen, halte sie horizontal wie auf Abbildung 51.

(3) Hast du Mühe, den Oberkörper gerade zu halten, drücke die Handflächen fest auf die Knie und die Leisten gegen den Boden, damit sich der Rumpf vom Beckenboden aufwärts dehnt.

Wirkungen

Die Stellung heilt rheumatische Schmerzen in den Knien, lindert Gicht, hilft, die Wölbung der Fußrücken zu verbessern, und ist ideal bei Schmerzen in Füßen, Waden und Fersen, bei Fersensporn und bei kalten und müden Füßen. Sie hilft Menschen, die in feuchter Umgebung arbeiten, und Menschen, die stundenlang stehen müssen. Sie bewährt sich auch bei entzündeten Blutgefäßen. Die Stellung kann ohne Anstrengung sogar während der Regel geübt werden.

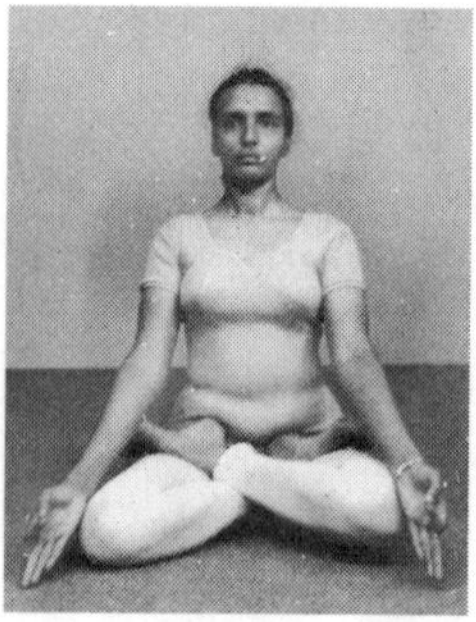

52

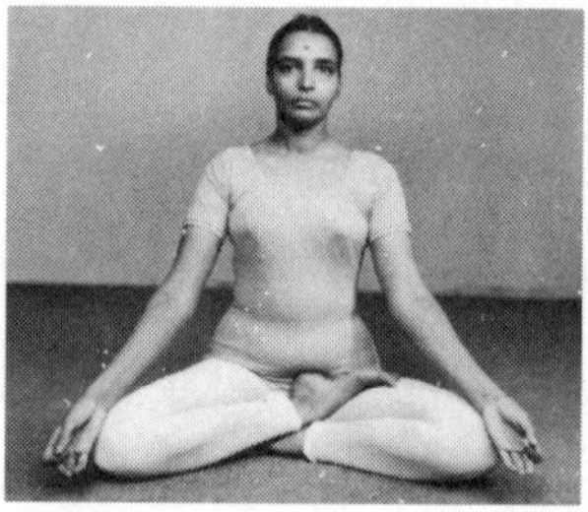

53

31. Padmāsana (52/53)

Padma bedeutet «Lotos». Es ist dies die Lotosstellung, die zur Meditation hinführt.

Technik

1. Sitze in Dandāsana (23).

2. Beuge das rechte Knie. Lege mit Hilfe beider Hände den rechten Fuß über den linken Oberschenkel an die Leiste. Die Zehen müssen über den Oberschenkel hinausragen.

3. Beuge das linke Knie und lege den linken Fuß mit Hilfe beider Hände über den rechten Oberschenkel an die Leiste. Die Schienbeine überkreuzen sich. Die Fersenseiten berühren das Becken. Mach einen oder zwei Atemzüge.

4. Dehne die Wirbelsäule, hebe die Rumpfseiten an und weite die Brust. Strecke beide Arme und lege die Handgelenkrücken auf die Knie. Halte die Finger in Jñāna-Mudrā (52) oder lege die Hände, mit den Handflächen nach oben, ineinander und an die Stelle, wo die Füße sich kreuzen.

5. Atme normal und sitze am Anfang 30 bis 60 Sekunden in der endgültigen Stellung. Später kannst du sie so lange wie möglich halten. Richte deine Aufmerksamkeit dabei auf folgende Punkte:

a) Drücke die gekreuzten Schienbeine fest gegeneinander, damit sich die Wirbelsäule aus ihrem Ansatz und nicht erst aus ihrer Mitte heraus nach oben dehnt;

b) das obenliegende Knie (linkes Knie in der Stellung von Abbildung 52) kann den Boden nicht berühren; versuche trotzdem, es so weit wie möglich nach unten zu bringen, ohne dabei den Halt der Schienbeine zu lockern;

c) schiebe die Knie enger zusammen – du ermöglichst damit der Wirbelsäule, sich noch mehr aus dem Kreuz heraus nach oben zu dehnen;

d) das Schwerkraftzentrum sollte in den Oberschenkeln und den gekreuzten Unterschenkeln liegen; neige aber nicht den Oberkörper nach vorne – dein ganzer Körper sollte die Form eines L wahren.

6. Befreie zuerst das linke, dann das rechte Bein mit Hilfe beider Hände. Nun übe das Āsana, indem du zuerst das linke und dann das rechte Bein anziehst, und sitze ebenso lange in dieser Stellung.

7. Befreie die gekreuzten Beine und komme in Dandāsana (23) zurück.

Spezielle Anweisungen

(1) Hast du steife Oberschenkel, Knie und Fußgelenke, oder leidest du an Rheumatismus, wirst du Padmāsana unmöglich üben können. Gehe dann folgendermaßen vor:

a) Beuge das linke Knie wie in Siddhāsana und schiebe Zehen und Fußsohle des linken Fußes unter den rechten Oberschenkel;

b) beuge das rechte Knie und lege das Bein nahe an den linken Fuß;

c) hebe den rechten Fuß und lege ihn an den linken Oberschenkelansatz; die Zehen ragen dabei nicht über den Oberschenkel hinaus, sondern berühren die Leiste (53);

d) lege die Hände auf die Knie und drücke diese gegen den Boden, damit sich alle Gelenke lockern;

e) halte nun den rechten Fuß wie in Siddhāsana und den linken Fuß wie in Padmāsana und drücke die Knie nach unten.

2. Oft wird das Beugen des Knies und das Plazieren des Fußes am entgegengesetzten Oberschenkelansatz nicht richtig ausgeführt. Indem du das Knie einwärts beugst, kommt die Wade in Berührung mit der Rückseite des Oberschenkels. Aufgrund dieser Verdickung und Verhärtung kann der Fuß die Leiste nicht berühren. Du mußt in dem Fall die Kniesehnen ganz locker lassen und die Wadenmuskeln aufwärts drehen, bis sie zur Decke zeigen und sich nicht mehr am Oberschenkel reiben; dadurch vermeidet man Verkrampfung.

Wirkungen

Die Stellung erlaubt nicht die geringste Nachlässigkeit. Die aufgerichtete Wirbelsäule hält das Bewußtsein wach und aufmerksam.

Gemeinsame Wirkungen der Āsanas 29 bis 31

Das Āsana-Trio dient vor allem der Atembeherrschung, der Konzentration und der Meditation. Alle drei sind leicht zu üben und helfen, die Glieder locker und entspannt zu halten. Der Körper ist ruhig in ihnen, das Bewußtsein still, wach und aufmerksam und damit zur Konzentration und Meditation bereit. Padmāsana ist dank dem Widerstand der gekreuzten Beine das bestgeeignete der drei Āsanas, Entschlossenheit zu fördern und die Wirbelsäule in ihrer Aufwärtsdehnung zu unterstützen. Padmāsana und Siddhāsana gelten als heilig.

Aus rein körperlicher Sicht sind die Stellungen äußerst vorteilhaft bei rheumatischen Knien und Fußknöcheln; sie verleihen diesen Gelenken Bewegungsfähigkeit und fördern die Durchblutung des Beckenraums. Sie lindern Kreuzschmerzen. Wir können in diesen Stellungen sitzend lesen und stricken.

Die nun folgenden Āsanas sind Varianten von Padmāsana und Vīrāsana.

32. Vīrāsana-Zyklus (54/55)

Es handelt sich um zwei sehr nützliche Varianten von Vīrāsana.

Technik

1. Sitze in Vīrāsana (49, 50). Strecke die Füße nach hinten in einer Linie mit den Schienbeinen aus. Halte die Knie geschlossen. Mach ein paar Atemzüge.

2. Verschränke die Finger, drehe die Handgelenke nach außen und strecke die Arme auf Schulterhöhe nach vorne.

3. Strecke jetzt die Arme neben dem Kopf hoch und drehe die Handflächen zur Decke (54).

4. Halte die Stellung 20 bis 30 Sekunden lang, atme normal und achte dabei auf folgende Punkte:

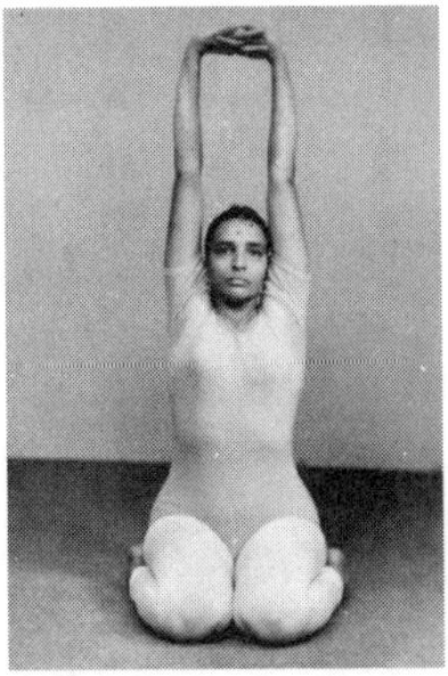

54

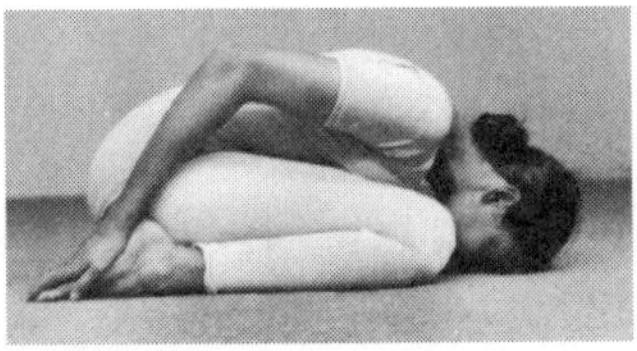

55

a) Strecke die Arme aus den Achselhöhlen heraus;

b) halte die Ellbogen durchgedrückt;

c) halte die Schulterblätter eingezogen und das Brustbein vorgeschoben und angehoben;

d) dehne und weite den Brustkorb aus den fliegenden Rippen heraus bis an den obersten Brustrand;

e) halte die Kehle entspannt.

5. Atme aus und senke die Arme.

6. Verschränke die Finger andersherum, wiederhole die Stellung und komme in Vīrāsana (49, 50) zurück.

7. Nimm jetzt die Hände von den Knien und lege sie mit den Handflächen nach unten auf die Fußsohlen (wie auf Abbildung 55). Mach einen oder zwei Atemzüge.

8. Beuge dich beim Ausatmen über die Oberschenkel nach vorn. Strecke die Stirn über die Knie hinaus (55).

9. Atme normal, halte die endgültige Stellung der zweiten Variante 30 bis 60 Sekunden lang und achte dabei auf folgende Punkte:

a) Hebe weder Gesäß noch Oberschenkel vom Boden hoch;

b) lasse die Brust nicht einfallen oder sich zusammenziehen; sie muß sich aus den fliegenden Rippen heraus bis in die obersten Rippen dehnen und parallel zu den Oberschenkeln bleiben.

10. Hebe beim Einatmen den Rumpf mit konkav durchgedrückter Wirbelsäule an. Nimm die Hände von den Füßen, strecke die Beine aus und komme in Dandāsana (23) zurück.

Spezielle Anweisungen

(1) Wir haben alle die Gewohnheit, die Finger entweder mit dem Daumen der linken oder rechten Hand außen zu verschränken. Achte darauf, welchen Daumen du außen hältst, wenn du die Arme zum ersten Mal hochstreckst, damit du die Verschränkung wechseln kannst, bevor du die Arme ein zweites Mal hochstreckst.

Die geänderte Verschränkung der Finger hat ein anderes Strecken der Hände und Arme zur Folge und läßt Muskeln arbeiten, die sonst nie gebraucht würden.

Frauen, die an arthritischen oder geschwollenen Fingern leiden, sollten diese Āsana-Variante üben und auch bei der Übung von Vrikshāsana (2) und Parvatāsana (59) diese Technik wählen.

Hast du Schwierigkeiten, die Finger ineinander zu verschränken, halte die Arme mit nach vorn zeigenden Handflächen hochgestreckt.

(2) Sind die Halsmuskeln verkrampft, neige den Kopf aus dem Genick heraus nach unten, um sie zu lockern. Das empfiehlt sich besonders für Menschen, die an Beschwerden der Schilddrüse leiden.

(3) Wer Rückenschmerzen hat oder sich nicht nach vorn zu neigen vermag, sollte die Oberschenkel spreizen, die Arme zu beiden Seiten des Kopfes hochstrecken und sich nach vorne beugen, bis die Handflächen auf dem Boden liegen und die Brust zwischen den Oberschenkeln ruht. Damit normalisiert sich auch eine beschleunigte Atmung.

Wirkungen

Diese Varianten lindern Rückenschmerzen und Arthritis in Schultern, Ellbogen und Fingern.

33. Supta-Vīrāsana (56–58)

Dieses Āsana ist eine Variante von Vīrāsana. Man übt es auf dem Rücken liegend.

Technik

1. Sitze in Vīrāsana (49, 50). Halte die Fußknöchel mit den Händen. Mach ein paar Atemzüge.

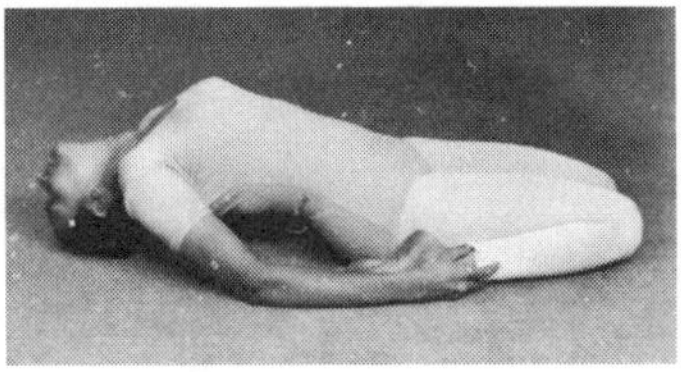

56

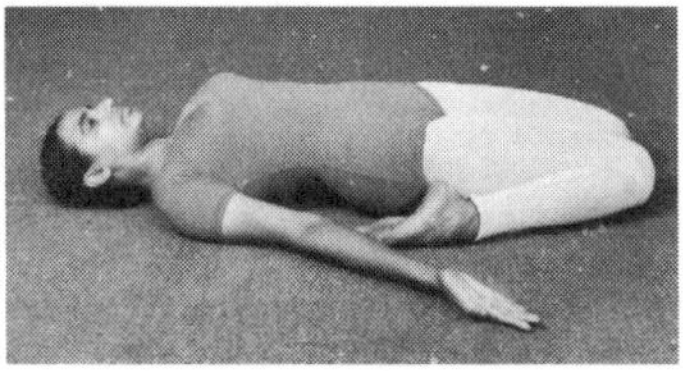

57

2. Neige den Rumpf beim Ausatmen nach hinten und bringe Rücken und Taille auf den Boden. Stütze die Ellbogen, einen nach dem anderen, auf den Boden; zuletzt liegen Ellbogen und Vorderarme auf dem Boden.

3. Beuge dich weiter zurück, bis du mit dem Scheitel den Boden berührst (56).

4. Lockere den Rücken und lege den Hinterkopf, die Schultern und den Rumpf auf den Boden. Strecke die Arme seitlich der Beine aus und bleibe 15 Sekunden in dieser Stellung (57). Atme ein- oder zweimal.

5. Strecke die Arme neben dem Kopf hoch, die Handflächen nach oben.

6. Bleibe 30 bis 60 Sekunden lang, und später so lange wie möglich, in der endgültigen Stellung. Atme normal und beachte dabei folgende Punkte:

a) Dehne die Streckmuskeln der Arme, damit Oberschenkel und Bauch massiert und gegen die Brust hochgezogen werden;

b) hebe weder die Knie noch das Gesäß oder die Schultern vom Boden hoch;

c) ziehe die Schulterblätter nach innen und weite die Brust;

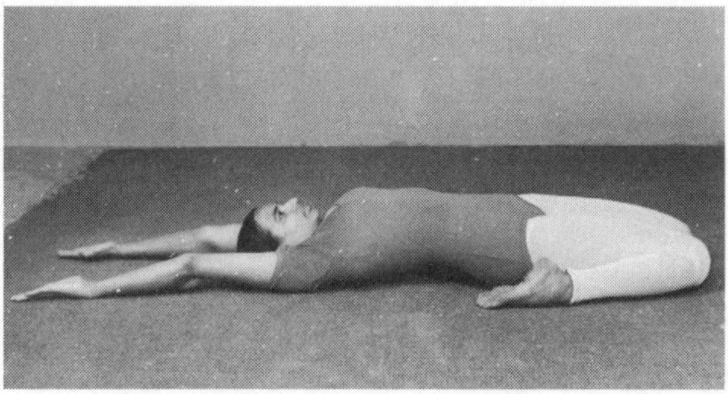

58

d) Rück- und Vorderseite des Rumpfes müssen sich gleichmäßig dehnen.

7. Ergreife mit den Händen die Fußknöchel. Hebe Kopf und Rumpf vom Boden hoch, indem du dich auf die Ellbogen stützt. Sitze in Vīrāsana (49, 50). Befreie die Beine.

Spezielle Anweisungen

(1) Am Anfang neigen die Knie dazu auseinanderzuklaffen. Bei regelmäßiger Übung fällt es dir leicht, sie geschlossen zu halten.

(2) Beleibtheit oder Spannung in den Oberschenkeln und Knien können dich daran hindern, dich weit genug nach hinten zu beugen. Lege dir in diesem Fall ein Kissen oder eine 10 bis 15 cm dick gefaltete Decke unter Kopf und Rücken, damit Oberschenkel und Gesäß auf dem Boden liegen und sich die Brust dehnt. Mit dieser Art zu üben verringerst du die Muskelspannung (186).

Wirkungen

Supta-Vīrāsana streckt Bauch, Rücken und Taille. Es unterstützt die Verdauung und kann nach schweren Mahlzeiten geübt werden, um den Magen zu erleichtern. Es ist von größtmöglichem Nutzen bei Übersäuerung, Rheumatismus, Magenschmerzen, Rückenschmerzen, Asthma, Magengeschwüren, Sodbrennen, Beschwerden der Eierstöcke und Nervenentzündungen. Das Āsana ist auch besonders geeignet für Sportlerinnen.

Padmāsana-Zyklus

34. *Parvatāsana* (59)

Parvata bedeutet «Berg». Das Āsana ist eine Variante von Padmāsana. Hier werden die Arme mit verschränkten Händen über den Kopf hochgehoben.

Technik

1. Sitze in Padmāsana (52). Mach ein paar Atemzüge.

2. Verschränke die Finger und drehe die Hände aus den Handge-

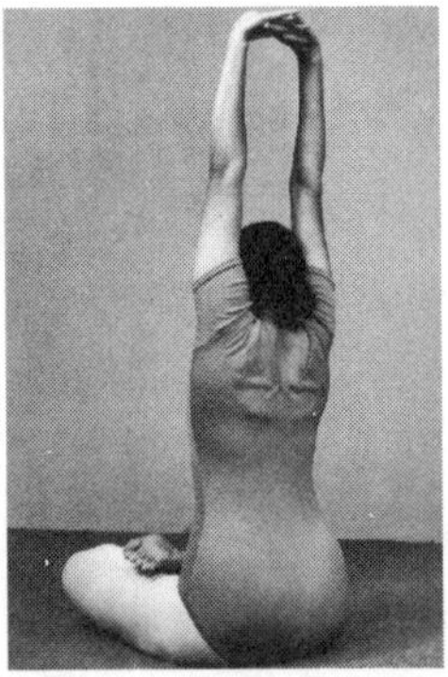

59

lenken heraus, so daß die Handflächen nach oben weisen. Strecke die Arme auf Schulterhöhe nach vorn.

3. Hebe beim Einatmen die Arme über den Kopf hoch, bis sie senkrecht zum Boden und in einer Linie mit den Schultern sind (59).

4. Strecke die Arme, um die Ellbogen durchzudrücken.

5. Atme normal, halte die endgültige Stellung 30 bis 60 Sekunden lang und achte dabei auf folgende Punkte:

a) Strecke die Rumpfseiten hoch, damit sich die Wirbelsäule dehnt;

b) ziehe die Schulterblätter nach innen;

c) weite die Brust;

d) halte die Oberschenkel stabil und presse sie fest gegen den Boden, um den Rumpf nach oben hin zu dehnen.

6. Senke beim Ausatmen die Arme, wechsle die Verschränkung der Finger und wiederhole die Stellung.

7. Nun übe das Āsana mit andersherum gekeuzten Beinen. Befolge die Techniken 2 bis 5 und halte die endgültige Stellung ebensolange. Senke die Arme und komme in Dandāsana (23) zurück.

Spezielle Anweisung

Es gibt eine andere Art, die Arme hochzustrecken: Verschränke die Finger und drehe die Handflächen nach oben. Lege die Handrükken auf den Kopf, indem du die Ellbogen seitwärts beugst, und strecke dann die Arme gegen die Decke. Die Methode ist vorteilhaft für Menschen mit einem Buckel. Es ist aber eine fortgeschrittene Übungsform, und du mußt die erste Methode beherrschen, bevor du dich in ihr versuchst. Die erste Methode eignet sich bei Verrenkungen in Nacken und Rücken.

Wirkungen

Das Āsana lindert rheumatische Schmerzen und Steifheit in den Schultern.

Anmerkung: Sind einmal diese Stellung und die folgenden Āsanas gemeistert, muß man eines nach dem anderen üben können, ohne die Stellung der Beine in Padmāsana (52) zu wechseln. Ist ein Zyklus mit unverändert gekreuzten Beinen abgeschlossen, muß man alle Stellungen mit andersherum gekreuzten Beinen wiederholen.

35. *Baddha-Padmāsana* (60)

Baddha bedeutet «gefangen», «zurückgehalten». In diesem Āsana sind die Arme hinter dem Rücken und die Beine vor dem Körper gekreuzt, die Zehen werden mit den Händen gehalten. Der Körper ist sozusagen zwischen Armen und Beinen «gefangen» – daher der Name. Die Stellung ist eine Variante von Padmāsana.

Technik

1. Sitze in Padmāsana (52). Mach ein paar Atemzüge.

2. Schwinge beim Ausatmen den linken Arm hinter den Rücken nahe an die rechte Hüfte. Halte die linke große Zehe mit Zeige- und Mittelfinger. In der schwingenden Bewegung des linken Arms dreht sich der Rücken leicht nach links. Korrigiere die Stellung, indem du die Brust vorschiebst. Mach einen oder zwei Atemzüge.

3. Schwinge den rechten Arm nach hinten und halte die rechte große Zehe. Beuge den Rumpf ein wenig nach vorn, um die große Zehe leichter zu erwischen.

4. Richte den Rumpf auf und wirf den Kopf zurück (60).

5. Bleibe für 20 bis 30 Sekunden in der endgültigen Stellung, atme normal und achte dabei auf folgende Punkte:

a) Ziehe die Schulterblätter nach innen;

b) dehne und weite die Brust;

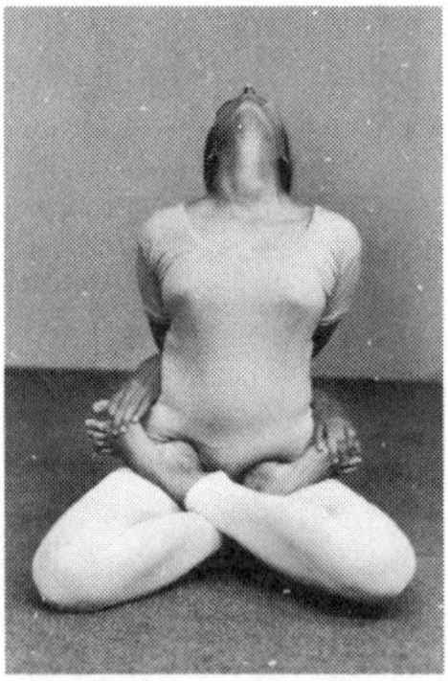

60

c) halte die Wirbelsäule gedehnt;
d) hebe das Brustbein an, indem du den Kopf nach hinten beugst;
e) halte die Zehen fest im Griff.

6. Hebe beim Einatmen den Kopf hoch und übe das Āsana andersherum; wechsle Padmāsana und kreuze die Arme andersherum. Halte die endgültige Stellung genauso lange, befreie dann Arme und Beine oder gehe zum nächsten Āsana über.

Spezielle Anweisungen

(1) Am Anfang wird es schwierig sein, die großen Zehen zu erwischen. Schwinge die Arme so weit du kannst zurück, und versuche, dich an deiner Bekleidung festzuhalten, oder die große Zehe des oben liegenden Fußes zu ergreifen, wie zum Beispiel die linke große Zehe auf Abbildung 60 oder die rechte große Zehe, wenn das Padmāsana gewechselt wurde. Wenn die Schultergelenke beweglicher geworden sind, wird es dir möglich sein, beide Zehen gleichzeitig zu halten.

(2) Übst du Padmāsana mit dem linken Fuß oben, ergreife zuerst die linke und dann die rechte große Zehe; ergreife nicht zuerst die rechte und dann die linke große Zehe.

Wirkungen

Die Brust ist ganz gedehnt, und es atmet sich leicht. Die Schilddrüse wird massiert und dem Fett um Taille und Hüften der Kampf angesagt.

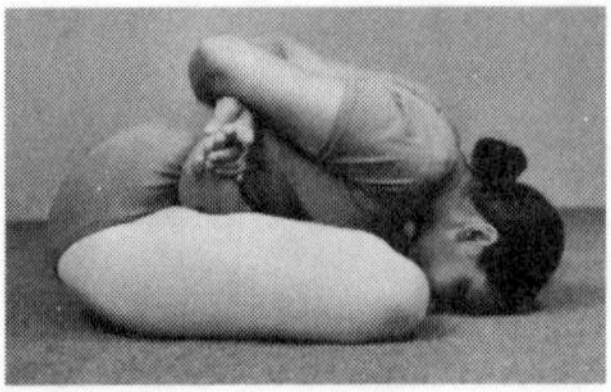

61

36. *Yoga-Mudrāsana* (61)

Mudrā bedeutet «Siegel», «Verschluß», «Beherrschung». Das Āsana ist eine Variante von Baddha-Padmāsana mit einer Vorwärtsbeugung.

Technik

1. Nimm die Stellung von Baddha-Padmāsana ein (60). Halte den Kopf aufgerichtet, atme normal.

2. Dehne beim Ausatmen den Rumpf nach vorne und lege die Stirn auf den Boden (61).

3. Bleibe 20 bis 30 Sekunden in der endgültigen Stellung, atme normal und achte dabei auf folgende Punkte:

a) Wenn du dich nach vorn beugst, rutschen dir die Zehen gern aus den Fingern; halte sie fest im Griff;

b) statt der Zehen können wir den vorderen Teil des Fußes ergreifen (61).

4. Hebe beim Einatmen Kopf und Rumpf hoch, komme in Baddha-Padmāsana (60) zurück und befreie Hände und Beine.

5. Wiederhole das Asana andersherum, indem du das Padmāsana wechselst und die Arme andersherum kreuzt. Bleibe gleich lange in dieser Stellung.

Wirkungen

Das Āsana verstärkt die peristaltischen Bewegungen des Darmes, hilft bei Verstopfung und verbessert die Verdauung.

37. Matsyāsana (62)

Das Āsana ist *Matsya* («Fisch»), der ersten Inkarnation Vishnus, gewidmet.

In diesem Āsana, das auf dem Boden liegend ausgeführt wird, wölbt sich der Körper in einem leichten Bogen von der Taille bis zum Nacken, und der Hinterkopf liegt auf dem Boden. Die Beine sind gekreuzt und werden mit den Händen gehalten. Aber die Technik ist hier vereinfacht, um den Bedürfnissen der Frauen zu entsprechen.

Technik

1. Sitze in Padmāsana (52).

2. Senke beim Ausatmen den Oberkörper und die Taille nach hinten, stütze die Ellbogen einen nach dem anderen auf den Boden. Beuge den Rumpf noch weiter zurück, bis du mit dem Scheitel den Boden berührst.

3. Lege den Hinterkopf auf den Boden und senke den Rumpf gegen den Boden. Vergewissere dich, daß der Rücken nahe dem Boden ist und sich nicht wölbt. Atme normal.

4. Dehne die Arme neben dem Kopf hoch und strecke sie, mit den Handflächen zur Decke, nach oben. Blicke zur Decke hoch (62).

5. Bleibe 20 bis 30 Sekunden in dieser Stellung, atme normal und achte dabei auf folgende Punkte:

a) Strecke die Arme sowohl aus dem Rücken wie auch aus den Rumpfseiten heraus nach oben;

b) weite die Brust;

c) halte die gekreuzten Schienbeine stabil.

6. Lege die Arme neben den Oberkörper zurück, drücke Ellbogen

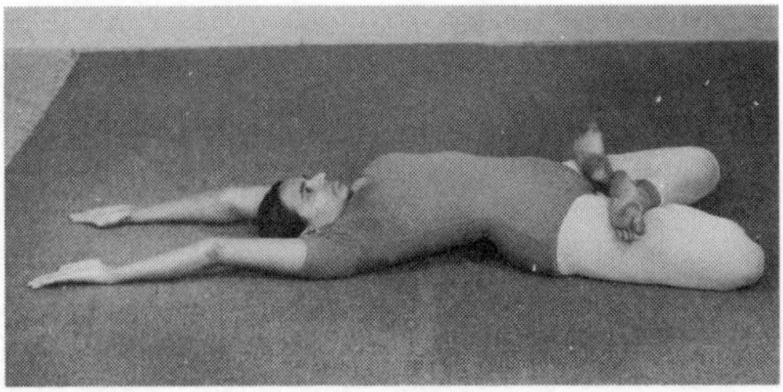

62

und Hände gegen den Boden, schwinge Kopf und Rumpf hoch und sitze in Padmāsana (52). Befreie die Beine. Komme in Dandāsana (23) zurück, wechsle die Lage der Beine in Padmāsana und wiederhole die Stellung andersherum genauso lange.

Spezielle Anweisungen

(1) Sobald der Rücken den Boden berührt, kommen manchmal die Knie in die Höhe. Das geschieht bei einem großen Gesäß oder bei eingeschränkter Bewegungsfähigkeit des Kreuz- und Steißbeins. Es können sich auch die Schultern hochheben, während die Knie auf dem Boden bleiben. In diesem Fall lege dir eine 10 bis 15 cm dick gefaltete Decke unter die Taille, wie für Supta-Vīrāsana (186) beschrieben.

(2) Wer Mühe hat, den Rumpf hochzuschwingen, kann die gekreuzten Beine im Liegen befreien.

Wirkungen

Das Āsana schafft Linderung bei Hämorrhoidalblutungen und -entzündungen; es entspannt die Schilddrüse.

Gemeinsame Wirkungen der Āsanas 34 bis 37

Padmāsana und seine Varianten haben eine heilsame Wirkung bei Rheumatismus in den Schultern, Ellbogen, Handgelenken und Fingern. Sie helfen, die Wirbelsäule zu strecken, die Brust zu weiten und Buckel zu heilen. Bauch, Becken und Taille werden besonders gestreckt, was die Blutzirkulation verbessert. Die Āsanas bewähren sich außerdem ausgezeichnet bei Magenschmerzen, Übersäuerung, Verdauungsschwäche, Reizungen der Leber, Milz und Gallenblase, Magengeschwüren, Rückenschmerzen, Menstruationsbeschwerden und Asthma.

Sie können auch während der Regel geübt werden.

Abteilung IV: Āsanas – Umkehrstellungen

Die Āsanas dieser Abteilung sind von zentraler Bedeutung, aber schwierig auszuführen. Viele Krankheiten des Körpers und der Psyche lassen sich durch ihre Übung heilen – sie fördern die Haltung des Nicht-Verhaftetseins und der Duldsamkeit. Das Beherrschen dieser Āsanas und ihrer Varianten ist wesentlich für das Gelingen unseres Lebens in materieller und spiritueller Hinsicht. Sie sind so etwas wie Eltern, die uns helfen und anleiten auf dem Weg zu einem erfolgreichen Leben.

38. Sālamba-Shīrshāsana (63–70)

Sālamba bedeutet «mit Unterstützung», *shīrsha* «Kopf». Das ist der Kopfstand, der Gleichgewicht und Ausgeglichenheit verleiht. Es gibt zwei Grundvarianten: Sālamba, mit Unterstützung, und Nirālamba, ohne Unterstützung. Für Frauen ist die Übung von Shīrshāsana mit Unterstützung ausreichend. Lies die folgenden Anweisungen sorgfältig, bevor du das Āsanas übst. Bevor du es zu lernen beginnst, mußt du alle Āsanas der ersten Abteilung sowie Sālamba-Sarvāngāsana (84) und Halāsana (88) dieser Abteilung wirklich beherrschen. Noch leichter und sicherer hält man das Gleichgewicht in Shīrshāsana, wenn man auch Sarvāngāsana und seinen ersten fünf Varianten beherrscht. Wird Sarvāngāsana fehlerhaft ausgeführt, kann Shīrshāsana nicht korrekt gelingen, und Fehler in der Übung sind schwer zu korrigieren. Erinnere dich stets an das Folgende:

1. Es ist wesentlich, in diesem Āsana die Wirbelsäule geradezuhalten.

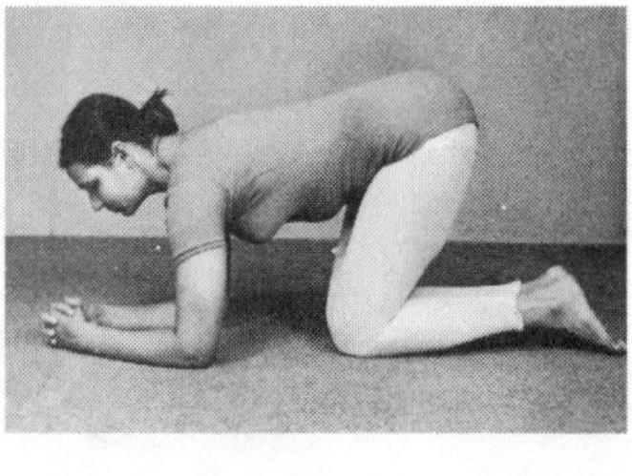
63

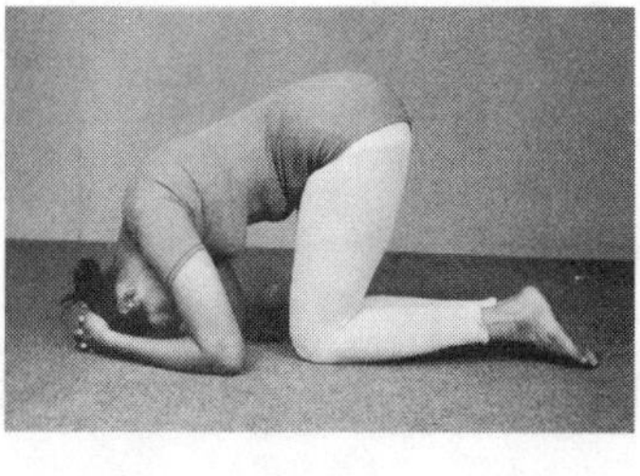
64

2. Ist Shīrshāsana einmal Teil deiner Übungsroutine geworden, übe es immer vor anderen Āsanas. Denn wenn dich die Übung anderer Āsanas ermüdet hat, neigst du zu Atemlosigkeit und Gliederzittern, und es ist dann unter Umständen schwierig, das Gleichgewicht zu halten.

3. Auf Shīrshāsana *muß* Sarvāngāsana folgen. Das ist äußerst wichtig. Shīrshāsana allein geübt führt zu Reizbarkeit, Ärger und emotionaler Unausgeglichenheit. Darum ist es nicht gut und sollte stets vermieden werden, Shīrshāsana allein zu üben.

4. Die Übung beider Āsanas muß von gleicher Dauer sein. Es schadet nicht, Sālamba-Sarvāngāsana etwas länger zu üben, aber Shīrshāsana auf keinen Fall.

5. Anfängerinnen sollten Technik A üben. Mehrere aufeinanderfolgende Versuche, sich in das Āsana hochzuwerfen, sind zu unterlassen, das ist eine falsche Art der Übung. Während eines Übungsablaufs sollten wir das Āsana nur einmal versuchen, können das aber zweimal täglich wiederholen, falls wir morgens und abends üben.

6. Ich erläutere hier drei technische Varianten, die der Reihe nach zu üben sind; wer Technik A beherrscht, kann zu Technik B übergehen, und wer diese beherrscht, zu Technik C.

Technik A

1. Für die ersten Versuche im Kopfstand ist es nützlich, eine Hilfe zu haben. Eine Wand ist notwendig oder, noch besser, eine Ecke. Üben wir Shīrshāsana gegen die Wand, mögen wir das Gleichgewicht halten, Rumpf und Beine aber bilden keine Linie mit dem Kopf. Das Nicht-in-Linie-Sein wird am besten durch das Üben in der Ecke vermieden (65).

2. Falte eine Decke vierfach und lege sie in eine Ecke, sie muß beide Wände berühren. Knie dich wie für Vīrāsana der Ecke zugewendet auf den Boden.

3. Verschränke die Finger fest; die Daumen berühren einander, und die Hände bilden damit eine halbrunde Schale. Lege die zur Schale geformten Hände ungefähr 5 bis 8 cm von der Ecke entfernt auf die Decke. Kleine Finger und Daumen müssen parallel zueinander liegen. Befinden sich die Hände mehr als 8 cm von der Ecke

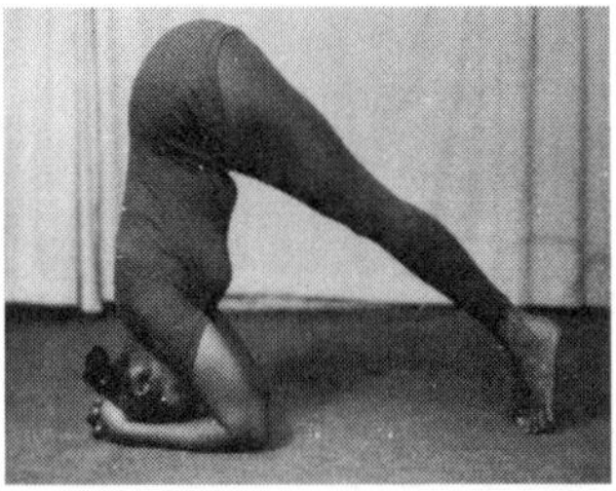

64a

entfernt, kommt es zu folgenden Fehlern in der endgültigen Stellung:

a) Die Wirbelsäule biegt sich und verliert ihre Dehnung;

b) der Bauch steht hervor;

c) das Körpergewicht verlagert sich auf die Ellbogen, und sie schmerzen;

d) die Augen quellen hervor und schwellen an;

e) das Gesicht läuft rot an.

4. Lege die Unterarme auf die Decke, die Ellbogen auf Schulterbreite parallel zueinander; die Handgelenke sind aufgerichtet, die Elle liegt auf der Decke auf, und die Speiche befindet sich direkt über ihr (63).

5. Die Distanz zwischen den Ellbogen muß der Schulterbreite entsprechen, damit die Arme geradeliegen und sich weder nach innen noch nach außen drehen. Ist die Distanz zwischen den Ellbogen zu klein, entsteht Druck auf die seitlichen Rippen, und die Brust schmerzt; ist sie zu groß, weitet sich die Brust nicht, und es entsteht Druck auf die Halswirbel.

6. In dieser Stellung bilden die Hände, die Unterarme und die Distanz zwischen den Ellbogen und der Brust ein gleichseitiges Dreieck. Bewege weder Ellbogen noch Unterarme, wenn du die endgültige Position eingenommen hast.

7. Hebe das Gesäß hoch, bis die Ellbogengelenke sich senkrecht zu den Schultern befinden und der Kopf eine Linie mit den Händen bildet (wie auf Abbildung 63). Atme normal.

8. Lege den Scheitel des Kopfes beim Ausatmen auf die Decke; der Hinterkopf befindet sich parallel zur Wand und etwas mehr als einen Zentimeter vom kleinen Finger entfernt. Lege den Kopf nicht in die Schale der Hände – das ist falsch. Klemme den Kopf nicht zwischen

die Handgelenke. Die Ohren müssen parallel zueinander sein (64). Bleibe in der Stellung und mach ein paar Atemzüge.

9. Hebe beim Ausatmen die Knie hoch, während die Zehen auf dem Boden bleiben. Strecke jetzt die Beine durch und rücke die Füße einwärts, bis der Rumpf sich im rechten Winkel zum Boden befindet.

10. Halte die Beine stabil und ziehe die Kniescheiben hoch (64a). Bleibe ein paar Sekunden in dieser Stellung und atme normal.

11. Lasse einen Helfer rechts oder links von dir stehen und deine Schienbeine und Oberschenkel mit den Händen stützen. Schiebe beim Ausatmen das Gesäß in die Ecke, ohne die Wirbelsäule zu krümmen. Bitte deinen Helfer, deine Beine und den Rumpf hochzuheben, bis deine Beine in Shīrshāsana an der Wand ruhen. Stütze nun den Rumpf mit Hilfe der aufeinandertreffenden Wände ab. Verlagere das Körpergewicht nicht in die Hände des Helfers, sondern gegen die Wände. Die Außenseiten der Fersen müssen die beiden Wände berühren (65).

12. Versuche jetzt, das Gesäß von der Wand zu entfernen, und lerne, das Körpergewicht auf die Arme, den Kopf und den Rumpf zu verteilen. Ständiges Abstützen an der Wand führt zu einer krummen Wirbelsäule; du mußt darum lernen, dich davon zu lösen. Bleibe,

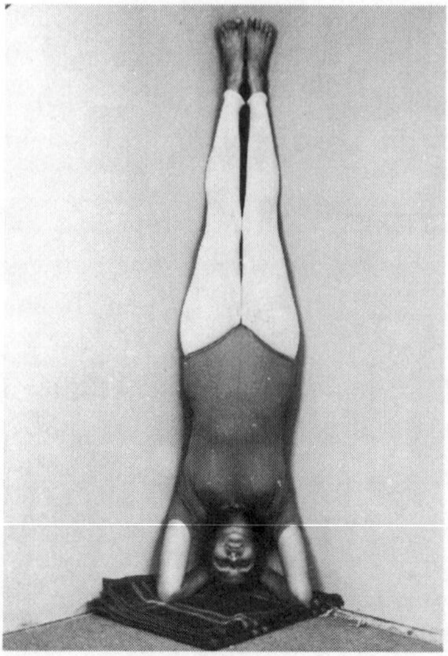

65

solange du kannst, mindestens aber eine Minute, in der endgültigen Stellung von Shīrshāsana, atme normal und achte dabei auf folgende Punkte:

a) Hebe das Brustbein an, damit die Halswirbel nicht zusammengedrückt werden und man das Körpergewicht im Kopf fühlt;

b) hebe die seitlichen Rippen an und weite die Brust, damit die Rückenwirbel konkav durchgedrückt bleiben;

c) halte die Lendenwirbelsäule aufgerichtet, damit sich die Bauchmuskeln strecken und der Bauch nicht vorsteht;

d) halte das Gesäß ein wenig von der Wand entfernt, damit Kreuz und Nacken ihr Gleichgewicht finden;

e) stütze dich mit den Fersen an den Wänden ab, um nicht das Gleichgewicht zu verlieren.

13. Wenn du Vertrauen und Kontrolle gewonnen hast, erhöhe die Dauer allmählich auf 5 Minuten, atme dabei immer normal.

14. Lehne beim Ausatmen das Gesäß gegen die Wand. Lasse dir Oberschenkel und Schienbeine von deinem Helfer halten, senke die Beine langsam und lege sie auf den Boden. Warte einen Moment, hebe den Kopf hoch und befreie die Hände.

Bist du mit dieser Methode, Shīrshāsana zu üben, vertraut, steigere die Dauer. Verursacht dir die Stellung weder im Kopf noch im Nacken oder Rücken Schmerzen, lerne Technik B zu beherrschen. (Schmerzen treten auf, wenn der Brustkasten nicht richtig angehoben ist.)

Technik B

1. Folge den in Technik A beschriebenen Schritten von Paragraph 1 bis 10 (63–64a).

2. Beuge leicht die Knie, hebe beim Ausatmen die Beine in einem Zug hoch und stütze Rücken und Gesäß an der Wand ab. In dieser Stellung fällt die Wirbelsäule wahrscheinlich nach hinten und muß hochgedehnt werden. Für den Moment sind die Beine in den Knien angewinkelt.

3. Hebe die Füße hoch und stütze sie an der Wand ab; strecke die Beine in Shīrshāsana aus. In dieser Stellung berühren das Gesäß, die Rückseite der Beine und die Fersen die Wand. Die Beine müssen sich

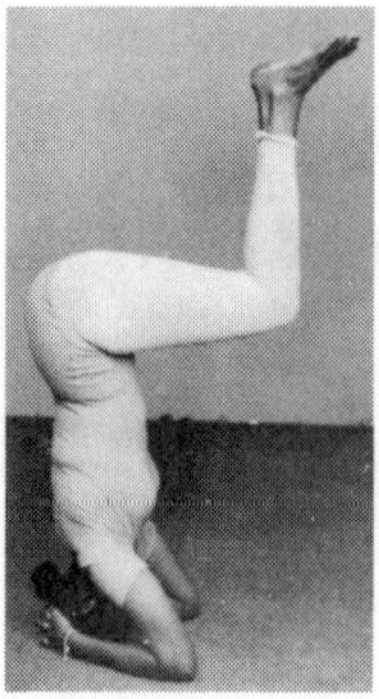
66
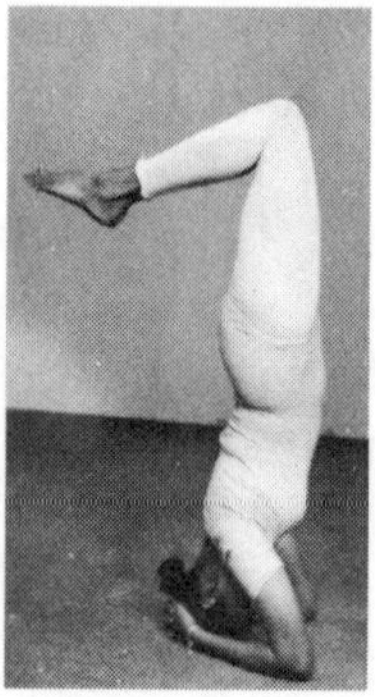
67
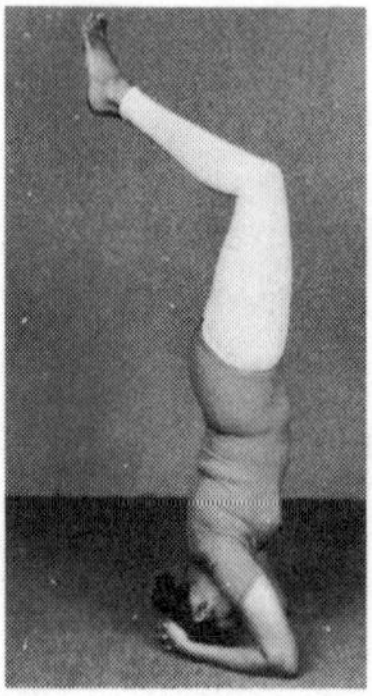
68

innerhalb weniger Sekunden nach dem Sprung in den Kopfstand strecken.

4. Das ist die endgültige Stellung. Befolge jetzt alle Anweisungen von Paragraph 12 der Technik A, atme normal.

5. Entferne einen Fuß 8 bis 10 cm von der Wand und lerne, das Gleichgewicht zu halten. Halte das Bein gestreckt. Ziehe das Gesäß an und bringe das andere Bein auf eine Linie mit dem ersten. Lerne, das Gleichgewicht zu halten. Am Anfang wird dir das 10 bis 15 Sekunden lang gelingen. Sobald du das Gefühl hast, das Gleichgewicht zu verlieren, stütze die Beine an der Wand ab. Dann entferne sie wieder einen Moment lang von der Wand und halte das Gleichgewicht. Atme die ganze Zeit über normal.

6. Komme schrittweise aus der Stellung herunter, indem du in umgekehrter Reihenfolge die Techniken auf den Abbildungen 66, 64a, 64 befolgst. Einmal unten angelangt, warte 5 bis 10 Sekunden lang, bevor du den Kopf hochhebst.

Mit Hilfe dieser Technik lernst du erstens, vom Boden abzufedern und die Beine hochzubringen, und zweitens, die endgültige Stellung des Āsanas ohne Wand-Unterstützung zu halten.

Beherrschst du die oben beschriebene Technik, lerne Technik C.

Technik C

1. Befolge die Anweisungen der Technik A von Paragraph 1 bis 10 (63–64a), aber ohne Wand-Unterstützung.

2. Beuge leicht die Knie, und hebe beim Ausatmen die Beine in

einem Zug hoch. Fällt die Wirbelsäule leicht nach hinten, mußt du sie vorschieben, um sie aufrecht zu halten. Hebe die Knie hoch, bis die Oberschenkel sich parallel zum Boden befinden.

3. Halte den Rumpf in einer Linie mit dem Kopf (66). Lasse das Gesäß nicht nach hinten sacken, du mußt es in einer Linie mit dem Kopf halten, sonst fällst du hintenüber. Fällt das Gesäß nach vorn oder befindet es sich in einer Linie mit den Ellbogen, oder fehlt ihm die nötige Spannung, fällst du wahrscheinlich nach vorn über.

Darum muß die ganze Bewegung, in der du die Füße vom Boden hochhebst, aufwärts gerichtet sein – Wirbelsäule, Gesäß, Oberschenkel, Knie und Füße müssen sich alle aufwärts bewegen, damit das Körpergewicht nicht allein auf Kopf und Händen lastet.

4. Fahre in der Aufwärtsbewegung fort, hebe die Knie hoch, bis sie zur Decke zeigen, damit sich der Körper vom Bauchnabel bis zu den Knien senkrecht aufrichtet. Die Unterschenkel sind jetzt nach hinten abgewinkelt. Spanne die Gesäßmuskeln an und ziehe das Gesäß ein (67). Vom Kopf bis zu den Knien muß der Körper eine einzige Linie bilden. Halte die Stellung einen Moment lang, atme normal.

5. Halte den Körper vom Kopf bis zu den Knien stabil und hebe die Unterschenkel auf die Linie der Oberschenkel hoch (68). Strecke die Schienbeine und Waden vollkommen in Shīrshāsana aus (69, Seitenansicht; 70, Vorderansicht).

6. Die Aufwärtsbewegung in Shīrshāsana ist also folgende: Indem du die Füße vom Boden abhebst, mußt du die Aufwärtsbewegung im Rumpf von den Achselhöhlen bis zum Gesäß durchziehen, dann von den Leisten bis zu den Knien und zuletzt von den Knien bis zu den Füßen.

7. Bleibe 5 Minuten in der endgültigen Stellung und atme normal. Ist es dir möglich, steigere die Dauer. Shīrshāsana bedeutet nicht, lediglich auf dem Kopf stehend das Gleichgewicht zu halten. Es sollte genauso selbstverständlich werden, auf dem Kopf zu stehen wie auf den Füßen. Achte dabei auf folgende Punkte:

a) Drücke die Ellbogengelenke und die Unterarme gegen den Boden; halte die Ellbogen stabil; hebe die Schultern und die Achselhöhlen an, damit das Körpergewicht nicht auf den Ohren lastet; halte die Schultern weit von den Handgelenken entfernt;

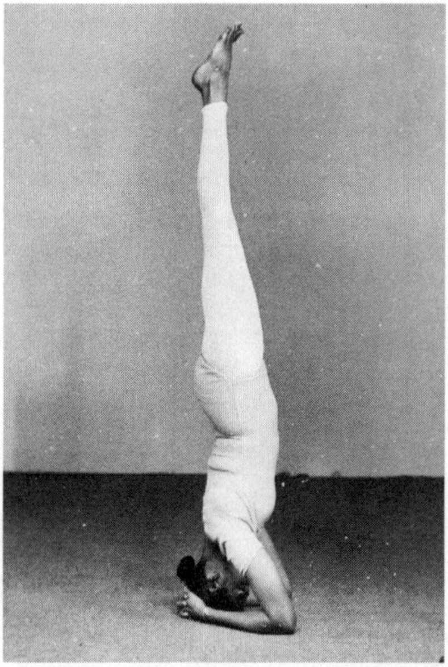

69

b) weite die Zwischenrippenmuskeln und hebe sie an; halte die Achselhöhlen weit geöffnet und nach oben gedehnt;

c) hebe das Brustbein an und weite die Brust, indem du die Rückenwirbelsäule und die Schulterblätter nach innen ziehst, ohne daß diese Bewegung Kopf und Nacken tangiert;

d) halte die Rumpfseiten angehoben;

e) halte die Oberschenkelmitte und die Knie in einer Linie;

f) drücke die Gesäßbacken zusammen; halte die Oberschenkel geschlossen und hebe ihre Innenseiten an;

g) die Fußknöchel und die großen Zehen müssen sich berühren; strecke die Füße, um sie auf eine Linie mit den Beinen auszurichten, so daß sie sich weder nach innen noch nach außen drehen, und strecke die Zehen zur Decke.

8. Atme aus, beuge die Knie und komme in die Stellung von Abbildung 67 zurück. Senke die Oberschenkel, bis sie parallel zum Boden sind (66). Mache keine ruckartigen Bewegungen mit der Wirbelsäule, dem Nacken und dem Kopf. Stelle die Zehen auf den Boden zurück (64a). Beuge die Knie und knie dich hin (64). Bleibe 5

bis 10 Sekunden lang in dieser Stellung. Hebe den Kopf und löse die Finger aus ihrer Verschränkung.

Fortgeschrittene Technik

(Weitere Details sind B. K. S. Iyengar, *Licht auf Yoga*, zu entnehmen.)

Hast du Shīrshāsana nach den bisher beschriebenen Techniken zu meistern gelernt, wünschst du dir vielleicht, die fortgeschrittene Methode zu üben. Im Normalfall dauert es einige Zeit, bis man sie beherrscht. Ich beschreibe sie hier für alle, die Interesse haben, ihr Sādhana zu intensivieren. Voraussetzungen dafür sind eine starke Wirbelsäule und Taille, um die Beine geschlossen durchgestreckt und ohne zusätzlichen Schwung hochzuheben.

1. Befolge die Anweisungen der Technik A von Paragraph 1 bis 10 (64a)

2. Strecke beim Ausatmen die Beine durch und hebe sie hoch, bis sie sich parallel zum Boden befinden. Mach ein paar Atemzüge.

3. Strecke, wieder beim Ausatmen, die Beine ganz in die endgültige Stellung von Shīrshāsana hoch (69, Seitenansicht; 70, Vorderansicht). Bleibe 5 bis 10 Minuten in ihr, atme normal.

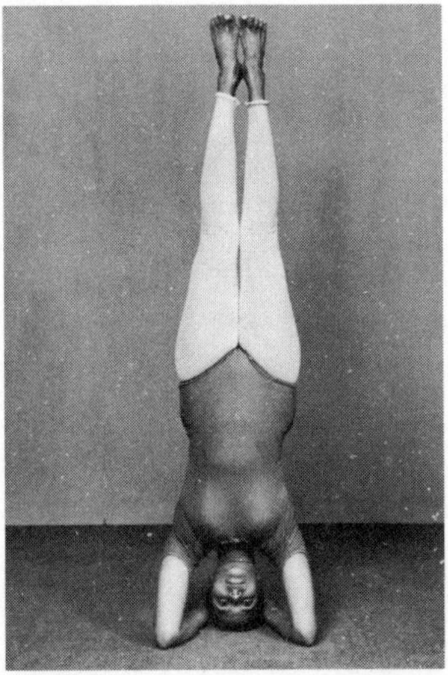

70

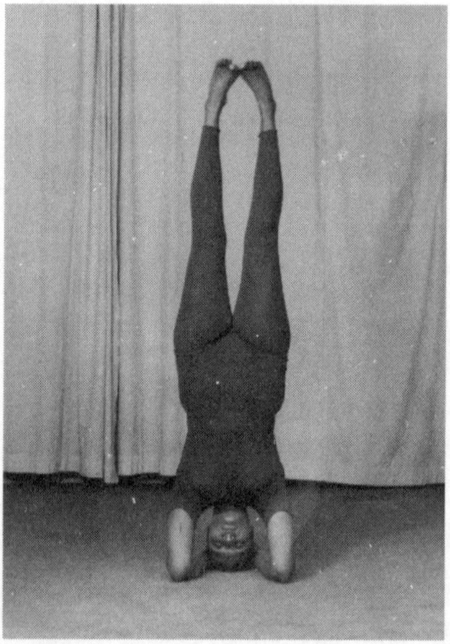

70a

4. Komme beim Ausatmen mit durchgestreckten Beinen, ohne die Wirbelsäule zu erschüttern, herunter. Befreie die Hände, warte ein paar Sekunden, dann hebe den Kopf hoch.

Spezielle Anweisungen

(1) Lerne, den Körper zwischen den zwei Polen Scheitel und Fußrücken mitten im Gleichgewicht zu halten. Die beiden müssen sich parallel zueinander und auf einer einzigen senkrechten Linie zum Boden befinden.

(2) Das Körpergewicht lastet auf dem Kopf und nicht auf den Händen und Ellbogen.

(3) Übst du Shīrshāsana ohne Hilfe der Wand und hast das Gefühl, das Gleichgewicht zu verlieren, beuge die Knie gegen den Bauch (66) und befreie die Hände. Lasse den Rumpf sanft aus dem Nacken heraus nach hintenüber abrollen, um nicht mit einem dumpfen Schlag aufzuprallen.

(4) Wer an einer schweren oder gereizten Gebärmutter, an Ausfluß und anderen Menstruationsbeschwerden oder einer Hernie leidet, muß in Shīrshāsana die Fersen auseinander halten und die großen

Zehen geschlossen; dadurch verringert sich der Druck auf Gebärmutter und Leisten. Die Knie müssen ebenfalls leicht auseinandergehalten werden (70a).

Wirkungen

Shīrshāsana gilt als «König der Āsanas». Wie der König, der über seine Untertanen herrscht, beherrscht das Gehirn die verschiedenen Körpersysteme. Es ist Herrscher über Intellekt, Willen, Gedächtnis, Phantasie und Denken. Die drei Gunas haben ihren Ursprung im Gehirn – im Kopf, der Mitte der sattvischen Eigenschaften. Es herrscht über Intellekt und Urteilskraft. Darum besitzt das Gehirn, in dem Sattva vorherrscht, Klarheit.

Shīrshāsana fördert die Durchblutung des Gehirns und damit seine Gesundheit und Frische. Es aktiviert die Schild- und Zirbeldrüse, die Gesundheit, Vitalität und Entwicklung unseres Körpers beeinflussen. Es ist eines der stärkendsten und belebendsten Āsanas.

Der Kopfstand, richtig geübt, verjüngt und belebt den ganzen Körper. Diese Haltung gleicht die Wirkungen der normalen aufrechten Haltung auf die inneren Organe aus, die gern absinken, durchhängen und damit träge werden. Die Shīrshāsana-Stellung erweckt sie sanft zu neuem Leben. Der Körper bleibt infolge der gesteigerten Blutzirkulation warm, der Hämoglobingehalt des Blutes erhöht sich, und Atmung und Verdauung bessern sich.

Viele kleine Beschwerden wie Erkältung, Husten, Hals- und Rückenweh werden durch die Übung von Shīrshāsana geheilt.

Am stärksten jedoch wirkt es auf das Gehirn – und alle, die unter Müdigkeit, mangelnder körperlicher und mentaler Lebenskraft sowie schwach ausgeprägter Willensstärke leiden, sollten das Āsana regelmäßig und in religiöser Andacht üben, um geistige und körperlich Klarheit und Kraft zu erlangen.

Kurz, Shīrshāsana entwickelt den Körper und diszipliniert den Verstand, und wir finden in seiner Übung unser inneres Gleichgewicht.

Gelingt es dir, in Shīrshāsana (nach Technik C geübt) 5 Minuten lang frei im Raum stehend das Gleichgewicht zu halten, kannst du folgende Varianten üben:

Übe zuerst Pārshva-Shīrshāsana (71) und Parivrittaikapāda-Shīrshāsana (72) und anschließend Eka-Pāda-Shīrshāsana (73) und Pārshvaika-Pāda-Shīrshāsana (74). Die nächsten zwei Varianten, Upavishtha-Konāsana und Baddha-Konāsana in Shīshāsana (75 und 76) sind leicht zu üben und erfordern keine große Geschicklichkeit. Ūrdhva-Padmāsana in Shīrshāsana (77) ist schwieriger und sollte zuerst mit Hilfe der Wand geübt werden. Hast du es frei im Raum zu üben gelernt, übe Pindāsana (78, 79). Alle Varianten sollte man in einem Zug, eine nach der anderen, üben, ohne zwischendurch die Füße auf den Boden zurückzubringen. Du mußt aber zuerst jede für sich üben und beherrschen lernen.

39. Pārshva-Shīrshāsana (71)

Pārshva heißt «Seite» oder «Flanke». In dieser Variante drehen sich Rumpf und Beine seitwärts, während der Kopfstand beibehalten wird.

Technik

1. Stehe in Shīrshāsana (70).

2. Drehe beim Ausatmen den Rumpf nach rechts. Bewege dabei weder Kopf noch Nacken, noch Arme (71).

3. Halte die endgültige Stellung 10 bis 15 Sekunden lang, atme normal und beachte dabei folgende Punkte:

a) Der Körper dreht sich um seine eigene Achse und bleibt in der Drehung senkrecht zum Boden; er darf nicht kippen;

b) drehe die linke Rumpfseite mehr und mehr nach rechts, damit sich die rechte Seite weiter nach hinten dreht;

c) drehe den Körper vom Bauchnabel bis zu den Füßen nach rechts;

d) hebe die linke fliegende Rippe an und drehe sie nach rechts;

e) halte das rechte Bein und die rechte Gesäßhälfte stabil;

f) hebe die Schultern an und ziehe die Schulterblätter nach innen.

Ziehe beim Ausatmen die Hüftmuskeln an, komme in Shīrshāsana zurück, dann drehe den Rumpf und die Beine nach links und übe die Stellung auf der anderen Seite, atme normal und halte dich an die gleiche Technik und Dauer.

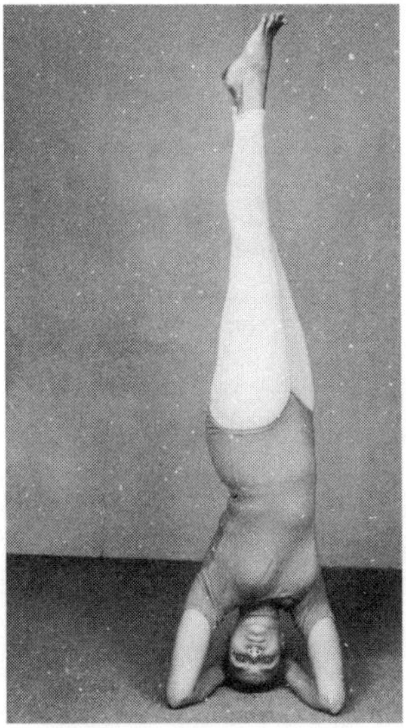
71

40. *Parivrittaikapāda-Shīrshāsana* (72)

Parivritta bedeutet «gedreht», *eka* «eins» und *pāda* «Fuß» oder «Bein». In dieser Variante von Shīrshāsana werden die Beine, das eine nach vorn, das andere nach hinten, gespreizt und der Rumpf seitwärts gedreht.

Technik

1. Stehe in Shīrshāsana (70).
2. Spreize die Beine auseinander, das rechte nach hinten, das linke nach vorn; halte sie gestreckt, indem du die Oberschenkelmuskeln anziehst und die Knie durchdrückst. Halte einen Moment das Gleichgewicht und atme dabei.
3. Drehe den Rumpf beim Ausatmen nach rechts, das linke Bein geht dabei nach rechts und das rechte Bein nach links (72). Die Wirbelsäule dreht sich hier so wie in Pārshva-Shīrshāsana, aber bei gespreizten Beinen.
4. Halte die endgültige Stellung 10 bis 15 Sekunden lang, atme normal und achte dabei auf folgende Punkte:

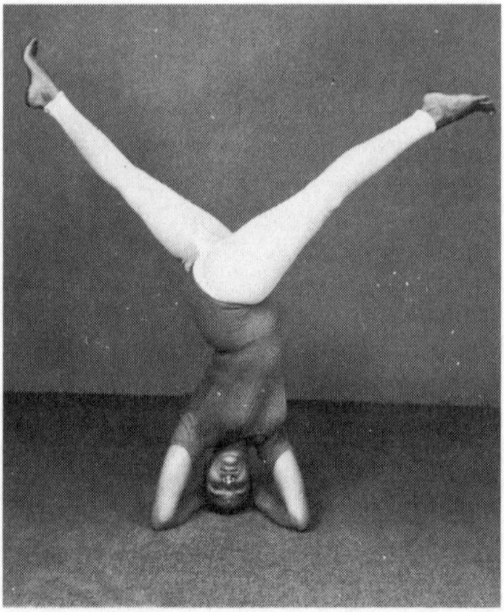

72

a) Strecke beide Beine durch und halte sie starr wie Stöcke;
b) hebe die Rumpfseiten an;
c) hebe die linke Schulter und die Achselhöhle an;
d) der Rumpf darf nicht sacken.

5. Atme aus, komme in die Stellung von Paragraph 2 und in Shīrshāsana (70) zurück.

6. Wiederhole jetzt das Āsana auf der linken Seite, atme normal, halte dich an die gleiche Technik und Dauer. Komme in Shīrshāsana zurück.

Wirkungen

Die Stellung fördert Verdauung und Ausscheidung und kräftigt die Genital- und Ausscheidungsorgane.

41. Eka-Pāda-Shīrshāsana (73)

Diese Stellung ist eine Variante von Shīrshāsana, in der man das Gleichgewicht mit einem Bein in der Luft und dem anderen Bein auf dem Boden halten muß.

Technik

1. Stehe in Shīrshāsana (70).

2. Strecke das linke Bein aus dem Hüftgelenk hoch und halte es stabil; halte den Rumpf aufgerichtet.

3. Senke beim Ausatmen das durchgestreckte rechte Bein parallel zum Gesicht, bis die Zehen den Boden berühren (73).

4. Bleibe 10 bis 15 Sekunden lang in der endgültigen Stellung, atme normal und richte deine Aufmerksamkeit dabei auf folgende Punkte:

a) Drücke beide Beine fest durch; das rechte Bein muß sich anfühlen, als würde es hochgezogen;

b) ziehe den rechten Oberschenkel gegen das Hüftgelenk einwärts, indem du die Distanz zwischen Hüfte und Oberschenkel verringerst;

c) in dieser Stellung ergeben sich wahrscheinlich folgende Fehler, die zu korrigieren sind:

– die Wirbelsäule krümmt sich konvex, der Rumpf bildet einen Bogen;

– das Gleichgewicht verlagert sich vom Kopf in das rechte, auf dem Boden stehende Bein;

– die rechte Rumpfseite schiebt sich nach vorn, die linke weicht nach hinten aus, und es kommt zu einer Verschiebung im Becken;

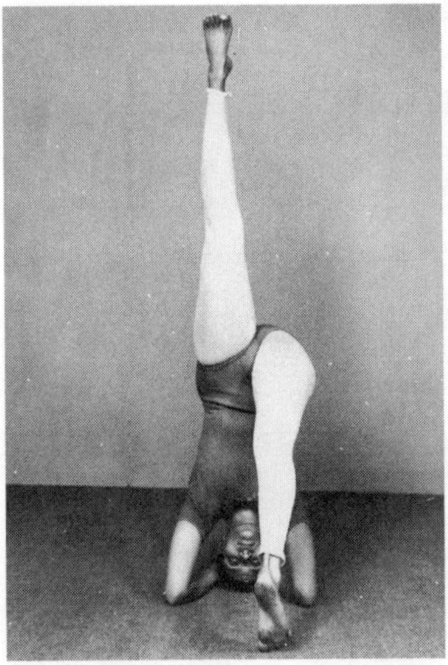
73

– das Schlüsselbein ist nicht angehoben;
– die Nackenmuskeln werden gestaucht;
– das linke Bein kippt aus seiner senkrechten Linie und neigt sich nach vorn.

5. Hebe beim Einatmen das rechte Bein hoch, halte beide Oberschenkel durchgedrückt. Komme in Shīrshāsana zurück.

6. Wiederhole das Āsana auf der linken Seite, indem du das linke Bein auf den Boden kriegst. Atme normal und halte dich an die gleiche Technik und Dauer. Komme in Shīrshāsana (70) zurück.

Spezielle Anweisung

Erreicht das rechte Bein nicht den Boden, halte es auf halber Höhe. Krümme nicht die Wirbelsäule, um das Bein zu senken. Wiederhole dasselbe mit dem linken Bein.

Wirkungen

Das Āsana stärkt Nacken und Bauch sowie den Rücken. Es fördert die Verdauung.

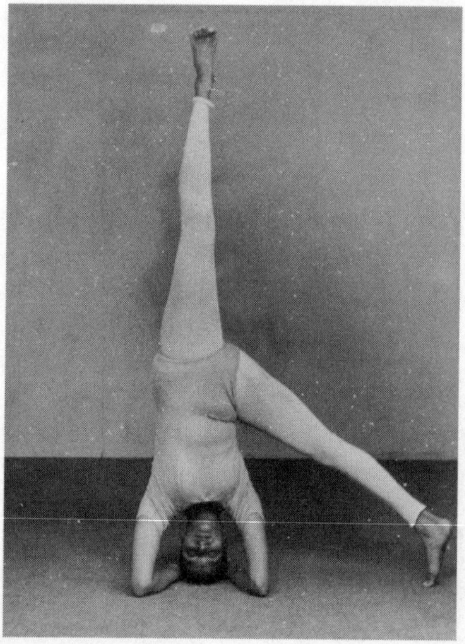
74

42. Pārshvaika-Pāda-Shīrshāsana (74)

In dieser Variante von Shīrshāsana wird ein Bein seitwärts auf den Boden heruntergezogen und befindet sich nun in einer Linie mit dem Kopf.

Technik

1. Stehe in Shīrshāsana (70).

2. Halte das linke Bein stabil. Drehe das rechte Hüftgelenk nach rechts, so daß sich auch Oberschenkelknochen, Knie, Fußknöchel und Fuß nach rechts drehen.

3. Bringe das rechte Bein beim Ausatmen seitwärts auf den Boden, in einer Linie mit dem Ohr (74).

4. Halte die endgültige Stellung 10 bis 15 Sekunden lang, atme normal und achte dabei auf folgende Punkte:

a) Drücke die Knie durch;

b) ziehe die hintere rechte Rumpfseite nicht zusammen;

c) halte den rechten Fuß in einer Linie mit dem Ohr und ziehe die rechte Gesäßhälfte nach innen;

d) hebe die rechte fliegende Rippe an;

e) verlagere das Körpergewicht nicht auf den rechten Fuß.

5. Atme aus und hebe das rechte Bein in die Shīrshāsana-Stellung hoch (70).

6. Wiederhole das Āsana auf der linken Seite, indem du das linke Bein auf den Boden bringst, atme normal, halte dich an die gleiche Technik und Dauer. Komme in Shīrshāsana zurück.

Spezielle Anweisung

Während sich das Bein seitwärts senkt, darf der Oberkörper weder zur Seite noch nach vorn kippen. Falls notwendig, halte das Bein auf halber Höhe, parallel zum Boden.

Wirkungen

Das Āsana wirkt in der gleichen Art wie das vorangegangene, aber noch intensiver. Nacken, Wirbelsäule und Bauch werden gekräftigt. Der Darm wird gestärkt und aktiviert.

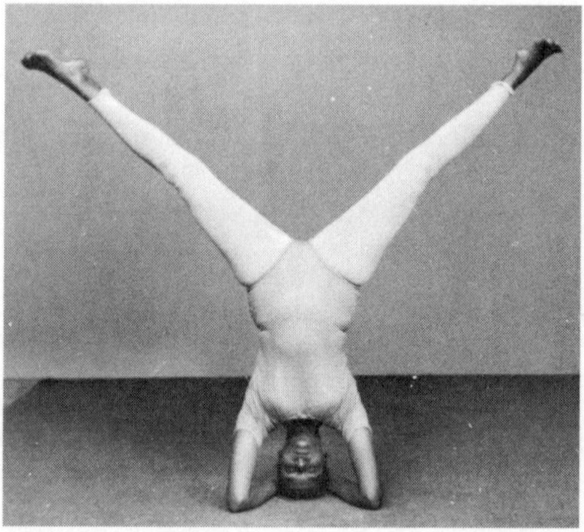
75

43. *Upavishtha-Konāsana in Shīrshāsana* (75)

Upavishtha heißt «sitzend», «gesetzt», *kona* «Ecke» oder «Winkel». In diesem Āsana sind die Beine wie in Upavishta-Konāsana (40) gespreizt, doch steht die Übende bei dieser Variante auf dem Kopf.

Technik

1. Stehe in Shīrshāsana (70).
2. Spreize die Beine seitwärts aus den Leisten heraus (75).
3. Ziehe die Oberschenkelmuskeln nach innen, indem du die Beine den Füßen entgegendehnst. Strecke die Rückseite des Rumpfes, die Wirbelsäule und die Brust. Drücke die Knie durch. Halte die Zehen in einer Linie zu den Knien und strecke sie aus.
4. Halte die endgültige Stellung 15 bis 20 Sekunden lang, atme normal. Dann gehe zum nächsten Āsana über.

44. *Baddha-Konāsana in Shīrshāsana* (76)

Baddha bedeutet «gefangen» oder «zurückgehalten». In diesem Āsana sind die Knie seitwärts gebeugt, und die Fußsohlen berühren einander; es ist Baddha-Konāsana auf dem Kopf stehend geübt.

Technik

1. Beuge die Knie und spreize die Beine seitwärts auseinander, wobei du die Füße mit den Fersen, Fußballen und Zehen – so wie die Hände in Namaste (dem indischen Gruß) gegeneinanderlegst (76).

2. Atme normal und bleibe 15 bis 20 Sekunden in der endgültigen Stellung. Achte dabei auf folgende Punkte:

a) Halte die Knie weit auseinander gespreizt;

b) drücke die Fußsohlen fest gegeneinander;

c) halte die Hüften aufgerichtet.

3. Kehre in die Stellung von Abbildung 75 und in Shīrshāsana (70) zurück.

Wirkungen

Die beiden Āsanas sind vor allem für Frauen geeignet. Sie helfen, die Stärke der Menstruation zu regulieren und Leukorrhöe einzudämmen. Sie bewähren sich ausgezeichnet bei Beschwerden der ableitendenden Harnwege und strecken Leisten und Oberschenkel in gesunder Weise.

Spezielle Anweisungen für die Stellungen auf den Abbildungen 71 bis 76 und 77, 78

(1) Diese Varianten kann man mit Hilfe einer Wand üben, an der die Fersen abgestützt werden.

(2) Versuchst du dich in Paravrittaikapāda-Shīrshāsana (72) an der Wand, kannst du die Beine nicht nach vorne und hinten auseinander-

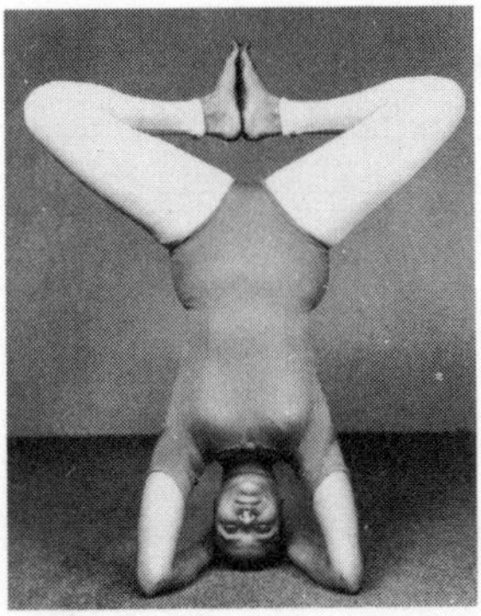

76

spreizen, wie unter Paragraph 2 der Technik erklärt (72). Du mußt mit Pārshva-Shīrshāsana beginnen (71) und aus dieser Stellung heraus die Beine spreizen, indem du das vordere Bein nach vorne und das hintere nach hinten nimmst.

(3) In Eka-Pāda-Shīrshāsana (73) und Pārshvaikapāda-Shīrshāsana (74) nimm, falls es unmöglich ist, die Zehen auf den Boden zu bringen oder die genannten Fehler zu vermeiden, am Anfang die Wand zu Hilfe, um das hochgestreckte Bein an ihr abzustützen, und senke das andere Bein so weit wie möglich zu Boden, ohne das Gleichgewicht zu verlieren oder die Knie zu beugen. Es ist wichtiger, die Wirbelsäule aufgerichtet und stabil zu halten, als mit den Zehen den Boden zu berühren und dafür den Rumpf zu krümmen oder einsacken zu lassen. Die Brust, das Gesäß und die Beine dürfen nicht durchhängen. Senke das Bein allmählich, Zentimeter um Zentimeter. Mit anhaltender Übung und einem dadurch kräftiger und elastischer werdenden Körper gelingt es dir, den Boden zu berühren.

45. Ūrdhva-Padmāsana in Shīrshāsana (77)

Ūrdhva heißt «oben», «über»; *padmāsana* ist der «Lotossitz». In dieser Variante wird Padmāsana im Kopfstand ausgeführt.

Technik

1. Stehe in Shīrshāsana (70).

2. Beuge beim Ausatmen das rechte Knie und lege den rechten Fuß auf den linken Oberschenkel. Atme ein- oder zweimal.

3. Beuge beim Ausatmen das linke Knie und lege das linke Schienbein vor das rechte. Schiebe die Außenseiten der Füße näher an die Oberschenkelansätze (77).

4. Atme normal, halte die endgültige Stellung 5 bis 10 Sekunden lang und beachte dabei folgende Punkte:

a) Beide Knie müssen zur Decke zeigen;

b) drücke die Oberschenkel zusammen, damit die Knie enger zusammenkommen;

c) ziehe die Hüftmuskeln an;

d) halte die Brust weit gedehnt.

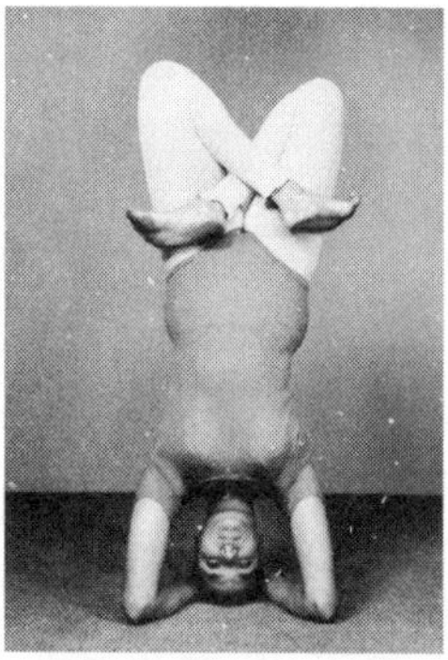
77

5. Befreie beim Ausatmen das linke Bein und strecke es hoch, dann das rechte Bein.

6. Wiederhole die Stellung mit andersherum gekreuzten Beinen, atme normal und halte dich an die gleiche Technik und Dauer. Kehre in Shīrshāsana zurück.

Wirkungen

In dem Āsana wird die Beckengegend gut durchblutet und die dort liegenden Organe gekräftigt. Es schafft Bewegungsfreiheit im Bauchbereich und hilft damit der Verdauung.

46. *Pindāsana in Shīrshāsana* (78/79)

Pinda bedeutet «Embryo». Hier wird Pindāsana im Kopfstand geübt. Beherrsche zuerst Ūrdhva-Padmāsana (77), bevor du dich an dieser Stellung versuchst. Du kannst dann beide Āsanas in einem Zug üben.

Technik

1. Stehe in Ūrdhva-Padmāsana (77).

2. Beuge beim Ausatmen die gekreuzten Beine nach unten, indem du die Aufwärtsdehnung des Rumpfes wahrst. Die Beine befinden sich jetzt unterhalb der Leisten, und das Gesäß zeigt nach oben (78).

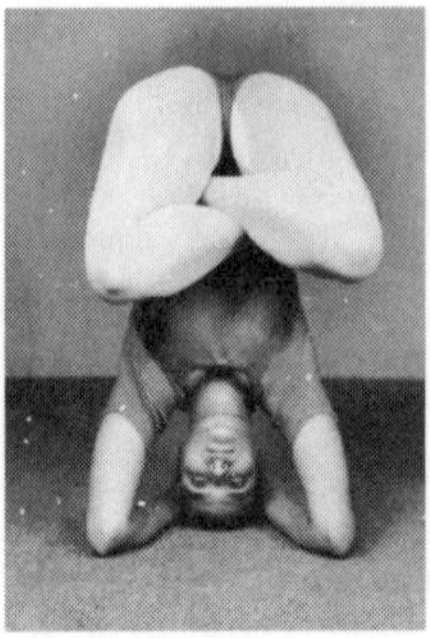

78

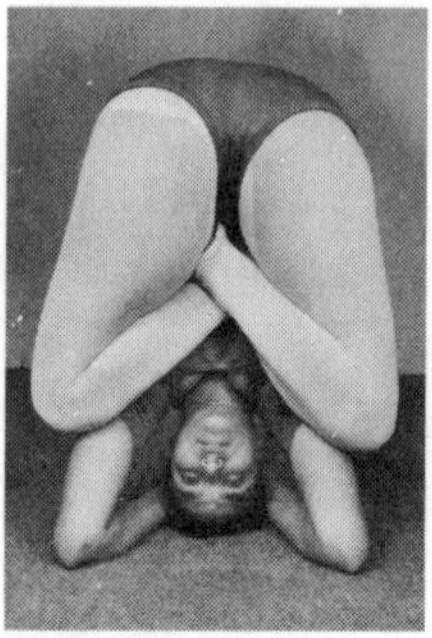

79

3. Senke die Knie gegen die Arme, ohne die Brustmuskeln anzuziehen (79).

4. Halte die endgültige Stellung 5 bis 10 Sekunden lang und atme normal.

5. Hebe beim Einatmen die Taille an, indem du die Knie nach oben bewegst, und komme in Ūrdhva-Padmāsana (77) zurück.

6. Befreie die Beine, eines nach dem anderen, und strecke sie hoch, wechsle in Padmāsana, indem du zuerst das linke und dann das rechte Knie beugst. Wiederhole das Āsana, atme normal und halte es ebenso lange. Komme in Ūrdhva-Padmāsana zurück, befreie die Beine, eines nach dem anderen, und strecke sie in Shīrshāsana hoch. Dann komme herunter.

Wirkungen

Das Āsana kräftigt die Bauchorgane und die Beckengegend. Es löst Steifheit.

Gemeinsame Wirkungen der Āsanas 38 bis 46

Die im Gehirn gelegenen Drüsen kontrollieren Wachstum und Gesundheit des Körpers. Shīrshāsana und seine Varianten regen die Durchblutung der Gehirnzellen an. Sie helfen, einen ausgeglichenen Charakter und eine zufriedene Persönlichkeit zu entwickeln. Sie sind nützlich für alle, die an Gedächtsnisschwäche, allgemeiner Schwäche, innerer Unruhe und einem durch einseitiges intellektuelles Streben ermüdeten Gehirn leiden. Sie sind ebenfalls außerordentlich hilfreich für Menschen, die an mentalen Störungen wie Depressionen leiden.

Die Lungen entwickeln Widerstandskraft durch diese Übungen, so daß man allen Witterungsbedingungen trotzen kann. Sie helfen auch, den Hämoglobingehalt des Blutes zu erhöhen.

Die Wirbelsäule wird stark. Erkrankungen der Nieren und der Blase, falsche Lage und Vorfall der Gebärmutter, Darmbeschwerden, Kopfschmerzen sowie Hals- und Nasenleiden werden positiv beeinflußt. Bauch- und Beinmuskulatur werden gekräftigt.

Diese Āsanas sind besonders geeignet für Frauen mit mangelnder emotionaler Stabilität und allgemein schwächlicher Konstitution.

47. *Sālamba-Sarvāngāsana* (80–87)

Sālamba bedeutet «mit Unterstützung»; *sarvānga* bezeichnet den «ganzen Körper». Aus dem Āsana zieht der ganze Körper Nutzen, daher der Name. Ich beschreibe hier zwei Techniken; vergleiche aber auch Abteilung VIII über Yoga-Kurunta.

Technik A

1. Lege eine vierfach gefaltete Decke auf den Boden. Lege dich flach auf den Rücken, Beine und Füße geschlossen. Drücke die Knie durch und strecke die Arme zu beiden Seiten des Körpers aus. Halte die Schultern unten und fern vom Kopf. Die Handflächen schauen nach unten. Kopf und Nacken müssen eine Linie mit der Wirbelsäule bilden (80). Atme normal und bleibe einen Moment in der Stellung.

2. Beuge beim Ausatmen die Knie über der Brust. Bleibe 5 Sekunden lang in dieser Stellung (81).

3. Drücke die Hände gegen den Boden und hebe mit einem leichten Schwung Taille und Hüften an, so daß die gebeugten Knie nach

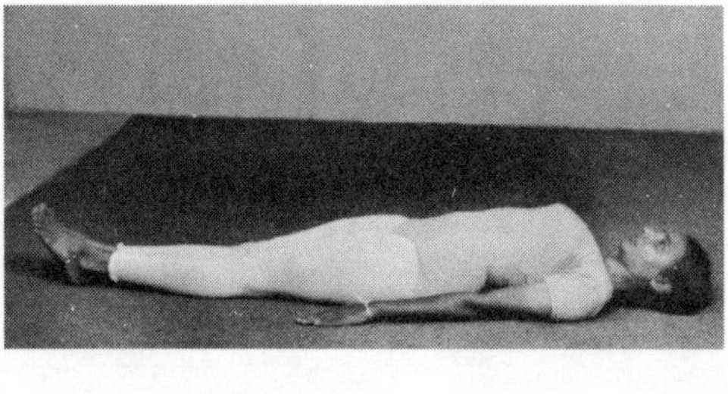
80

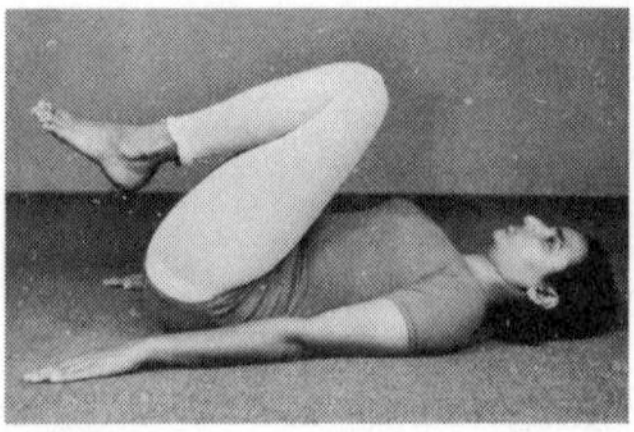

81

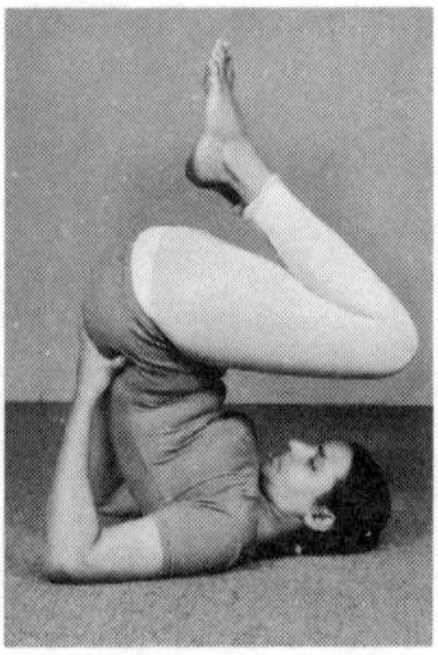

82

hinten über den Kopf hinauskommen. Unterstütze die Hüften mit den Händen und hebe den Rumpf an (82). Mach einen Atemzug.

4. Hebe die Hüften und Oberschenkel noch weiter an und unterstütze den Rücken mit den Händen (83). Der Körper steht jetzt von den Schultern bis zu den Knien senkrecht zum Boden. Das obere Ende des Brustbeines berührt das Kinn. Halte die Hände auf Nierenhöhe am Rücken, mit den Daumen Richtung Vorderseite des Körpers und den Fingern Richtung Wirbelsäule.

5. Presse die Gesäßbacken zusammen, damit Lendenwirbelsäule und Steißbein eingezogen bleiben, und strecke die Beine zur Decke hoch (84).

6. Bleibe 5 Minuten in der endgültigen Stellung und atme normal. Steigere allmählich die Dauer. Am Anfang genügen auch 2 bis 3 Minuten. Richte deine Aufmerksamkeit dabei auf folgende Punkte:

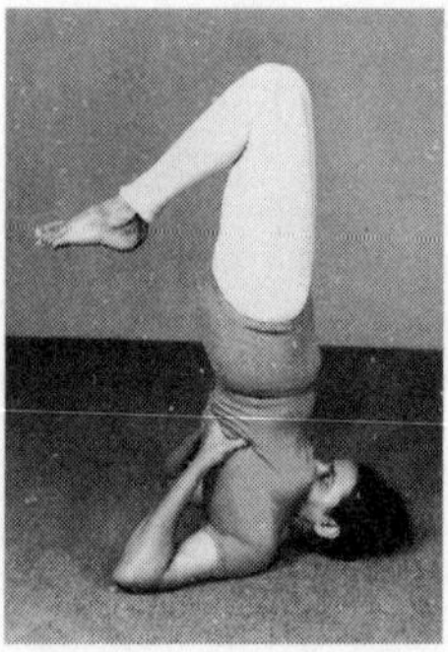

83

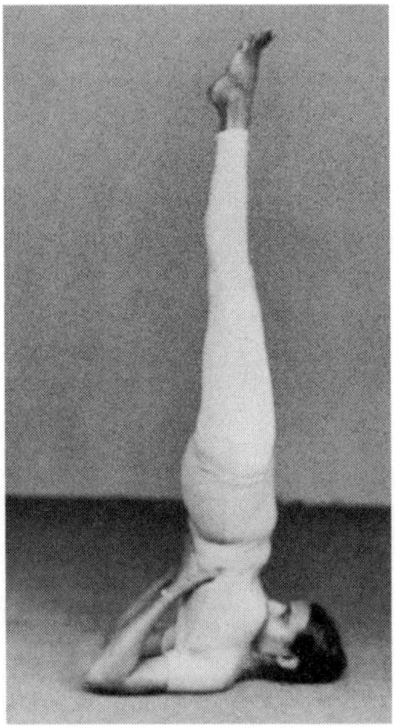

84

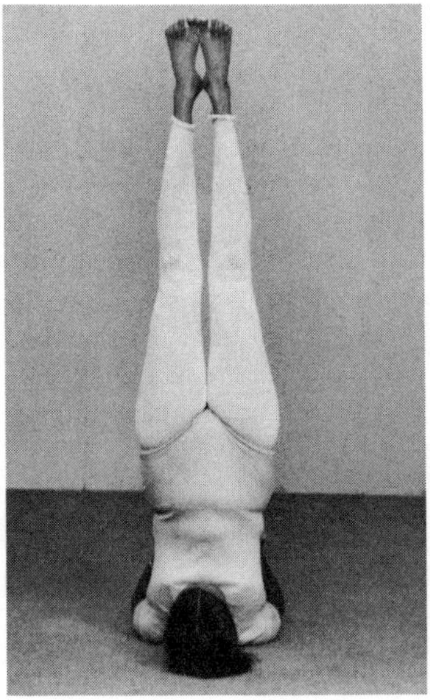

85

a) Drücke die Handflächen und die Finger in den Rücken, um den ganzen Körper von den Achselhöhlen bis zu den Zehen zu strecken;

b) lasse die Ellbogen nicht auseinanderdriften, halte sie so eng wie möglich zusammen;

c) schiebe die Schultern nach hinten, weg vom Kopf, bringe die Oberarme zusammen.

7. Beuge beim Ausatmen die Knie und gleite mit dem Gesäß und dem Rücken langsam, ohne ruckartige Bewegungen der Wirbelsäule, nach unten. Hast du die Stellung von Abbildung 82 erreicht, nimm die Hände vom Rücken, lasse das Gesäß zu Boden sinken und strecke die Beine aus.

Spezielle Anweisungen

(1) Wer das Āsana nicht allein zu üben vermag, muß für den Anfang einen Helfer finden. Komme in die Stellung von Abbildung 81 und bitte den Helfer, deine Fußknöchel zu halten und deine Beine in Richtung Kopf zu ziehen; gleichzeitig mußt du die Hüften und den Rücken anheben und in die endgültige Stellung des Āsanas (84)

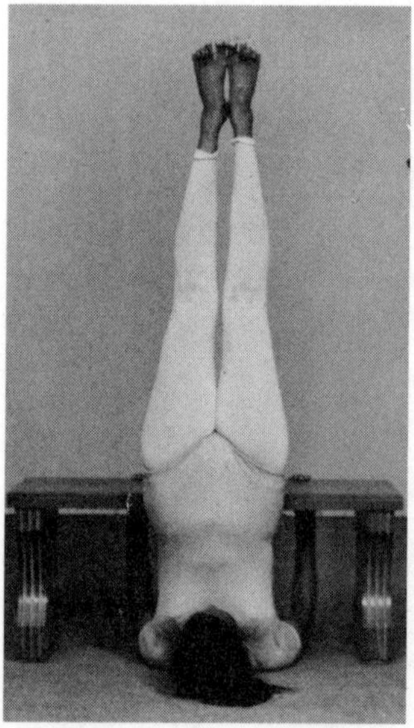
86

kommen. Halte den Körper aufgerichtet und stabil, während dein Helfer mit seinen Knien Rücken und Gesäß unterstützt.

(2) Findest du keinen Helfer, kann ein Stuhl oder Schemel den gleichen Zweck erfüllen. Nimm die Hände, eine nach der anderen, vom Rücken und halte dich an dem Stuhl oder Schemel fest, während du das Gleichgewicht wahrst (86).

(3) Oder befolge die Anweisungen zu Yoga-Kurunta, Abteilung VIII (164, 164a).

(4) Ist dir auch das nicht möglich, lerne zuerst Halāsana (89, 90 oder 88, 91), das gleich anschließend beschrieben wird. Strecke die Beine aus der Halāsana-Stellung, eines nach dem anderen, hoch und komme in Sālamba-Sarvāngāsana.

Beherrschst du Technik A, lerne die nachfolgende Technik B.

Technik B

1. Liege flach auf dem Rücken (80).

2. Drücke die Knie durch und hebe beide Beine zusammen hoch, bis sie einen rechten Winkel mit dem Oberkörper bilden. (Vgl. Ūrdhva-Prasārita-Pādāsana, Abbildung 109; auf der Abbildung sind

die Arme neben dem Kopf hochgestreckt, lasse sie aber hier neben dem Körper liegen.) Halte die Zehen nach oben. Atme normal.

3. Hebe beim Ausatmen die Beine noch weiter in Richtung Kopf. Unterstütze den Rücken mit den Händen.

4. Halte den Rumpf im rechten Winkel zum Boden und strecke die Beine noch weiter zur Decke hoch.

5. Bringe beim Ausatmen die Beine in eine Linie mit dem Gesäß. Ziehe Rücken, Taille und Gesäß ein, bis der Körper senkrecht zum Boden steht (84).

6. Atme normal und halte die endgültige Stellung 5 Minuten oder länger. Achte dabei auf folgende Punkte:

a) Strecke die Rückseite des Rumpfes nach oben;
b) weite die Brust;
c) ziehe das Gesäß an;
d) drücke die Knie durch; drehe die Oberschenkel nicht nach außen;
e) halte die Füße geschlossen.

7. Nimm beim Ausatmen die Hände vom Rücken und gleite sanft nach unten, bis der Rücken auf dem Boden liegt und die Beine sich im rechten Winkel dazu befinden. Senke die Beine durchgestreckt zu Boden.

Spezielle Anweisungen

(1) Die Ellbogen dürfen nicht mehr als schulterbreit auseinander liegen. Liegen sie weiter auseinander, fällt die Brust ein.

(2) Ist der Körper in der Stellung aufgerichtet, sollte das obere Ende des Brustbeins das Kinn in Jālandhara-Bandha (vgl. Kapitel 14, Paragraph 29–30) berühren; aber es darf dabei kein erstickendes Gefühl im Hals aufkommen; hustest du in diesem Moment oder später, wenn du den Körper senkst, ist das ein sicheres Zeichen für Druck im Hals. Versuche nicht, mit dem Kinn das Brustbein zu berühren. Die Bewegung muß andersherum ablaufen: Du mußt die Brust anheben, bis das Brustbein das Kinn berührt – sonst geht der Nutzen von Sarvāngāsana verloren.

(3) Ist die Brust nicht richtig angehoben, wird die Atmung erschwert. Drehe nicht den Kopf zur Seite, um leichter zu atmen, sondern weite die Brust und hebe den Rumpf an.

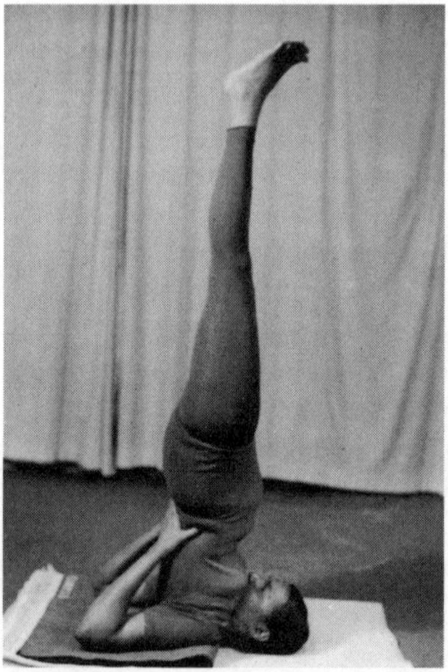

87

(4) Manchen Frauen mögen schwere Brüste oder eine ungenügend angehobene Brust Schwierigkeiten mit der Atmung verursachen. Sie müssen die Decke erhöhen, indem sie sie noch ein- oder zweimal falten oder eine zweite, etwa 5 bis 8 cm dick gefaltete Decke darauf legen, und zwar so, daß der Kopf auf der unteren Decke Platz findet und die Schultern und untersten Halswirbel (sechster und siebenter) auf der oberen Decke liegen. Übe jetzt Sarvāngāsana. Die zusätzliche Decke bzw. die 5 bis 8 cm Gewinn an Höhe helfen, freier zu atmen, da auf diese Weise der Druck von der Schilddrüse genommen wird. Diese Methode (87) macht die Übung von Sarvāngāsana leicht.

(5) Wer ein schweres Gesäß hat, wird beobachten, daß die Beine sich nach vorne neigen, einen Winkel mit dem Oberkörper bilden und Schwere in der Brust verursachen. Er sollte es mit einem Seil (164, 164a) oder einer Bank (86) versuchen oder sich von jemandem helfen lassen.

Wirkungen

Sarvāngāsana ist eines der nützlichsten Āsanas. Ist Shīrshāsana der König, dann ist Sarvāngāsana die Königin aller Āsanas. Shīrshāsana fördert die männlichen Eigenschaften wie Willenskraft, intellektuelle Schärfe und Klarheit des Denkens, Sarvāngāsana dagegen entwickelt die weiblichen Qualitäten wie Geduld und emotionale Stabilität. Es gilt als Mutter der Āsanas. Wie eine Mutter, die sich ein Leben lang für das Glück ihrer Kinder einsetzt, strebt die «Mutter der Āsanas» nach Frieden und Gesundheit des Körpers. Ohne Übertreibung darf sich die Stellung Trailokya-Chintāmani, «rares Juwel der drei Welten«, nennen.

Sarvāngāsana wirkt, wie sein Name schon andeutet, auf den ganzen Organismus. In der umgekehrten Stellung fließt venöses Blut aufgrund der Schwerkraft ohne jegliche Belastung zur Reinigung ins Herz zurück. Sauerstoffreiches Blut verteilt sich im Brustbereich, wodurch Atemlosigkeit, Asthma, Bronchitis, Halsschmerzen und Zittern gelindert werden.

Die Stellung ist sehr hilfreich bei anämischer Konstitution und allgemeiner Lustlosigkeit.

Durch den festen Kinnverschluß werden die Schilddrüse und Nebenschilddrüsen großzügig mit Blut versorgt und ihre Fähigkeit erhöht, Körper und Gehirn Ausgeglichenheit zu sichern. Da der Kopf infolge des Kinnverschlußes unbeweglich bleibt, beruhigen sich die Nerven, wird das Gehirn still und Kopfschmerzen verschwinden. Alltägliche Leiden wie Erkältungen und Katarrhe werden durch Übung dieser Stellung geheilt.

Sarvāngāsana wirkt sehr beruhigend auf das Nervensystem und hilft daher Menschen, die an Hypertonie, Erregungszuständen, Launenhaftigkeit, nervösen Zusammenbrüchen oder Schlaflosigkeit leiden, Erleichterung zu finden.

Es unterstützt Verdauung und Ausscheidung ausgezeichnet, hilft, den Körper von Giften zu befreien, beseitigt Verstopfung, heilt Darmgeschwüre, Kolitis und Hämorrhoiden.

Es bringt Beschwerden der ableitenden Harnwege, falsche Lage der Gebärmutter und Menstruationsstörungen in Ordnung.

Seine Übung schenkt Frieden, Kraft und Lebensfreude und empfiehlt sich als ausgezeichnetes Stärkungsmittel nach langer Krankheit.

Übe Sarvāngāsana, um chronischen Krankheiten vorzubeugen und bei guter Gesundheit zu bleiben.

Anmerkung: Gehe aus der endgültigen Stellung von Sarvāngāsana direkt zu Halāsana über. Hast du Vertrauen und Sicherheit in Sarvāngāsana und Halāsana gewonnen, übe die Halāsana-Varianten, eine nach der anderen.

48. Halāsana (88–91)

Hala bedeutet «Pflug», an dessen Form diese Stellung erinnert.

Technik

1. Halte dich in Sālamba-Sarvāngāsana (84).

2. Senke die Beine aus ihrer vertikalen Lage über den Kopf, Brust und Hüften gehen in der Bewegung leicht nach hinten, nur so kannst du die Dehnung des Oberkörpers wahren.

3. Atme aus, beuge aber nicht die Knie, sondern strecke die Beine noch mehr und stelle die Zehen auf den Boden.

4. Nimm die Hände von den Hüften und strecke die Arme über den Kopf hinaus. Drücke die Ellbogen durch. Die Handflächen weisen zur Decke (88).

5. Bleibe 3 bis 5 Minuten in der endgültigen Stellung, atme normal. Steigere die Dauer allmählich. Richte deine Aufmerksamkeit dabei auf folgende Punkte:

a) Dehne den Rumpf Richtung Zimmerdecke;

b) drücke die Knie durch und schaffe viel Raum zwischen Gesicht und Oberschenkeln;

c) drücke die Zehen fest gegen den Boden und dehne die Knieseh-

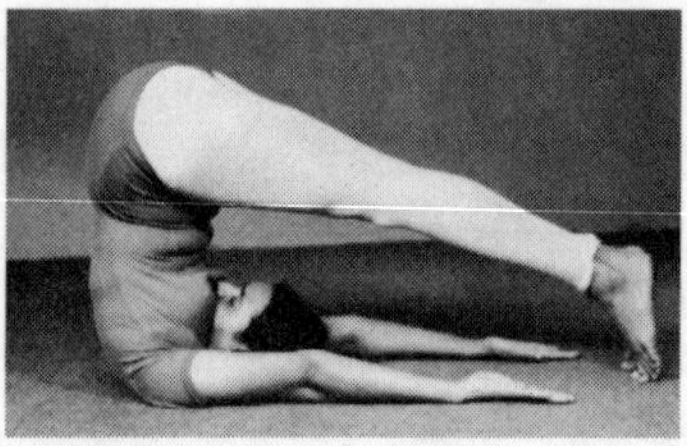

88

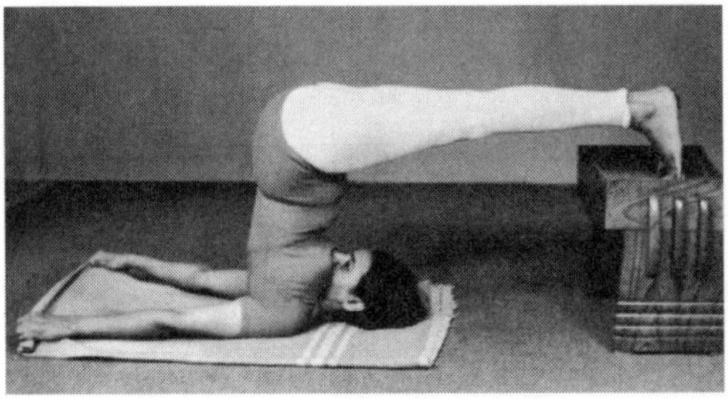
89

nen, um Oberschenkel, Gesäß und Rückseite des Rumpfes anzuheben.

6. Schiebe das Gesäß zurück, winkle die Beine an und hebe die Füße vom Boden hoch; komme in die Stellung von Abbildung 82.

7. Lasse dich zu Boden gleiten, indem du die Arme mit den Handflächen nach unten neben dem Körper hältst (81). Strecke die Beine aus (80).

Spezielle Anweisungen

(1) Wer zu den Beleibteren gehört und die Füße nicht auf den Boden kriegt oder mit den Zehen am Boden den Rumpf nicht aufrecht halten kann, muß nach folgender Technik üben:

a) Stelle einen 50 bis 60 cm hohen Schemel in die Nähe des Kopfes;

b) lege dich flach auf den Rücken (80);

c) beuge die Knie und lege die Oberschenkel an den Bauch (81); atme ein paarmal;

d) hebe beim Ausatmen mit einem Schwung das Gesäß und den Rücken vom Boden hoch; unterstütze den Rücken mit den Händen (82);

e) stelle die Zehen auf den Schemel, strecke die Arme über den

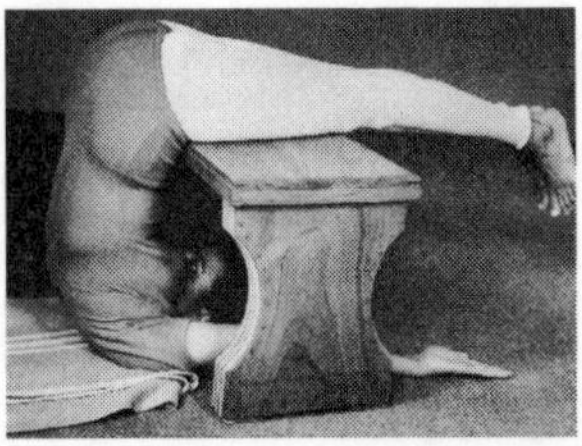
90

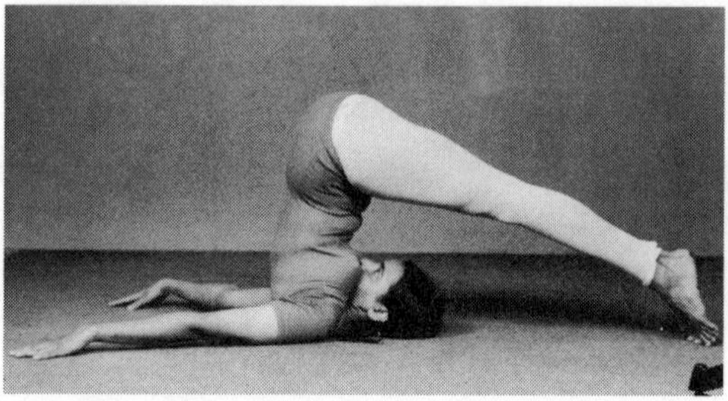

91

Kopf hinaus oder nach hinten, oder halte mit den Händen das Ende der Decke und drücke die Arme gegen den Boden, um den Rumpf anzuheben (89);

f) bleibe 3 bis 5 Minuten in dieser Stellung und atme normal;

g) lege die Hände auf den Rücken, beuge die Knie und schiebe das Gesäß nach hinten;

h) hebe die Zehen vom Schemel hoch und lasse dich vorsichtig zu Boden gleiten (82,81,80).

(2) Bei Fettansammlung um Magen und Oberschenkel, bei Kopfschmerzen, Migräne, erschwerter Atmung, hohem Blutdruck, starker Blutung oder gereizten Nerven muß Halāsana wie auf Abbildung 90 mit geschlossenen Augen geübt werden. Die Oberschenkel sollten ganz auf dem Schemel liegen. Diese Lage nimmt den Druck vom Zwerchfell und vom Kopf. Sind die Brüste schwer, hilft das Unterlegen einer Decke wie bei Sarvāṅgāsana. Die Arme sollten dabei Richtung Füße weisen.

(3) Hast du lange genug geübt und kannst Halāsana wie auf Abbildung 88 ausführen, müssen sich die Arme hinter dem Rücken in die den Füßen entgegengesetzte Richtung strecken. Halte zuerst das Ende der Decke und strecke die Arme wie auf Abbildung 89 aus. In dieser Stellung strecken sich die Schultern und weitet sich die Brust (91).

(4) Bei Hitzewallungen übe Halāsana wie auf Abbildung 90.

Wirkungen

Halāsana bewährt sich bei Kopfschmerzen und Übermüdung, es beruhigt das Gehirn und die Nerven, es lindert Hitzewallungen. Bei

Menstruationsstörungen und Beschwerden der ableitenden Harnwege wirkt es heilend. Es ist gut gegen Arthritis und Steifheit der Schultern und Arme.

49. *Karnapīdāsana* (92)

Karna heißt «Ohr», *pīda* «Druck», «Schmerz», «Unbehagen». In dieser Stellung drückt man die gebeugten Beine gegen die Ohren und verschließt sie vor den Geräuschen der Außenwelt – wir kehren uns nach innen.

Technik

1. Halte dich in Halāsana (88), lege die Hände wie in Sarvāngāsana auf den Rücken.

2. Beuge beim Ausatmen die Knie, lege das rechte Knie an das rechte Ohr, das linke Knie an das linke Ohr. Die Knie ruhen auf dem Boden (92).

3. Strecke die Zehen aus und schließe die Füße.

4. Bleibe 10 bis 15 Sekunden in der endgültigen Stellung, atme normal und achte dabei auf folgende Punkte:

a) Halte den Rumpf angehoben und die Wirbelsäule stabil;

b) drücke die Oberschenkel gegen den Bauch; der Kontakt zwischen beiden muß aufrechterhalten bleiben.

Wirkungen

Das Āsana behebt Rückenschmerzen und lindert Blähungen. Es gibt dem Herzen Ruhe.

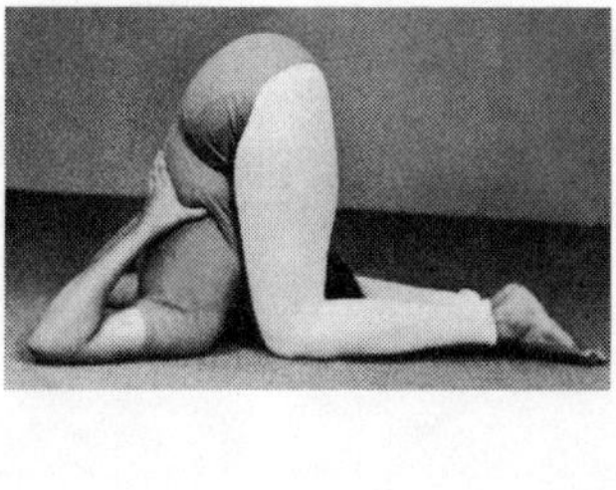
92

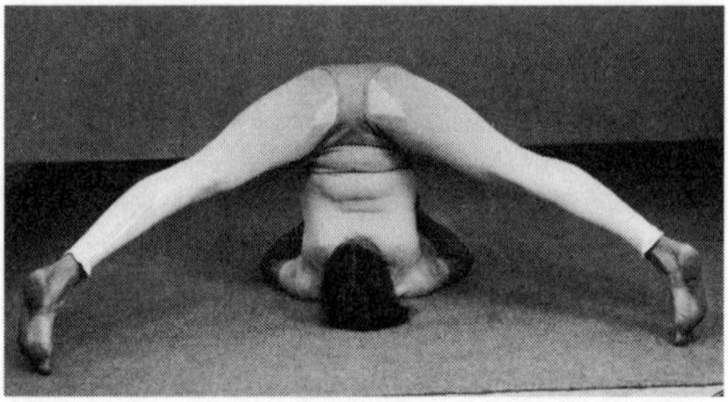
93

50. *Supta-Konāsana* (93)

Supta bedeutet «hinlegen», *kona* «Winkel». In dieser Variante von Halāsana werden die Beine weit auseinandergespreizt.

Technik

1. Hebe beim Ausatmen die Knie aus der Stellung von Karnapīdāsana hoch (92). Mach ein paar Atemzüge.

2. Spreize beim Ausatmen die Beine so weit wie möglich auseinander, ohne die Knie zu beugen (93).

3. Bleibe 10 bis 15 Sekunden in der endgültigen Stellung, atme normal und achte dabei auf folgende Punkte:

a) Halte die Brust angehoben;

b) richte mit Hilfe der Hände Rücken und Gesäß auf;

c) spreize die Beine mit zunehmender Elastizität deines Körpers weiter und weiter; die Füße müssen dabei senkrecht zum Boden bleiben und dürfen nicht zur Seite kippen.

4. Schließe beim Ausatmen die Beine wie in Halāsana.

Wirkungen

Das Āsana hilft vor allem Frauen mit Nierenproblemen und Gebärmutterleiden. Es reguliert die Stärke der Menstruation und dämmt weißen Ausfluß ein. Es behebt Schmerzen und Schwere in der Gebärmutter und verbessert ihre Lage. Um größtmöglichen Nutzen zu erzielen, sollte man es schließlich 5 Minuten lang üben.

51. Pārshva-Halāsana (94)

Das ist eine Variante von Halāsana, bei der die Beine auf eine Seite gebracht werden.

Technik

1. Halte dich in Halāsana, die Hände auf dem Rücken. Atme ein- oder zweimal.

2. Bewege beim Ausatmen die Beine so weit wie möglich nach rechts. Bewege aber weder Kopf noch Nacken.

3. Dehne das rechte Bein und bringe es in eine Linie mit der rechten Schulter. Bringe das linke Bein neben das rechte (94). Halte die Beine gestreckt; Zehen, Fersen und Fußknöchel berühren sich.

4. Halte die endgültige Stellung 10 bis 15 Sekunden lang, atme normal und achte dabei auf folgende Punkte:

a) Hebe den Rumpf an;

b) halte die Oberschenkel parallel zueinander.

5. Bringe beim Ausatmen zuerst das linke Bein in die Mitte, in die Halāsana-Stellung, zurück, dann das rechte Bein.

6. Übe jetzt das Āsana auf der linken Seite. Bringe die Beine nach links, atme normal und halte dich an die gleiche Technik und Dauer. Komme in Halāsana zurück.

Spezielle Anweisungen

(1) Bewege die Beine seitwärts, indem du auf den Zehen spazierst. Gehe nicht schnell, du könntest sonst das Gleichgewicht verlieren. Bei jedem Schritt mußt du den Rumpf anheben, damit er nicht einknickt.

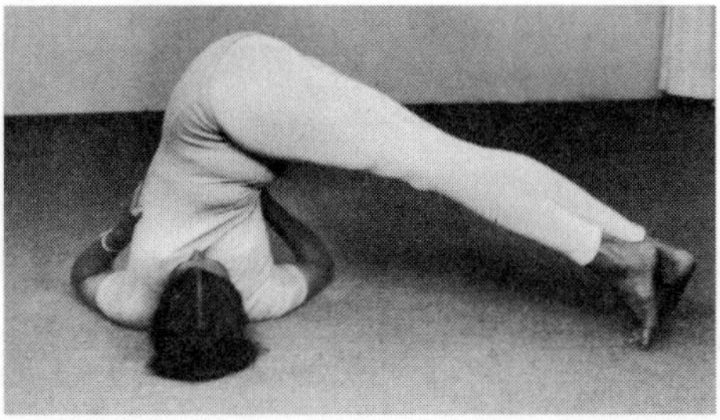

94

(2) Das Āsana kann direkt aus Supta-Konāsana heraus eingenommen werden, indem man das linke Bein zum rechten hin bewegt, wieder zurück in Supta-Konāsana, und dann das rechte zum linken Bein hin.

Wirkungen

Das Āsana ist eine große Hilfe für Menschen, die unter chronischer Verstopfung leiden.

Anmerkung: Beherrschst du Halāsana und seine Varianten, übe die nun folgenden Varianten von Sarvāngāsana. Du mußt erst jede der Varianten beherrschen lernen und dann alle in einem Zug üben.

52. *Eka-Pāda-Sarvāngāsana* (95)

In dieser Variante von Sarvāngāsana bleibt ein Bein senkrecht, während das andere den Boden berührt wie in Halāsana.

Technik

1. Halte dich in Sarvāngāsana (84).
2. Senke beim Ausatmen das rechte Bein zu Boden, ohne das Knie zu beugen. Stelle die Zehen auf den Boden (95).
3. Halte beide Beine durchgestreckt, das linke nach oben, das rechte nach unten.
4. Bleibe 10 bis 15 Sekunden in der endgültigen Stellung, atme normal und achte dabei auf folgende Punkte:

a) Strecke das linke Bein aus der Leiste hoch;

b) drehe das linke Knie einwärts und drücke es durch;

c) der linke Fuß muß in einer Linie mit dem Kopf bleiben und darf nicht nach vorn kippen;

d) halte die Brust geweitet und die Schulterblätter nach innen gezogen.

5. Hebe beim Ausatmen das rechte Bein wieder in Sarvāngāsana hoch (84). Atme ein- oder zweimal.
6. Übe jetzt das Āsana auf der anderen Seite, das rechte Bein senkrecht und das linke Bein gesenkt, und halte dich an die gleiche Technik und Dauer.

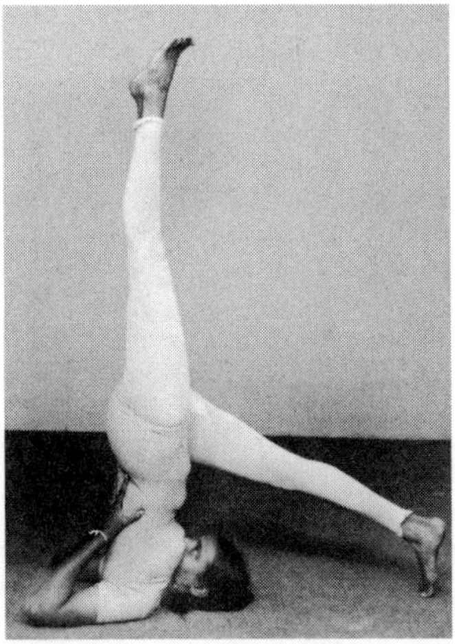
95

Spezielle Anweisungen

(1) Bei Übung der Halāsana- und Sarvāngāsana-Varianten neigt die Wirbelsäule dazu einzusacken. Strecke sie darum nach jeder Variante von neuem durch, indem du die Hände auf dem Rücken in die richtige Position bringst und die Brust anhebst. Halte die Wirbelsäule stabil.

(2) Lassen sich die Fehler in der endgültigen Stellung nicht vermeiden, darf sich das Bein nur so weit senken, bis es parallel zum Boden ist, und nicht weiter. Den Fuß kann man auf einem Stuhl abstützen (196). Es ist wichtig, die Wirbelsäule stabil zu halten, damit sie sich nicht nach außen wölbt.

Wirkungen

Die Stellung lindert Schmerzen in der Kreuzgegend und kräftigt die Rückenmuskeln.

53. *Pārshvaika-Pāda-Sarvāngāsana* (96)

In dieser Variante von Sarvāngāsana bleibt ein Bein senkrecht, während das andere sich seitwärts wie in Pārshva-Halāsana auf dem Boden abstützt.

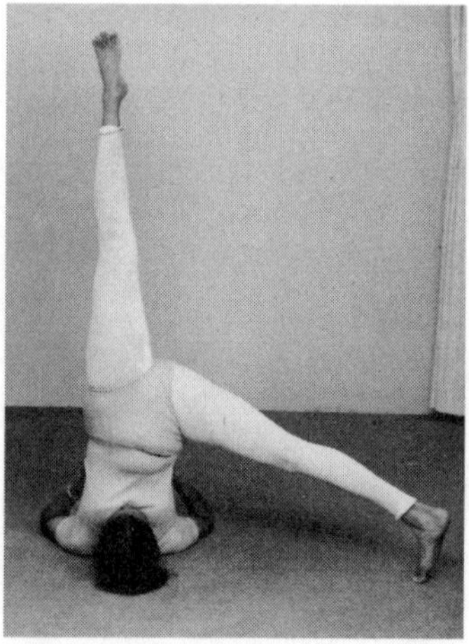

96

Technik

1. Halte dich in Sarvāngāsana (85).

2. Senke beim Ausatmen das rechte Bein seitwärts auf den Boden, in einer Linie mit der rechten Schulter. Stelle die Zehen auf den Boden (96).

3. Halte die endgültige Stellung 10 bis 15 Sekunden lang, atme normal und beachte dabei folgende Punkte:

a) Halte das linke Bein gerade aufgerichtet und strecke es aus der Leiste heraus nach oben; es darf sich nicht nach rechts neigen;

b) drücke das rechte Knie durch;

c) hebe die Taille an und ziehe das Gesäß an;

d) lasse die rechte Gesäßhälfte nicht sinken.

4. Hebe beim Ausatmen das rechte Bein in Sarvāngāsana zum linken Bein hoch. Mach ein paar Atemzüge.

5. Nun übe das Āsana auf der anderen Seite, das rechte Bein gerade aufgerichtet und das linke Bein auf dem Boden. Halte die Stellung genauso lange wie auf der rechten Seite. Komme in Sarvāngāsana zurück (85).

Spezielle Anweisung

Wer den Boden nicht berühren kann, ohne die gleichen Fehler wie im vorangegangenen Āsana zu machen, muß das Bein parallel zum Boden halten.

Wirkungen

In diesem Āsana werden die Organe im Becken gut durchblutet; sie werden gekräftigt und bleiben gesund. Außerdem lindert diese Übung Rückenschmerzen.

54. *Setu-Bandha-Sarvāngāsana* (97–102)

Setu heißt «Brücke», *bandha* «bilden», «konstruieren». In dieser Variante von Sarvāngāsana biegt sich der Körper nach hinten, als wolle er eine Brücke bilden.

Das Āsana ist schwierig; ich beschreibe hier vereinfachte Methoden, um die Übende nicht zu überfordern. Damit die Wirbelsäule Elastizität gewinnt, muß man vor allem lernen, sie nach hinten zu beugen. Mit Hilfe der einfachen Methoden lernt man nach und nach, auch die fortgeschrittene Technik auszuführen. Technik A und B muß man beherrschen, bevor man sich an der fortgeschrittenen Technik versucht.

Technik A (1. Methode)

1. Liege mit angewinkelten Beinen auf dem Rücken, die Füße gegen die Wand oder einen Schemel abgestützt. Der Kopf sollte sich 1,20 bis 1,40 Meter von der Wand oder dem Schemel entfernt befinden.
2. Stütze die Füße in einer Höhe von etwa 50 bis 60 cm an der Wand oder dem Schemel ab.
3. Drücke die Füße gegen die Wand oder den Schemel, um das Gesäß, den Rücken und die Schulterblätter vom Boden abzuheben. Unterstütze den Rücken mit den Händen (97).
4. Halte den Hinterkopf und die Schultern fest auf dem Boden.
5. Strecke die Beine aus, halte dabei die Brücke (98).
6. Bleibe 1 bis 3 Minuten in dieser Stellung, atme normal.

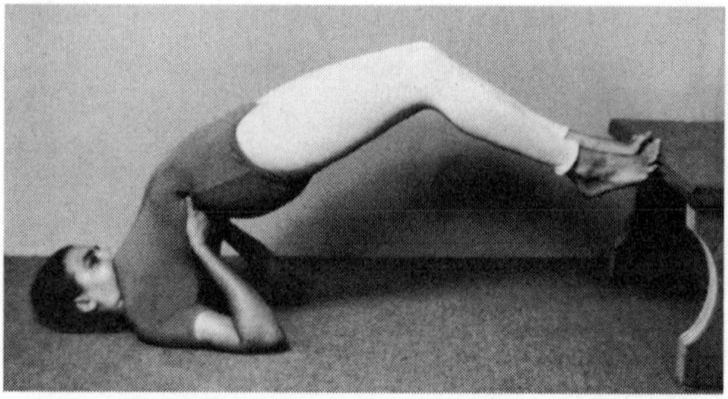

97

7. Beuge die Knie wie auf Abbildung 97, nimm die Hände vom Rücken und senke den Oberkörper vorsichtig zu Boden.

Technik A (2. Methode)

1. Bist du beweglich, lege dich flach auf den Rücken, den Kopf 1,20 bis 1,40 Meter von der Wand entfernt. Beuge die Knie und bringe die Füße nahe an das Gesäß. Hebe beim Ausatmen Gesäß und Rücken an. Unterstütze den Rücken mit den Händen und hebe Gesäß, Brust und Oberschenkel noch höher (100).

2. Strecke die Beine, eines nach dem anderen, aus und stütze die Füße an der Wand ab, um nicht aus der Stellung hinunterzurutschen. Ziehe das Gesäß an und drücke die Knie durch (wie auf der Abbildung 101).

Wirkungen

Die Stellung, auf diese Weise geübt, lindert Rückenschmerzen und kräftigt die Rückenmuskulatur. Die Organe im Beckenbereich werden neu belebt. Setu-Bandha-Sarvāngāsana wirkt heilsam bei Minderwertigkeitskomplexen, hilft bei labiler Gemütsverfassung während der Menopause und bei zu hohem Blutdruck. Die Übung von Abbildung 101 ist bei Hitzewallungen zu empfehlen, sollte aber in diesem Fall in Verbindung mit Halāsana (90) geübt werden.

Technik B

1. Lege dich der Länge nach mit dem Rücken auf eine 25 cm hohe Bank und beuge die Knie. Atme normal.

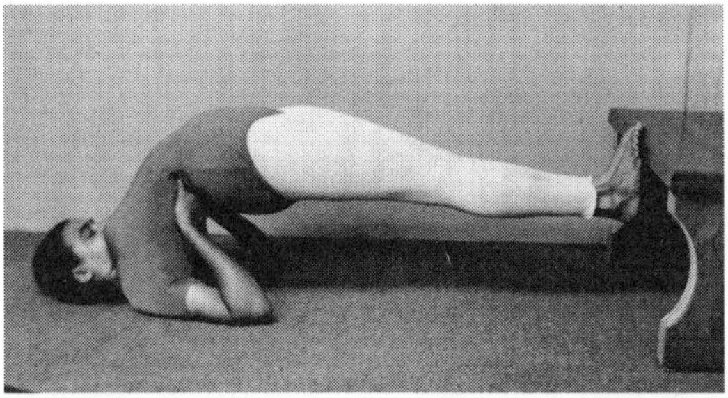
98

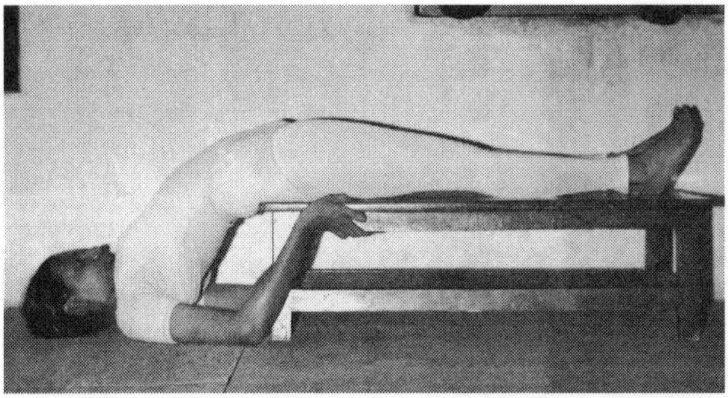
99

2. Gleite beim Ausatmen, Kopf voran, von der Bank hinunter, bis du mit dem Scheitel (wie auf Abbildung 148) den Boden berührst.

3. Lasse dich weiter hinuntergleiten, bis Hinterkopf und Schultern den Boden berühren. Strecke die Beine aus, damit der Körper vom Gesäß bis zu den Fersen auf der Bank liegt (99).

4. Halte die Seiten der Bank mit den Händen; ziehe die Schultern nach hinten und weite die Brust, oder strecke die Arme seitwärts aus und entspanne dich.

5. Bleibe 3 bis 5 Minuten in der endgültigen Stellung und atme normal. Mit der Zeit solltest du sie so lange wie möglich halten. Achte dabei auf folgende Punkte:

a) Entspanne das Gesicht;

b) halte Nacken und Schultern unten;

c) halte das Brustbein angehoben.

6. Beuge beim Ausatmen die Knie, bringe die Füße nahe ans Gesäß und gleite in Richtung Kopf von der Bank hinunter, bis du mit dem Gesäß den Boden erreichst.

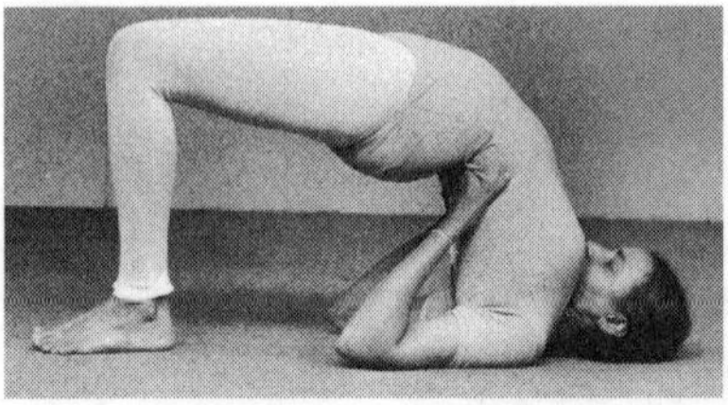

100

Spezielle Anweisung

Wer übergewichtig ist oder unter Kopfschmerzen und Darmstörungen leidet, muß zuerst die einfachen Techniken beherrschen lernen.

Wirkungen

Diese Variante von Setu-Bandha-Sarvāngāsana entspannt die Nerven, befreit von Kopfschmerzen und Müdigkeit und erleichtert Asthmatikerinnen das Atmen.

Technik C (fortgeschritten)

1. Halte dich in Sarvāngāsana (84).

2. Halte die Hände fest auf dem Rücken. Beuge die Knie und bewege die Fersen zum Gesäß hin (83).

3. Hebe Brust und Wirbelsäule an. Mach einen oder zwei Atemzüge. Lasse beim Ausatmen die Beine nach hinten hinunterfallen und stelle die Füße auf den Boden (100).

4. Halte die Füße fest auf dem Boden. Hebe die Rippen an, damit die Brust sich weitet. In dem Moment, da die Füße den Boden berühren, wird Druck auf die Handgelenke ausgeübt. Hebe Gesäß und Oberschenkel weiter an, um diesen Druck zu verringern.

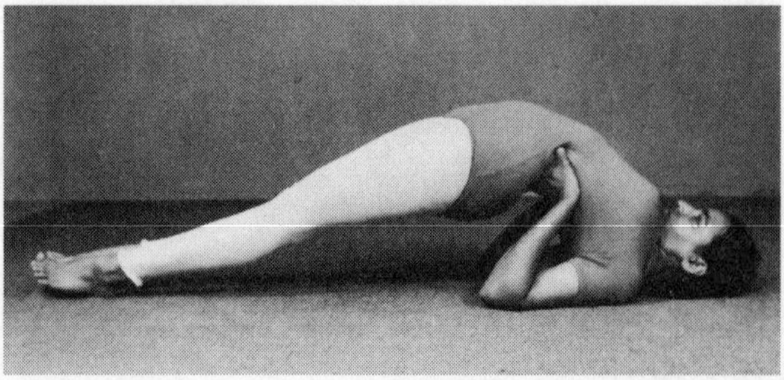

101

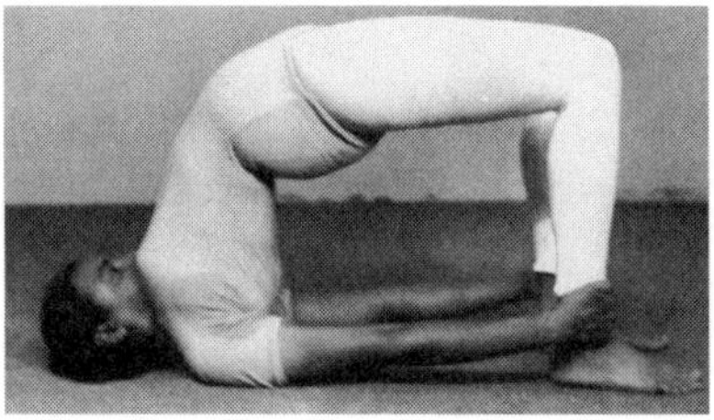

102

5. Vergrößere die Wölbung der Wirbelsäule, indem du sie weiter anhebst. Strecke die Beine, eines nach dem anderen, aus. Halte die Füße geschlossen. Ziehe das Gesäß an und hebe das Brustbein an (101).

6. Halte den Hinterkopf, die Schultern, die Oberarme, die Ellbogen und die Füße auf dem Boden. Ziehe das Gesäß an.

7. Bleibe 30 bis 60 Sekunden in der endgültigen Stellung und atme normal. Steigere die Dauer mit zunehmender Übung auf 5 Minuten oder wiederhole das Āsana zwei- oder dreimal hintereinander.

8. Beuge die Knie, bewege die Füße Richtung Gesäß und nimm die Stellung von Abbildung 100 ein. Hebe die Füße mit einem Sprung vom Boden ab und komme in Sarvāngāsana zurück (84).

Spezielle Anweisung

Um in diesem Āsana die Brust und das Gesäß leichter anheben zu können, übe dich in folgenden Bewegungen: Liege flach auf dem Boden. Beuge die Knie, ergreife die Fußknöchel mit den Händen und hebe Brust, Oberschenkel und Bauch an (102). Halte den Hinterkopf und die Schultern auf dem Boden. Dank der gestreckten Arme in dieser Bewegung weitet die Brust sich mühelos. Auf diese Weise kann man Setu-Bandha-Sarvāngāsana leicht üben.

Wirkungen

Die Übung der Stellung unterstützt die Nierenfunktion und reguliert die Menstruation hinsichtlich Dauer und Stärke. Sie kräftigt die Rückenmuskulatur, beseitigt Müdigkeit, belebt die Nerven und verbessert die Durchblutung im Brustbereich. Durch sie entwickeln sich Selbstvertrauen, Willensstärke und ein ruhiger Verstand.

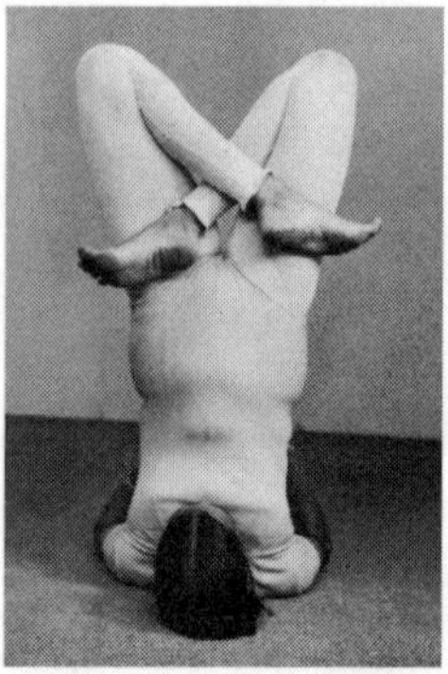

103

55. *Ūrdhva-Padmāsana in Sarvāngāsana* (103)

Ūrdhva bedeutet «aufwärts», «nach oben gerichtet»; *padmāsana* ist der Lotossitz. In dieser Stellung wird Padmāsana in Sarvāngāsana geübt.

Technik

1. Halte dich in Sarvāngāsana (85).

2. Beuge beim Ausatmen das rechte Knie. Lege den rechten Fuß an den linken Oberschenkelansatz. Gelingt dir das nicht, nimm die linke Hand vom Rücken, um mit ihrer Hilfe den rechten Fuß an seinen Platz zu rücken, und lege sie dann wieder auf den Rücken.

3. Beuge beim Ausatmen das linke Knie und rücke den linken Fuß an den rechten Oberschenkelansatz, falls nötig mit Hilfe der rechten Hand, die du anschließend wieder auf den Rücken legst.

4. Bleibe 5 bis 10 Sekunden in der endgültigen Stellung (103), atme normal und achte dabei auf folgende Punkte:

a) Ziehe das Gesäß an;

b) strecke die Oberschenkelmuskeln nach oben;

c) schiebe die Knie enger zusammen.

5. Befreie die Beine und wechsle die Stellung, indem du zuerst das linke und dann das rechte Bein bewegst. Atme normal und halte auch diese Position 5 bis 10 Sekunden.

Spezielle Anweisungen

(1) Wenn das Gesäß zu schwer ist, herrscht keine Spannung in den Oberschenkeln. Ziehe darum das Steißbein und die Lendenwirbel ein. Du kannst den Rücken gegen einen Stuhl abstützen.

(2) Dieses Āsana mußt du gründlich beherrschen, bevor du dich an das folgende wagst. Beherrschst du es aber, solltest du direkt zum nächsten Āsana übergehen, ohne die Beine andersherum zu kreuzen.

Wirkungen

Das Āsana dehnt die Brustmuskeln und erleichtert auf diese Weise die Atmung. Da es den Bauchbereich öffnet, fördert es die Verdauung und kräftigt die Bauchorgane.

56. *Pindāsana in Sarvāngāsana* (*104*)

Das Āsana symbolisiert einen «Embryo» (*pinda*) und ist mit Sarvāngāsana kombiniert.

Technik

1. Halte dich in Ūrdhva-Padmāsana (103).

2. Senke beim Ausatmen die gekreuzten Beine aus den Leistenbeugen heraus. Atme ein paarmal.

3. Senke jetzt Padmāsana weiter in Richtung Kopf.

4. Nimm die Hände vom Rücken und umarme die gekreuzten Beine.

5. Bleibe 5 bis 10 Sekunden in der endgültigen Stellung, atme normal und beachte dabei folgende Punkte:

a) In dieser Stellung berühren die Knie den Boden nicht, und die Brust muß angehoben sein;

b) vordere Rumpfseite, Beine und Brust müssen eins werden, als bildeten sie einen Embryo.

6. Löse die Umarmung und bringe die Hände auf den Rücken zurück.

7. Atme ein, komme in Ūrdhva-Padmāsana zurück, befreie die Beine und kreuze sie andersherum. Wiederhole das Āsana gleich lange und atme normal.

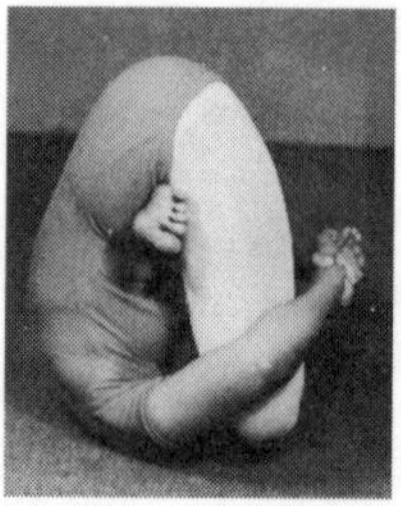

104

Spezielle Anweisung

Hast du Schwierigkeiten mit dem Gleichgewicht, wenn du den Rücken nicht abstützt, behalte die Hände auf dem Rücken.

Anmerkung: Das Āsana muß man völlig beherrschen, bevor man sich am folgenden versucht.

57. Pārshva-Pindāsana in Sarvāngāsana (105)

In dieser Stellung wird Pindāsana auf beiden Seiten geübt. Es ist eine fortgeschrittene Stellung.

Technik

1. Halte dich in Pindāsana, die Hände stützen den Rücken ab.
2. Hebe die gekreuzten Beine von der Stirn hoch, indem du das Gesäß leicht nach hinten schiebst, bis sich die Knie auf Brusthöhe befinden. Mach einen oder zwei Atemzüge.
3. Drehe beim Ausatmen den Rumpf nach rechts und lege das rechte Knie neben den rechten Arm. Mach einen oder zwei Atemzüge, finde das Gleichgewicht in der Stellung und fahre mit der Übung fort.

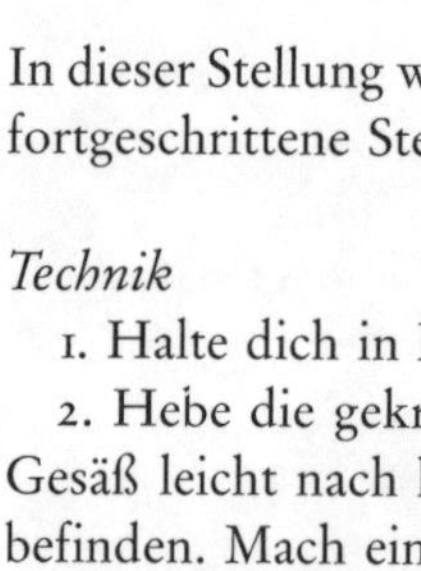

105

4. Senke beim Ausatmen das linke Knie ebenfalls neben den Kopf, so daß die gekreuzten Beine einen Winkel zum Rumpf bilden (105).

5. Halte die endgültige Stellung 5 bis 10 Sekunden lang, atme normal und richte deine Aufmerksamkeit dabei auf folgende Punkte:

a) Halte die Rückseite des Körpers angehoben;

b) verlagere das Körpergewicht nicht auf die gebeugten Knie.

6. Hebe beim Ausatmen erst das linke, dann das rechte Bein vom Boden hoch, drehe den Rumpf um die eigene Achse nach links und übe das Āsana auf der linken Seite, atme normal und bleibe wieder 5 bis 10 Sekunden in dieser Stellung.

7. Drehe dich beim Ausatmen zur Mitte und komme in Ūrdhva-Padmāsana hoch (103). Strecke die Beine in Sarvāngāsana (85) aus.

8. Wechsle Padmāsana, beuge jetzt zuerst das linke Knie und dann das andere, beuge dich in Pindāsana und übe Pārshva-Pindāsana auf beiden Seiten, atme normal, befolge alle Techniken und bleibe 5 bis 10 Sekunden auf jeder Seite.

9. Komme in Sarvāngāsana zurück. Führe die Bewegungen von Abbildung 83 bis 80 aus oder gleite vorsichtig auf den Boden zurück und liege flach auf dem Rücken.

Spezielle Anweisung

Am Anfang wird es dir nicht möglich sein, das linke Knie auf den Boden zu bringen. Versuchst du es mit Gewalt, schnellen die linke Schulter und der linke Ellbogen vom Boden hoch, und ein Purzelbaum nach rechts ist das Ergebnis. Gehe wie folgt vor, um dies zu vermeiden.

a) Rücke die linke Hand näher an die Schulter und drücke den Ellbogen gegen den Boden;

b) drücke das linke Knie nicht mit Gewalt nach unten; berührt es den Boden nicht, lege zuerst das rechte Knie auf den Boden; hebe die linke Rumpfrückseite in Richtung Gesäß an;

c) drückst du beide Knie mit Gewalt zu Boden, entsteht Druck auf das Zwerchfell, was zu Atemnot führen kann; du mußt darum das linke Knie etwas über dem Boden halten, um den Druck auf die fliegenden Rippen zu verringern.

Wirkungen

Alle drei Āsanas kräftigen die Bauchorgane und fördern Verdauung und Ausscheidung.

Anmerkung: Beherrscht man Ūrdhva-Padmāsana (103), Pindāsana (104) und Pārshva-Pindāsana (105) wirklich, kann man einen Zyklus der drei Āsanas üben, ohne die Kreuzung der Beine zu wechseln, und dann, nun mit andersherum gekreuzten Beinen, alle drei Āsanas wiederholen.

Gemeinsame Wirkung der Āsanas 47 bis 57

Sarvāngāsana und seine Varianten sind nützlich, um einen gesunden Geist zu fördern. Sie beruhigen das Nervensystem, heilen Bluthochdruck und wirken Reizbarkeit, Nervenzusammenbrüchen und Schlaflosigkeit entgegen. Sie sind hervorragend geeignet, den Anforderungen und Zwängen des Alltages entgegenzuwirken. Sie schenken Lebenskraft und Selbstvertrauen.

Die Umkehrstellung, die allen diesen Āsanas gemeinsam ist, fördert den Fluß des unreinen (venösen) Blutes zum Herzen und unterstützt damit seine Reinigung. Die endokrinen Drüsen, vor allem die Schilddrüse und die Nebenschilddrüsen, ziehen großen Nutzen aus der erhöhten Durchblutung ihres umliegenden Gewebes. Die regelmäßige Übung dieser Āsanas befreit von Atmungsschwierigkeiten, Asthma, Husten, Erkältungen, Bronchitis und Rachenerkrankungen.

Sie bewähren sich bei Magenschmerzen, Durchfall, Darmbeschwerden und Geschwüren. Sie lindern Reizungen der Bauchorgane.

Die Āsanas dieser Abteilung haben einen großen allgemeinen Heileffekt bei Lungenkrankheiten, Beschwerden in Brust und Rachen, Gallenkrankheiten, Übersäuerung, Diabetes, Dysenterie, Störungen der Leber und der Milz sowie bei konstitutionell bedingten Erkrankungen von Blase, Gebärmutter und Eierstöcken. Sie sind eine wertvolle Hilfe bei Kopfschmerzen, mentalen Störungen, schwachem Gedächtnis und emotionalen Problemen.

Nach langwieriger oder bei chronischer Krankheit regt Sarvāngāsana die Lebenskraft an und hilft, neue Vitalität zu gewinnen. Das längere Verweilen in den Stellungen intensiviert ihre vorteilhaften Wirkungen.

Frauen sollten sich auf keinen Fall die Wohltat dieser Āsanas entgehen lassen.

Abteilung V: Āsanas – Für Bauch und Lenden

Bevor man Āsanas aus dieser Abteilung übt, muß man alle Āsanas der ersten Abteilung sowie die Āsanas von Abbildung 26 bis 30 der zweiten Abteilung und von Abbildung 84, 85, 88 sowie 91 bis 94 der vierten Abteilung beherrschen.

Für schwache und ungeübte Bauch- und Lendenmuskeln sind die Āsanas dieser Abteilung zu intensiv, um sofort geübt zu werden. Die Muskeln müssen sich zuerst durch die Übung der oben erwähnten Āsanas kräftigen und stärken, dann kann mit Abteilung V begonnen werden.

Frauen, die unter ernsthaften Menstruationsbeschwerden, falscher Gebärmutterlage und Leukorrhöe leiden, sollten diese Āsanas nicht ausführen. Sie bauen zwar Fett ab, und ihre Übung mag von daher verlockend erscheinen; sie sind aber unter den genannten Umständen schädlich. Bis die betreffenden Beschwerden völlig behoben sind, sollten darum die im zweiten Teil vom Kapitel X dafür empfohlenen Āsanas geübt werden. Dann kann mit der Übung der Āsanas dieser Abteilung begonnen werden.

Ist Fettleibigkeit das Resultat eines hormonellen Ungleichgewichts in den Drüsen, muß man die Āsanas der Abteilungen I, II und IV wirklich beherrschen.

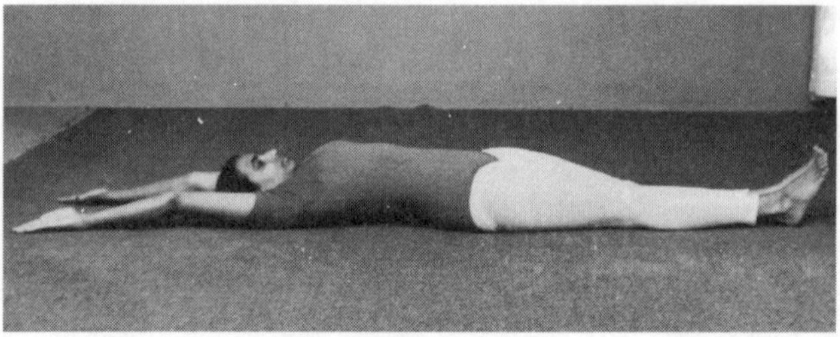
106

58. *Ūrdhva-Prasārita-Pādāsana* *(106–110)*

Das Āsana übt man auf dem Rücken liegend, die Beine durch- und hochgestreckt.

Technik

1. Liege flach auf dem Rücken, strecke beide Beine mit geschlossenen Oberschenkeln, Knien, Fußknöcheln und Zehen aus und drücke die Knie durch.

2. Strecke beide Arme mit den Handflächen nach oben neben dem Kopf hoch und spüre, wie sich die Rückseite des Körpers zusammen mit den Armen dehnt (106). Mach einen oder zwei Atemzüge.

3. Hebe beim Ausatmen die Beine um 30° (107). Halte diese Stellung 5 bis 10 Sekunden lang. Atme normal.

4. Hebe die Beine, wieder beim Ausatmen, um 60° (108). Halte sie 5 bis 10 Sekunden so und atme normal.

5. Hebe beim Ausatmen die Beine um 90° (109). Bleibe 15 bis 30 Sekunden in dieser Stellung und achte dabei, wie auch bei den beiden vorangegangenen Stufen, auf folgende Punkte:

a) Halte die Knie durchgedrückt und die Beine stabil;

b) dehne die Arme noch mehr, damit sich die ganze Rumpfrückseite gut durchstreckt;

c) drücke die Hüften und den Rücken fest gegen den Boden, damit die Bauchorgane innerlich massiert werden;

d) atme immer normal.

6. Senke beim Ausatmen die Beine langsam, ohne die Knie zu beugen, und komme in die Stellung von Abbildung 106. Entspanne dich.

7. Wiederhole das Āsana am Anfang dreimal. Sind die Bauchmuskeln kräftiger geworden, kannst du es 15- bis 20mal hintereinander üben.

Spezielle Anweisungen

(1) Frauen mit Bandscheibenschäden und Rückenschmerzen dürfen nicht nach beschriebener Methode üben. In dem Āsana straffen sich die Rückenmuskeln, was jede Art von Rückenleiden verschlimmert. Sie müssen wie auf Abbildung 110 üben.

(2) Anfängerinnen und Frauen mit Übergewicht oder schlaffen Muskeln kriegen die Beine nicht hoch, ohne die Knie zu beugen. Stärke die Muskeln, indem du folgendermaßen vorgehst:

a) Liege flach auf dem Rücken und strecke die Arme neben dem Kopf nach oben (106);

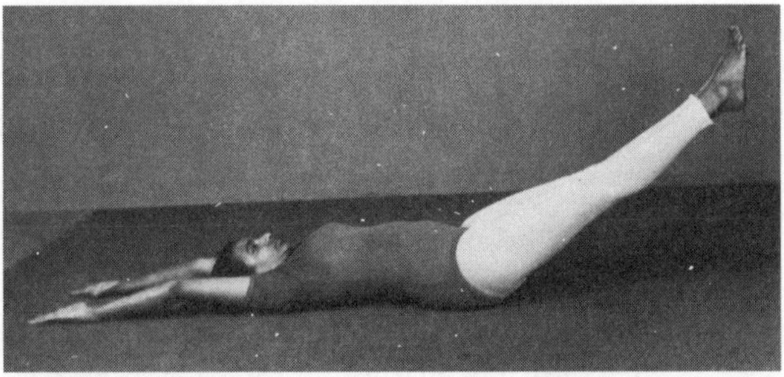

107

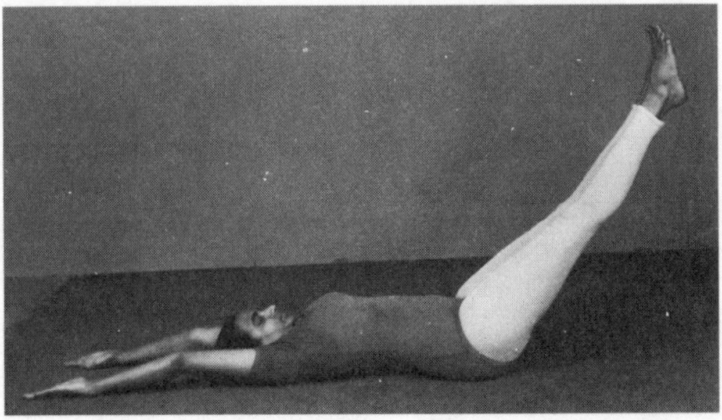

108

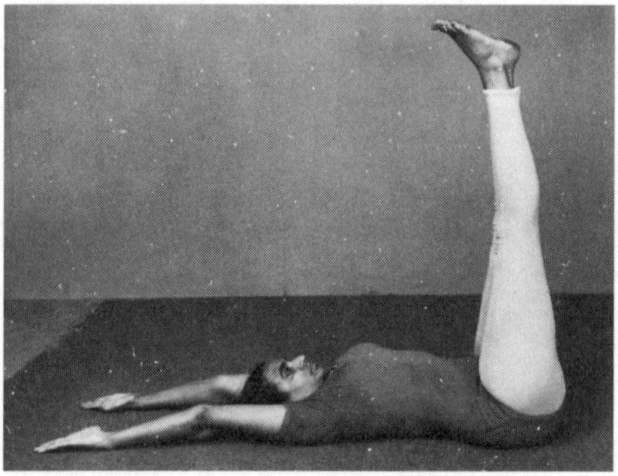

109

b) beuge die Knie und ziehe sie zur Brust hin, die Fersen nahe dem Gesäß. Drücke Knie und Oberschenkel an Brust und Bauch. Strecke die Arme weiter aus, damit sich Rücken, Taille und Wirbelsäule dehnen. Umarme jetzt die Beine und drücke die Oberschenkel gegen den Bauch (110). Drücke die Beine so gegen den Bauch, daß die Rücken- und Hüftmuskeln gegen den Boden gepreßt werden. Das ist gut bei Rückenschmerzen, bei Schwäche in der Taille und in den Beinen sowie bei Rückenschmerzen während der Regel. Gelingt es dir nicht, die Oberschenkel herunterzudrücken, bitte einen Helfer, deine Schienbeine, und damit die Oberschenkel, gegen den Bauch zu drücken;

c) strecke die Arme wieder über den Kopf hinaus und hebe beim Ausatmen die Beine mit durchgedrückten Knien um 90° (109). Bleibe 2 bis 5 Sekunden in dieser Stellung und atme normal. Steigere die Dauer allmählich;

d) beuge die Knie und senke die Oberschenkel gegen den Bauch. Behalte die Arme über den Kopf hinausgestreckt (106);

e) hast du Mühe, das Āsana mit über den Kopf hinausgestreckten Armen zu üben, lege sie neben den Körper, die Handflächen nach unten; du kannst die Hände gegen den Boden drücken, während du die Beine hochhebst. Es ist leichter, die Beine mit durchgedrückten Knien zu senken als hochzuheben. Beuge darum die Knie, um die Beine hochzuheben, und strecke sie erst in der Luft aus; du kannst dann aber die Beine mit durchgedrückten Knien senken. Wenn dir

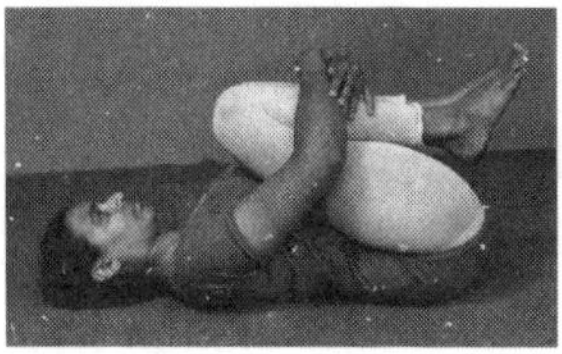

110

diese Methode nicht mehr schwerfällt, kannst du die Beine auch mit durchgedrückten Knien hochheben.

(3) Am Anfang werden Beine und Bauchmuskeln zittern; das ist kein Grund zur Besorgnis. Übe die Stellung zunächst ein- oder zweimal. Später kann man sie 10- bis 15mal wiederholen.

(4) Frauen, die während der Regel übermäßig viel Blut verlieren oder an Leukorrhöe leiden, können die Stellung mit an die Wand gelehnten Beinen üben. Die Gesäßknochen, die Rückseite der Oberschenkel, die Waden und die Fersen müssen an der Wand liegen, so daß der Körper ein L bildet. Vom Kopf bis zu den Hüften liegt der Körper auf dem Boden, und vom Gesäß bis zu den Fersen ist er senkrecht (wie auf der Abbildung 109). In dieser Stellung ruhen die Bauchorgane auf der Wirbelsäule. Auch das Kreuzbein, das auf dem Boden liegt, unterstützt die Bauchorgane. Mit den Beinen an der Wand kann keinerlei Spannung oder Druck entstehen. Die Stellung darf so lange wie möglich gehalten werden.

Wirkungen

Dieses Āsana baut Fett um Taille, Gesäß und Oberschenkel ab; es stärkt die Wirbelsäule und kräftigt die Bauchorgane.

59. *Paripūrna-Nāvāsana* (*111*)

Paripūrna bedeutet «voll», «ganz»; *nāva*, «Schiff». Das Āsana erinnert an ein Boot mit Rudern.

Technik

1. Strecke beide Beine aus und sitze in Dandāsana (23). Atme ein- oder zweimal.

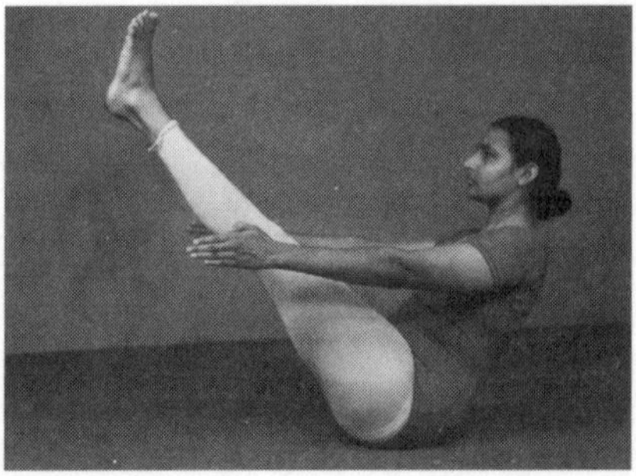

111

2. Lehne beim Ausatmen leicht den Oberkörper nach hinten und hebe gleichzeitig die Beine vom Boden hoch.

3. Halte den ganzen Körper auf dem Gesäß im Gleichgewicht. Halte Rumpf und Kopf wie auch die Beine ausgestreckt. Sackst du im Rücken ein, fällt dein ganzer Oberkörper Richtung Boden ab. Sind die Knie nicht durchgedrückt, sinken die Füße nach unten. Darum müssen die Beine stabil und der Oberkörper aufgerichtet bleiben.

4. Nimm die Hände vom Boden; strecke die Arme, parallel zum Boden, nach vorne und drehe die Handflächen einwärts. Hände und Schultern müssen sich auf gleicher Höhe befinden.

5. Halte die endgültige Stellung 30 bis 60 Sekunden lang, atme normal und achte dabei auf folgende Punkte:

a) Halte die Beine stocksteif;

b) halte die Wirbelsäule stabil, der Kopf muß auf ihr «schweben»; neigt er sich nach vorn, versteift sich der Nacken, was ein Schweregefühl im Kopf zur Folge hat.

c) blicke geradeaus, drücke nicht das Kinn gegen die Kehle;

d) lasse weder die Brust noch die Lendenwirbelsäule einsinken, um das Gleichgewicht zu halten;

e) du solltest das Gefühl haben, der Körper treibe schwerelos wie ein Boot dahin; um dies zu erreichen, halte die Wirbelsäule stabil.

6. Senke beim Ausatmen Arme und Beine. Komme in die Dandāsana-Stellung zurück (23).

Spezielle Anweisungen

(1) Berühre nicht die Beine mit den Handflächen.

(2) Gelingt es dir nicht, die Hände vom Boden hochzuheben,

nachdem du das Körpergewicht auf das Gesäß verlagert hast, versuche, die Bewegungen simultan auszuführen, d. h., den Oberkörper zurückzulehnen und gleichzeitig Beine und Arme hochzuheben.

Wirkungen

Das Āsana bewährt sich bei Blähungen und Magenbeschwerden. Es baut Fett ab und kräftigt die Nieren.

60. *Jathara-Parivartanāsana* (112–114)

Jathara heißt «Magen», *parivartan* «herumdrehen», «um die eigene Achse drehen». In diesem Āsana wird der Magen innerlich massiert.

Technik

1. Liege flach auf dem Rücken (80).
2. Strecke beide Arme seitwärts in einer Linie mit den Schultern aus; die Handflächen weisen zur Decke. Mach einen oder zwei Atemzüge.
3. Hebe beim Ausatmen die Beine in einen rechten Winkel zum Boden hoch. Drücke die Knie durch. Verharre einen Moment in dieser Stellung (112) und atme normal.

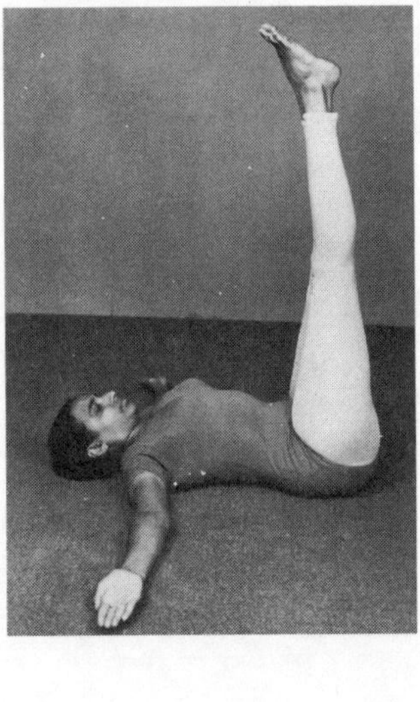

112

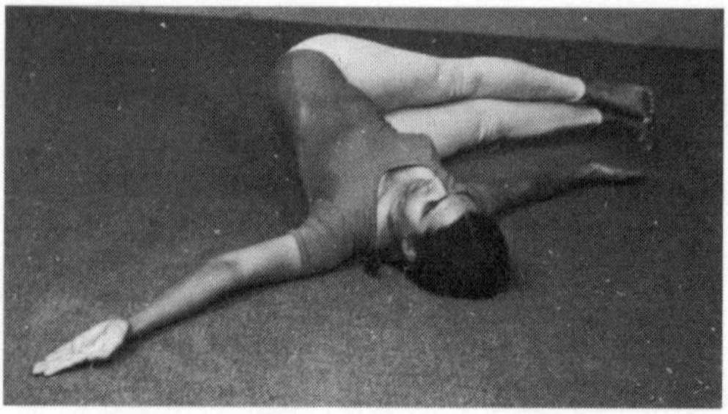

113

4. Senke beim Ausatmen die Beine langsam seitwärts zur rechten Handfläche; die Füße dürfen den Boden jedoch nicht berühren, damit die Bauchorgane ihren Halt bewahren und sich richtig zusammenziehen. Halte Knie und Oberschenkel geschlossen (113).

5. Halte die linke Rückenseite so weit wie möglich auf dem Boden.

6. Bleibe 10 bis 15 Sekunden in der endgültigen Stellung. Atme normal und beachte dabei folgende Punkte:

a) Bei der Bewegung der Beine nach rechts dreht sich der Rumpf um die eigene Achse nach links. Strecke die Oberschenkel durch und dehne sie dem Gesäß entgegen, damit sich die linke Rückenseite um so weiter nach links dreht;

b) drehe Bauch und Becken nach links, um die Bauchorgane zu üben und zu straffen;

c) senkst du die Beine nach rechts, hat das rechte Bein die Tendenz, seinen Halt zu verlieren; halte es stabil;

d) hebe nicht die rechte Schulter vom Boden hoch.

7. Komme beim Einatmen in die Stellung von Abbildung 112 zurück, indem du die linke Gesäßhälfte und Rumpfseite gegen den Boden drückst. Bleibe ein paar Sekunden in dieser Position und wiederhole die Stellung auf der linken Seite (114), indem du die Beine nach links senkst und den Bauch um die eigene Achse nach rechts drehst.

8. Halte die endgültige Stellung ebenso lange und atme normal. Bringe die Beine wieder in die senkrechte Position und warte einen Moment. Atme ein- oder zweimal.

9. Senke beim Ausatmen die Beine langsam zu Boden.

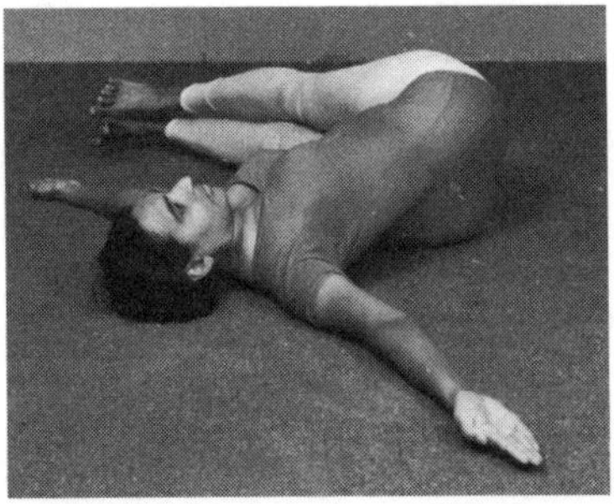

114

Spezielle Anweisungen

(1) Wer die Beine nicht durchgestreckt hochzuheben vermag, kann sie zunächst beugen (110) und dann erst hochstrecken (109).

(2) Bei der Bewegung der Beine nach rechts (links) kommt meistens die linke (rechte) Schulter vom Boden hoch. Bitte jemanden, sie dir nach unten zu drücken, oder halte dich mit der linken (rechten) Hand an einem schweren Möbelstück fest. Bitte einen Helfer, dir den Beckenknochen hinunterzudrücken, falls sich die gegenüberliegende Seite vom Boden löst.

(3) Alle Bewegungen der Beine, ob aufwärts oder seitwärts, müssen langsam und fließend ausgeführt werden. Je langsamer es geschieht, desto größer die Wirkung auf die Bauchorgane. Übt man die Stellung rasch, arbeiten dabei nur die Beine. Am Anfang sollte man das Āsana nur einmal üben. Später, mit zunehmender Fertigkeit, kann man es zwei- bis viermal hintereinander üben, ohne die Beine zwischendurch aus der Senkrechten nach unten zu bringen. Übe den Zyklus auf der rechten und linken Seite.

Wirkungen

Das Āsana baut überflüssiges Fett ab, behebt Trägheit der Leber, der Milz und der Bauchspeicheldrüse, heilt Gastritis und lindert Schmerzen und Blockierungen im unteren Rücken.

61. Ūrdhva-Mukha-Pashchimottānāsana II (115)

Das Āsana ist eine Variante von Pashchimottānāsana; das Gesicht (*mukha*) schaut hier nach oben, und die rückwärtige Dehnung ist dieselbe wie in Pashchimottānāsana. Das Āsana ist schwierig, aber auch besonders wirksam. Vergleiche Ūrdhva-Mukha-Pashchimottānāsana I (173), das leichter zu üben ist.

Technik

1. Liege flach auf dem Rücken, strecke die Arme neben dem Kopf hoch (106). Mach einen oder zwei Atemzüge.

2. Hebe beim Ausatmen die Beine in einem rechten Winkel zum Oberkörper hoch (109). Drücke die Knie durch. Atme ein- oder zweimal.

3. Bringe, wieder beim Ausatmen, beide Beine über den Kopf und ergreife die Fußsohlen mit ineinander verschränkten Händen. Ziehe die Beine gegen den Rumpf, so daß Oberschenkel und Bauch zusammengedrückt werden. Die Schienbeine sollten das Kinn berühren (115).

4. Bleibe 15 bis 20 Sekunden in der endgültigen Stellung, atme normal und achte dabei auf folgende Punkte:

a) Ziehe den Quadrizeps an und dehne die hinteren Oberschenkelmuskeln den Fersen entgegen;

b) hebe den Rücken und das Gesäß nicht wie in Halāsana (88) hoch;

c) dehne die Ellbogengelenke, indem du die Distanz zwischen ihnen vergrößerst;

d) strecke die Oberschenkel und das Gesäß nach hinten, indem du

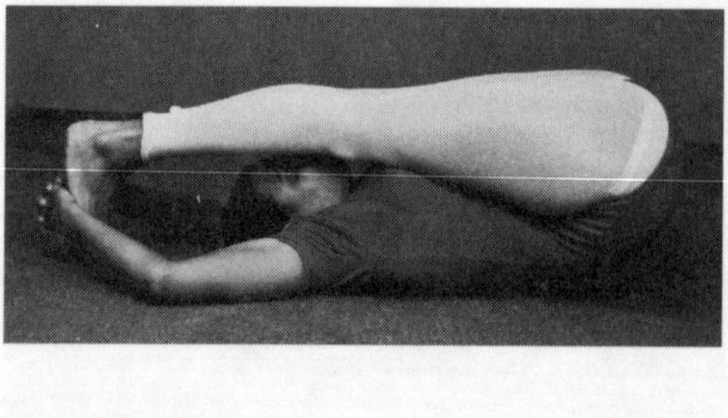

115

die Waden nach vorn dehnst, und schaffe einen Zustand von «Herausforderung und Erwiderung» im Körper.

5. Befreie beim Ausatmen die Hände und senke die Beine zu Boden.

Spezielle Anweisung

Kannst die die gestreckten Beine nicht genügend eng an den Bauch heranziehen, beuge die Knie und halte die Fußsohlen oder die großen Zehen mit den Fingern fest. Ziehe die Beine zum Bauch und strecke sie aus, indem du die Knie durchdrückst.

Wirkungen

Die Stellung lindert heftige Rückenschmerzen und entspannt die Rückenmuskeln.

62. *Supta-Pādāngushthāsana* (*116–119*)

Das Āsana ist eine liegende Stellung, in der die große Zehe mit den Fingern ergriffen wird und die Beine in drei Richtungen gedehnt werden.

Technik – Variante A

1. Liege flach auf dem Rücken, halte die Beine geschlossen und die Knie durchgedrückt (80). Atme normal.

2. Beuge beim Einatmen das rechte Knie gegen die Brust und fasse die rechte große Zehe zwischen Daumen, Zeige- und Mittelfinger der rechten Hand. Strecke das rechte Bein hoch, indem du die hinteren Oberschenkelmuskeln dehnst.

3. Strecke das rechte Bein senkrecht zum Boden hoch (116). Falls du kannst, ziehe es zum Kopf herunter. Die rechte Hand befindet sich jetzt in einer Linie mit der rechten Schulter (117). Lege die linke Handfläche auf den linken Oberschenkel.

4. Bleibe 5 bis 10 Sekunden in der Stellung, atme normal und richte deine Aufmerksamkeit dabei auf folgende Punkte:

a) Drücke das rechte Bein fest gegen den Boden, ohne das Knie zu beugen. Drehe den linken Oberschenkel nicht auswärts;

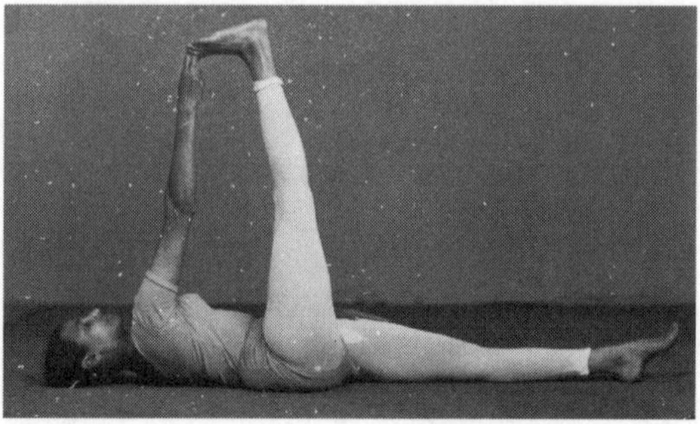
116

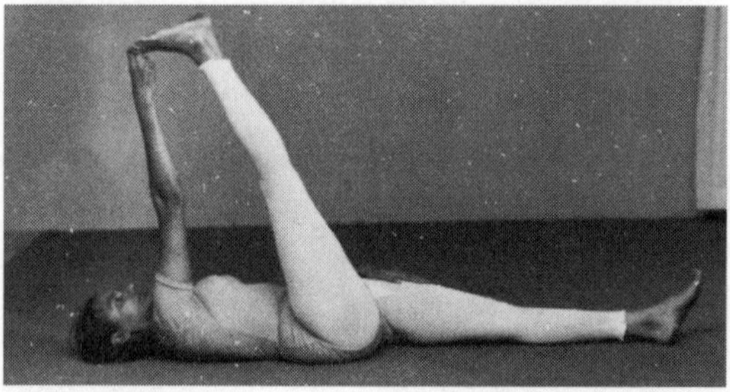
117

b) lasse den Rumpf nicht nach links kippen;

c) drücke die rechte Gesäßhälfte gegen den Boden;

d) lockere nicht den Griff der Finger um die große Zehe.

Technik – Variante B

5. Ziehe beim Ausatmen das rechte Bein weiter über den Kopf nach unten und hebe gleichzeitig den Kopf und die obere Rumpfhälfte vom Boden hoch. Berühre das Bein mit der Stirn (118).

6. Bleibe 5 bis 20 Sekunden in der Stellung, atme normal und achte dabei auf folgende Punkte:

a) Es ist besser, das Bein zum Kopf herunterzuziehen, als umgekehrt Kopf und oberen Rücken mehr hochzuheben;

b) halte die Knie durchgedrückt;

c) drücke die linke Gesäßhälfte gegen den Boden, damit der Oberkörper nicht nach rechts kippt.

7. Bringe beim Einatmen Kopf und Rücken auf den Boden und komme in die Stellung von Abbildung 117 zurück.

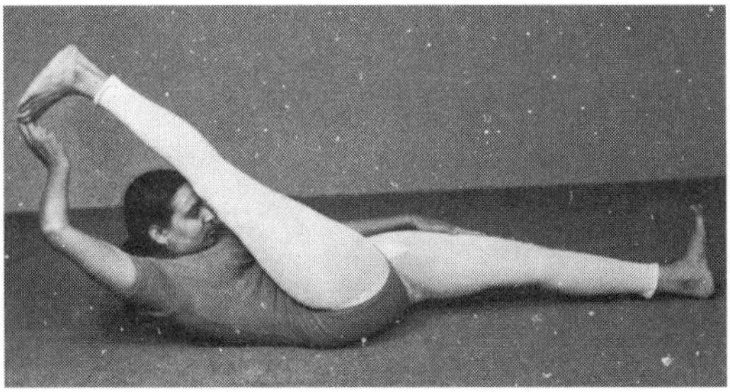
118

Technik – Variante C

8. Strecke beim Ausatmen das linke Bein durch und ziehe das rechte Bein nach rechts, bis es den Boden berührt. Strecke die hinteren Oberschenkelmuskeln (119).

9. Bleibe 5 bis 10 Sekunden in der Stellung, atme normal und beachte dabei folgende Punkte:

a) Halte den rechten Fuß auf Schulterhöhe;

b) hebe weder die linke Rumpfseite noch die linke Gesäßhälfte vom Boden hoch.

10. Komme beim Einatmen in die Stellung von Abbildung 117 zurück.

11. Befreie die große Zehe, senke das rechte Bein zu Boden und lege den rechten Arm neben den Körper.

12. Übe jetzt das Āsana auf der linken Seite, hebe das linke Bein hoch und halte die Zehe fest, atme normal und führe die drei beschriebenen Bewegungen aus, indem du rechts durch links ersetzt.

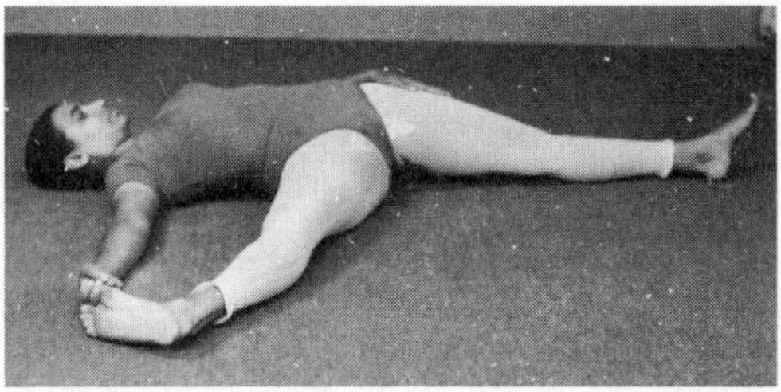
119

Spezielle Anweisungen

(1) Lockere den Griff der Finger um die große Zehe nicht. Lockert er sich, beugt sich das Knie und die Bauchmuskeln verlieren den Halt.

(2) Beugt sich das Knie des auf dem Boden ausgestreckten Beins, drücke die linke Fußsohle gegen die Wand.

(3) Am Anfang ist es schwierig, das hochgestreckte Bein zum Kopf herunterzuziehen, und es muß vor allem die erste Variante geübt werden (116).

Wirkungen

Die Stellung lindert Ischias, hilft gegen Steifheit der Hüftgelenke und entspannt die Nerven rund um die Hüften.

63. Utthita-Hasta-Pādāngushthāsana *(120–124)*

Hasta heißt «Hand». Das Āsana wird auf einem Bein stehend geübt, während man das andere Bein streckt, die große Zehe mit der Hand ergreift und den Kopf aufs Knie legt. Man übt es frei im Raum stehend (vgl. Iyengar, *Licht auf Yoga*).

Es handelt sich um eine schwierige Stellung, und es empfiehlt sich darum für Frauen, das hochgestreckte Bein auf einem Tisch oder Fenstersims abzustützen, wie hier beschrieben. Dadurch erhöht sich die therapeutische Wirkung. Das Āsana ist ähnlich wie Supta-Pādāngushthāsana, wird aber im Stehen geübt und läßt der Wirbelsäule damit uneingeschränkte Bewegungsfreiheit. Es wirkt darum intensiver bei verschobenen Bandscheiben, Rückenschmerzen, Schwäche der Hüftmuskeln und ungleich langen Beinen.

Technik – Variante A

1. Stehe einen halben bis einen Meter entfernt einem Tisch oder Fenster gegenüber. Mach einen oder zwei Atemzüge.

2. Beuge beim Ausatmen das rechte Bein, hebe es hoch und stütze es, parallel zum Boden, auf dem Tisch oder dem Fenstersims ab. Strecke das rechte Bein und halte den Fuß aufgerichtet. Strecke die Arme aus, ergreife eine Stange des Fenstergitters als Halt und hebe den Rumpf an (120).

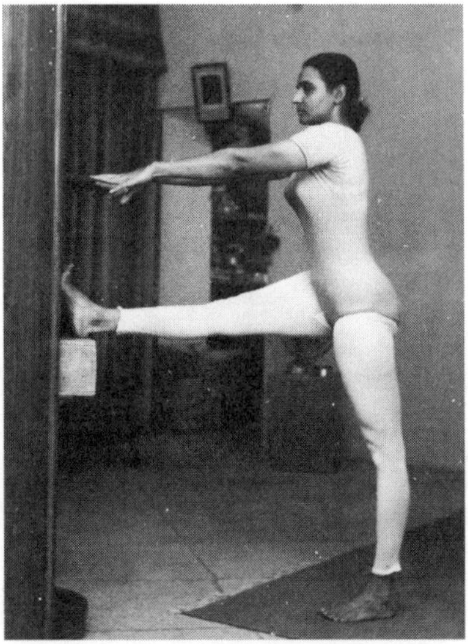

120

3. Halte den Kopf aufgerichtet und blicke geradeaus.

4. Stemme das linke Bein fest gegen den Boden und strecke die Wirbelsäule aus dem Steißbein heraus nach oben. Dehne die hinteren Oberschenkelmuskeln beider Beine. Halte die Stellung 10 bis 15 Sekunden lang, atme normal und achte dabei auf folgende Punkte:

a) Ziehe nicht die Schultern hoch oder den Nacken zusammen;

b) drehe die rechte Gesäßhälfte nicht nach außen und halte den Oberkörper gerade nach vorne;

c) kippe nicht nach vorne über;

d) drehe den linken Fuß nicht auswärts;

e) halte die Beckenknochen parallel zueinander (parallel zum Boden und zu den Rumpfseiten).

5. Mit zunehmender Übung hebe das rechte Bein in eine höhere Lage. Umschließe die rechte Ferse mit beiden Händen. Hebe die Wirbelsäule an und dehne den Rumpf nach oben (121).

6. Bringe beim Einatmen das rechte Bein auf den Boden. Übe nun die Stellung auf der anderen Seite, auf dem rechten Bein stehend, das linke Bein hochgehoben. Atme normal.

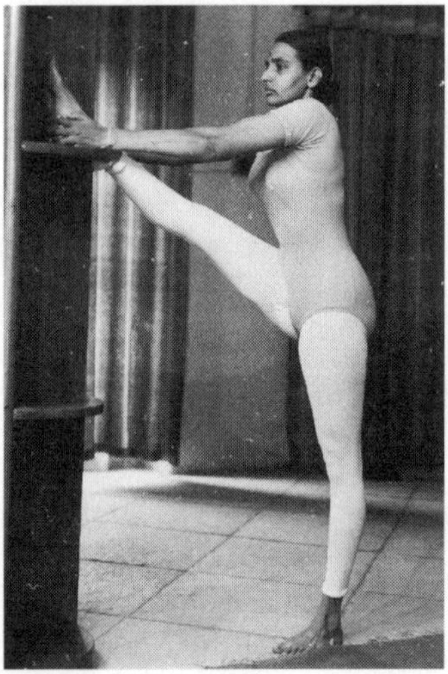
121

Technik – Variante B

1. Drehe den ganzen Körper um 90 ° nach links. Die Füße stehen jetzt parallel zum Fenster oder zum Tisch. Stehe einen halben bis einen Meter vom Fenster oder vom Tisch entfernt. Atme ein- oder zweimal.

2. Beuge beim Ausatmen das rechte Knie und stelle den rechten Fuß im rechten Winkel auf den Tisch (122). Lege die linke Hand auf die Hüfte. Halte dich mit der rechten Hand an einer Stange oder einem Brett fest, oder lege sie auf das rechte Schienbein und hebe den Rumpf an.

3. Mit zunehmender Praxis hebe das Bein höher, bis du den rechten Fuß auf Schulterhöhe abstellen kannst. Ergreife die rechte große Zehe oder die Fußsohle mit den Fingern der rechten Hand. Strecke die vordere Rumpfseite hoch (123).

4. Halte die Stellung 10 bis 15 Sekunden lang, atme normal und beachte dabei folgende Punkte:

a) Hebe nicht die rechte äußere Gesäßhälfte an. Sie geht gern in die Höhe, was zu Rückenschmerzen oder Krämpfen in den Oberschenkeln führen kann;

b) richte den Rumpf aus stabilen Leisten heraus auf;

c) halte den Rumpf und das Gesäß in einer Linie zueinander;

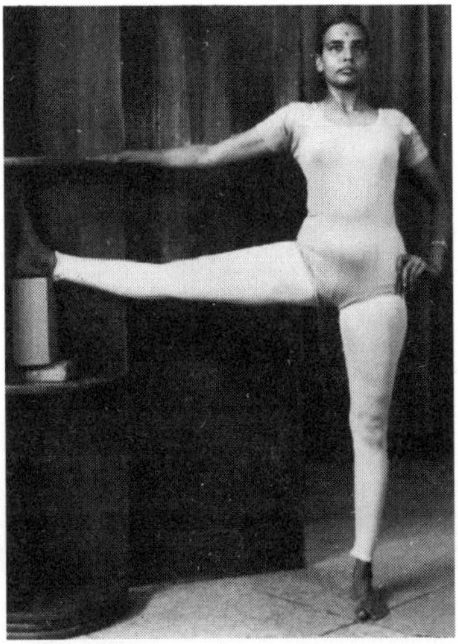

122

d) hebe die Bauchmuskeln an und weite die Brust;

e) ziehe nicht die Schultern hoch oder den Nacken zusammen.

5. Beuge beim Ausatmen das rechte Bein und bringe es auf den Boden zurück. Drehe den ganzen Körper um 180° und übe das Āsana auf dem rechten Bein stehend, das linke Bein seitwärts hochgehoben. Atme normal.

Technik – Variante C

1. Komme in die Stellung von Abbildung 120 oder 121.

2. Halte jetzt die große Zehe oder die Ferse des rechten Fußes (oder die Stange oder die Tischkante hinter dem Fuß) mit der linken Hand. Lege die rechte Hand auf die Hüfte und hebe den Rumpf an. Drücke die Knie durch.

3. Drehe den Oberkörper um die eigene Achse nach rechts, bis sich seine linke Seite in einer Linie mit dem rechten Oberschenkel befindet (124).

4. Halte die Schultern so wie die rechte und linke Körperseite in einer Linie mit dem rechten Bein. Drehe den Hals nach rechts und blicke geradeaus.

5. Halte die Stellung 10 bis 15 Sekunden lang, atme normal und achte dabei auf folgende Punkte:

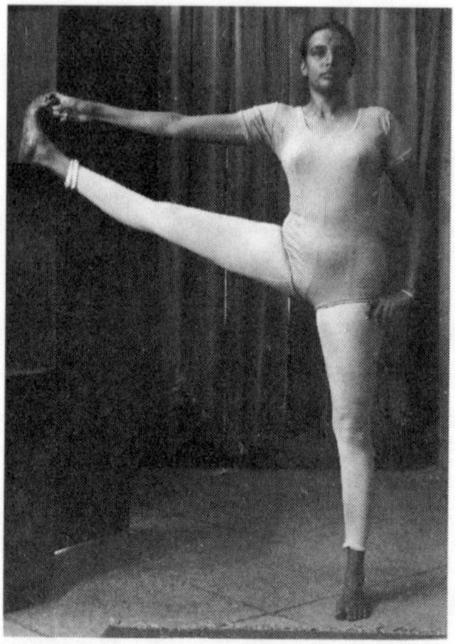
123

a) Hebe die Wirbelsäule aus dem Steißbein heraus an und drehe sie um ihre eigene Achse, bis Bauch und Rücken gründlich hochgestreckt sind;

b) hebe in der Drehung um die eigene Achse den Rumpf aus dem Becken heraus bis in den oberen Brustbereich weiter an.

6. Drehe beim Einatmen den Oberkörper in die Stellung von Abbildung 121 zurück. Senke beim Ausatmen den rechten Fuß und stelle ihn neben den linken Fuß.

7. Stelle jetzt den linken Fuß auf denTisch oder den Fenstersims, halte ihn mit der rechten Hand, führe alle beschriebenen Bewegungen aus und atme normal. (Auf den betreffenden Abbildungen siehst du, wie du die große Zehe, die Ferse, die Tischkante usw. halten mußt.)

Spezielle Anweisungen

(1) In diesem Āsana werden die hinteren Oberschenkelmuskeln und die Kniesehnen sehr stark gedehnt, darum darf man den Fuß nur allmählich auf Tisch oder Fenstersims plazieren. Es ist besser, die Stellung mit dem Bein parallel zum Boden zu meistern, wie auf der Abbildung 120, und das Bein nicht höher zu heben.

(2) Versuche nicht, mit Gewalt das Bein höher zu heben. Jede

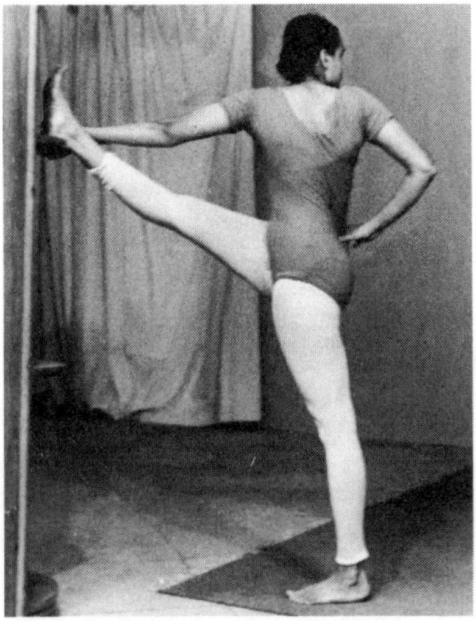

124

heftige, ruckartige Bewegung birgt die Gefahr eines Muskelrisses.

(3) Es ist wichtiger, die Wirbelsäule anzuheben und den Rumpf stabil zu halten, als das Bein höher und höher zu heben.

Wirkungen

Die Stellung befreit von Rückenschmerzen und lindert Hexenschuß, Ischias, Rheumatismus und Bandscheibenschäden.

Gemeinsame Wirkungen der Āsanas 58 bis 63

Alle diese Āsanas bauen Fett um Taille, Gesäß, Oberschenkel und im unteren Bauchbereich ab. Sie straffen die Rückenmuskeln und stärken Hüften und Bauchorgane. Sie schenken Armen und Beinen mehr Beweglichkeit. Sie beheben Trägheit der Leber, der Milz und der Bauchspeicheldrüse und regen deren normale Funktionen an. Menschen, die unter Magen- und Darmbeschwerden, Verstopfung, Blähungen und Nierenstörungen leiden, ziehen großen Nutzen aus der Übung dieser Āsanas.

In allen diesen Stellungen gewinnt die Wirbelsäule Kraft und Geschmeidigkeit. Müttern sei empfohlen, die Āsanas ab dem dritten Monat nach der Entbindung zu üben, um wieder zu Kräften zu kommen.

Abteilung VI: Āsanas – Drehsitze

Die Āsanas in dieser Abteilung drehen die Wirbelsäule und den Rumpf um die eigene Achse. Sie sind besonders vorteilhaft für Frauen und sollten täglich geübt werden. Sie kräftigen, massieren und vitalisieren die Bauchorgane.

64. Bharadvājāsana (125)

Das Āsana ist nach Bharadvāja, dem Vater von Dronāchārya, benannt. Er war der Guru der Kauravas und Pāndavas, die den großen Krieg austrugen, der im *Mahābhārata* beschrieben wird.

Technik

1. Sitze in Dandāsana (23).
2. Beuge die Knie, bringe die Beine nach hinten und beide Füße neben die rechte Hüfte.
3. Lasse das Gesäß auf dem Boden neben den Füßen und hebe den Rumpf an, damit die Wirbelsäule sich hochdehnt. Sitze nicht auf den Füßen. Mach einen oder zwei Atemzüge.
4. Drehe beim Ausatmen den Rumpf nach links, die linke Schulter schiebt sich nach links, und die rechte Schulter schiebt sich vor. Drehe die Brust und den Bauch nach links aus.
5. Schiebe die rechte Hand, mit der Handfläche zum Boden, unter den linken Oberschenkel.
6. Lege die linke Hand hinter die linke Gesäßhälfte und drehe die Wirbelsäule noch mehr. Ziehe das rechte Schulterblatt nach innen und drehe die linke Schulter nach hinten. Mach einen oder zwei Atemzüge.
7. Schwinge beim Ausatmen den linken Arm aus der Schulter heraus nach hinten, beuge den Ellbogen und ergreife den rechten Oberarm mit der linken Hand.
8. Drehe Nacken und Kopf nach links und blicke geradeaus (125).
9. Atme normal und bleibe 30 bis 60 Sekunden in der endgültigen Stellung. Achte dabei auf folgende Punkte:

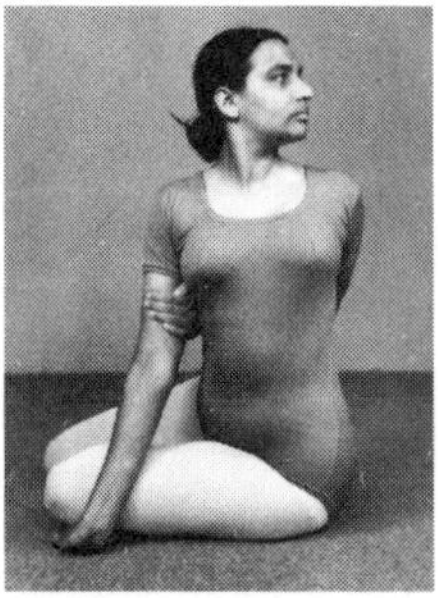

125

a) Drehe den Rumpf so weit, bis sich die rechte Oberkörperseite fast in einer Linie mit dem linken Oberschenkel befindet;

b) ziehe die Schulterblätter nach innen und hebe das Brustbein an;

c) halte die Wirbelsäule aufgerichtet und drehe sie um ihre eigene Achse;

d) verändere in der Drehung die Lage des Knies nicht, das sich gern nach links verschiebt;

e) vermeide das Kippen des Oberkörpers nach hinten; halte die linke Schulter in einer Linie mit der linken Hüfte.

10. Befreie die Hände, drehe den Oberkörper nach vorn und strecke die Beine aus (23).

11. Beuge jetzt die Knie, bringe die Beine nach hinten und beide Füße neben die linke Hüfte. Übe das Āsana auf dieser Seite, indem du die gleiche Technik befolgtst, aber die Anweisungen für rechts und links umkehrst. Die Dauer der Übung muß für beide Seiten gleich sein. Komme in Dandāsana (23) zurück.

Spezielle Anweisungen

(1) Erreichst du mit dem linken Arm hinter dem Rücken nicht den rechten Oberarm, schwinge ihn aus der Schulter heraus nach hinten und strecke ihn noch mehr, um mit der Hand den Oberarm ergreifen zu können. Die Bewegung muß aber sanft statt heftig sein.

(2) Oft entstehen Krämpfe im Gesäß – in der rechten Gesäßhälfte bei der Drehung nach links und umgekehrt. Schiebe dir eine 5 bis 8 cm dick gefaltete Decke unter das Gesäß, halte die Füße auf dem Boden. Das hilft, sich weiter aus dem Becken herausdrehen zu können. Anstatt den Arm hinter dem Rücken zu halten, kann man

die Hände neben den Hüften auf den Boden legen und die Arme wie Hebel benutzen, um den Rumpf weiter anzuheben, anstatt ihn zu drehen (198).

(3) Am Anfang kann man das Āsana nahe an der Wand üben, damit sich die Hüften leichter drehen lassen. Vergleiche die Abbildungen von Ardha-Matsyendrāsana (130) und Pāshāsana (132), an der Wand geübt.

a) Sitze mit der linken Gesäßhälfte an der Wand;

b) lege die Füße nahe an die rechte Hüfte;

c) lege das linke Knie und den Oberschenkel neben die Wand;

d) schiebe die rechte Hand unter den linken Oberschenkel und lege die linke Hand auf Schulterhöhe an die Wand;

e) drücke die linke Handfläche gegen die Wand, hebe den Rumpf an und drehe ihn nach links;

f) lege die rechte Gesäßhälfte an die Wand und übe das Āsana auf der anderen Seite.

Wirkungen

Das Āsana läßt die Rücken- und Lendenwirbelsäule arbeiten und nimmt ihnen damit Steifheit und Schmerzen. Es ist eine bewährte Stellung bei verschobenen Bandscheiben.

65. Bharadvājāsana II (126)

Das ist eine intensivere Variante der eben beschriebenen Stellung.

Technik

1. Sitze in Dandāsana (23).

2. Beuge das linke Knie und lege den Unterschenkel nahe an die linke Gesäßhälfte wie in Vīrāsana (49).

3. Beuge das rechte Knie und lege den rechten Fuß an den linken Oberschenkelansatz wie in Padmāsana (52). Hebe das rechte Knie nicht vom Boden hoch. Mach einen oder zwei Atemzüge.

4. Drehe den Rumpf beim Ausatmen nach rechts und dehne dabei die Wirbelsäule noch weiter nach oben.

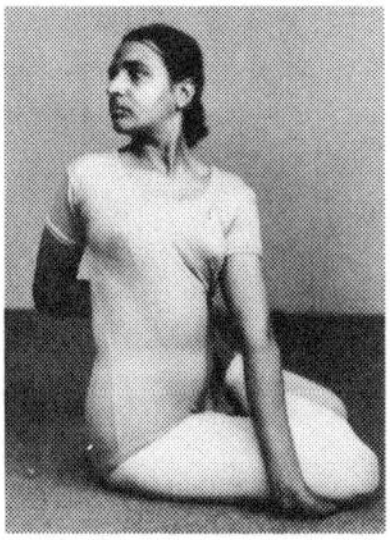
126

5. Schiebe die linke Hand nahe dem Knie unter den rechten Oberschenkel. Drücke den linken Ellbogen durch.

6. Strecke den rechten Arm aus, bringe ihn hinter den Rücken und ergreife mit Daumen, Zeige- und Mittelfinger die rechte große Zehe wie in Baddha-Padmāsana (61).

7. Drehe den Nacken nach rechts und blicke geradeaus (126).

8. Bleibe 20 bis 30 Sekunden in der endgültigen Stellung, atme normal und richte deine Aufmerksamkeit dabei auf folgende Punkte:

a) Halte den Oberkörper in der Drehung nach rechts senkrecht;

b) weite die Brust und ziehe die Schulterblätter nach innen.

9. Befreie beim Ausatmen die rechte Hand und den linken Arm, richte den Rumpf auf und befreie zuerst das rechte und dann das linke Bein. Übe die Stellung jetzt auf der anderen Seite, indem du die Anleitungen für rechts und links umkehrst. Die Dauer der Übung muß für beide Seiten die gleiche sein.

Wirkungen

In dieser Stellung werden Schultern und Knie geschmeidig, und sie bringt Linderung bei Arthritis.

66. *Marīchyāsana III* (127)

Dieses Āsana ist nach dem Weisen Marīchi, dem Großvater des Sonnengottes Sūrya, benannt. Im Gegensatz zu Marīchyāsana I, in dem sich die Wirbelsäule nach vorn deht, dreht sie sich hier um ihre eigene Achse. Ich beschreibe Marīchyāsana III, das für Frauen geeigneter ist und intensiver wirkt als Marīchyāsana II. Letzteres lasse ich aus, aber man findet es bei Bedarf in *Licht auf Yoga* erklärt.

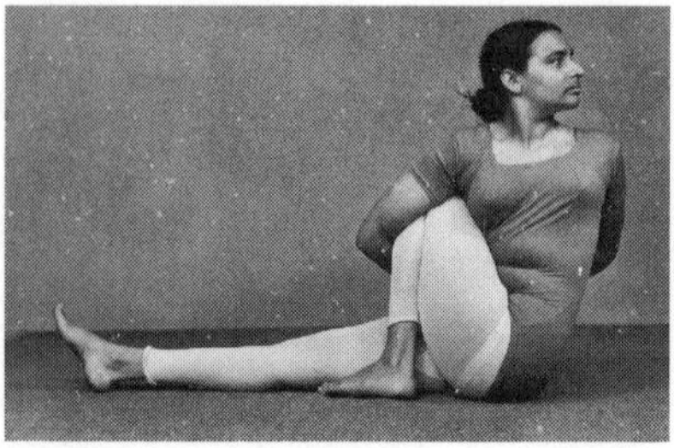

127

Technik

1. Sitze in Dandāsana (23).

2. Beuge das linke Knie, halte das Schienbein senkrecht zum Boden und ziehe den Fuß zum Oberschenkel hin an. Die Zehen zeigen nach vorn, und die ganze Fußsohle liegt auf dem Boden. Die linke Wade und der linke Oberschenkel müssen engen Kontakt zueinander halten. Strecke das rechte Bein durch. Mach einen oder zwei Atemzüge.

3. Atme ganz aus, hebe dabei die Wirbelsäule an und drehe den Rumpf um seine eigene Achse nach links, bis seine rechte Seite am linken Oberschenkel liegt. Lege die linke Hand ungefähr 20 cm hinter das Gesäß.

4. Hebe den rechten Arm hoch und dehne ihn über den linken Oberschenkel hinaus:

a) Schiebe den linken Oberschenkel leicht gegen das rechte Bein oder

b) stoße ihn mit dem rechten Arm und umschlinge das Knie mit dem Arm. Die rechte Rumpfseite und die Achselhöhle sind jetzt zwischen linkem Knie und oberem linken Oberschenkel eingeschlossen.

5. Dehne den rechten Arm weiter in Richtung des rechten Beines, damit der rechte Vorderarm, die Achselhöhle und die rechte Rumpfseite noch enger am linken Oberschenkel liegen.

6. Beuge den rechten Arm, drehe das Handgelenk auswärts und umschlinge das linke Bein; lege die rechte Hand auf den Rücken. Atme ein- oder zweimal.

7. Nimm beim Ausatmen die linke Hand vom Boden, dehne den Arm aus der Schulter heraus nach hinten, beuge den Ellbogen und

bringe die linke Hand nahe zur rechten Hand auf dem Rücken. Ergreife die Finger, die Hand und das Handgelenk (in dieser Reihenfolge) der rechten Hand fest mit der linken Hand. Hebe den Rumpf an und drehe ihn nach links. Drehe den Nacken und blicke nach links (127).

8. Bleibe 20 bis 30 Sekunden in der endgültigen Stellung. Am Anfang ist die Atmung beschleunigt, weil das Zwerchfell zusammengedrückt wird, beruhigt sich aber sehr rasch. Achte dabei auf folgende Punkte.

a) Dehne das gestreckte Bein noch weiter;

b) ziehe die Schulterblätter nach innen;

c) die Achselhöhle des Armes, der das angewinkelte Bein umschlingt, muß sich hermetisch an dessen Oberschenkel andrücken;

d) lockere den Griff der Hände auf dem Rücken nicht.

9. Drehe den Kopf nach vorn, befreie die Hände und komme in Dandāsana (23) zurück.

10. Wiederhole jetzt die Stellung – genauso lange – auf der anderen Seite.

Spezielle Anweisungen

Gelingt dir das Āsana nicht ohne Hilfsmittel, kannst du es wie folgt an der Wand üben:

a) Sitze mit dem rechten Bein an der Wand in Dandāsana (23);

b) beuge das rechte Knie, halte das Schienbein senkrecht zum Boden, atme ein- oder zweimal;

c) drehe den Rumpf beim Ausatmen nach rechts, die linke Rumpfseite nähert sich dabei dem rechten Oberschenkel;

d) dehne die linke Schulter und die linke Achselhöhle dem rechten Bein entgegen;

e) lege die linke Handfläche an die Wand und stoße den rechten Oberschenkel mit dem rechten Arm;

f) hebe den rechten Arm und lege die rechte Handfläche an die Wand;

g) drücke beide Handflächen gegen die Wand, hebe den Rumpf an und drehe ihn auswärts;

h) übe jetzt das Āsana entsprechend mit dem linken Bein an der Wand.

Wirkungen

Das Āsana baut den Fettansatz um den Bauch herum ab, lindert Rückenschmerzen, Hexenschuß, Verrenkungen in Nacken und Schultern und kräftigt die Bauchorgane.

67. *Ardha-Matsyendrāsana* (*128–130*)

Matsya bedeutet «Fisch», *indra* «Herr». Eine hübsche Anekdote verbindet sich mit diesem Āsana. In der *Hatha-Yoga-Pradīpikā* wird Matsyendra als einer der Begründer der Hatha-Vidyā erwähnt. Shiva erklärte einst seiner Gattin Pārvatī am Ufer eines Flußes die Yoga-Vidyā, und ein Fisch folgte seinen Ausführungen mit großer Aufmerksamkeit. Shiva besprengte daraufhin den Fisch mit Wasser; sogleich nahm dieser göttliche Gestalt an und wurde so zu Matsyendra, dem Herrn der Fische.

Bei dem Āsana, das ich hier beschreibe, handelt es sich um das halbe (*ardha*) Matsyendrāsana. Paripūrna oder das volle Matsyendrāsana findest du in *Licht auf Yoga*.

Technik

1. Sitze in Dandāsana (23).

2. Beuge das rechte Knie wie in Vīrāsana (49) nach hinten. Hebe das Gesäß vom Boden hoch und schiebe den rechten Fuß darunter. Der Fuß muß der Länge nach unter dem Gesäß liegen, damit er ihm als «Kissen» dienen kann. Sitze mit der rechten äußeren Gesäßhälfte auf der Ferse und mit der inneren Hälfte auf dem Fußballen.

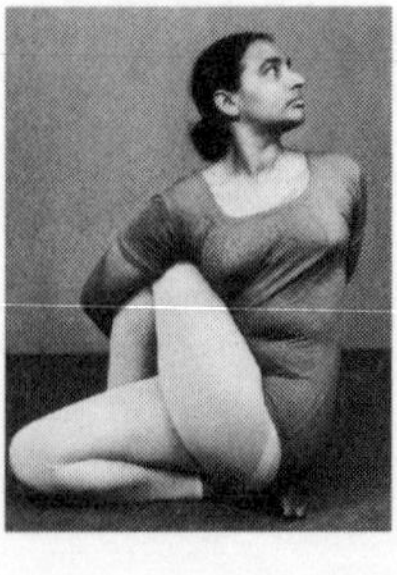

128

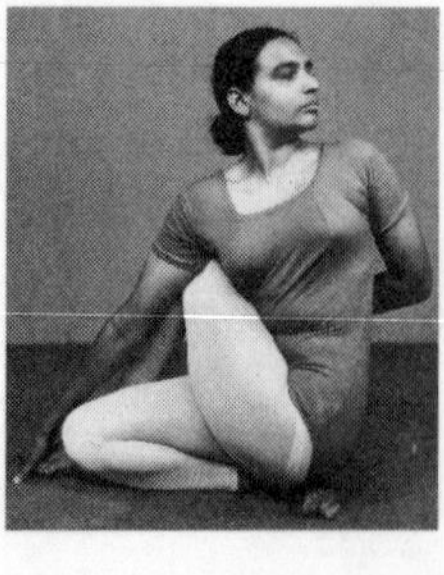

129

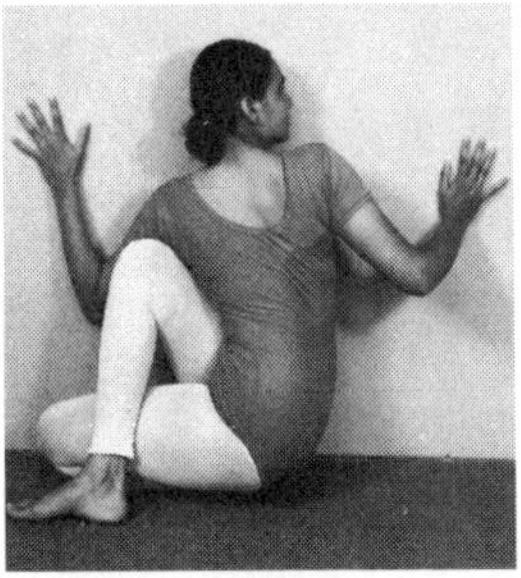

130

3. Beuge das linke Bein und stelle den Unterschenkel nahe an die Außenseite des rechten Beines, damit die Außenseite des linken Fußknöchels nahe an der Außenseite des rechten Oberschenkels liegt. Der linke Fuß und das linke Knie weisen nach vorne. Lege die Hände neben die Körperseiten wie in Dandāsana. Wahre das Gleichgewicht. Atme ein paarmal.

Ist das Gesäß nicht richtig auf dem rechten Fuß plaziert oder bildet der rechte Fuß keinen guten Sitz, kippt der Oberkörper. Ist das Becken schwer, neigt sich der Unterschenkel, der senkrecht stehen müßte, in einem falschen Winkel. Mach einen oder zwei Atemzüge.

4. Atme aus und drehe den Rumpf 90° um die eigene Achse nach links. Lege die linke Hand 10 bis 15 cm hinter die linke Gesäßhälfte. Drehe die Wirbelsäule auswärts, bis Brust, Bauch und Becken neben dem angewinkelten Oberschenkel nach links weisen.

5. Beuge den rechten Ellbogen und lege den Arm an die Außenseite des linken Oberschenkels, die rechte Achselhöhle und Rumpfseite liegen dabei am linken Knie und Oberschenkel, und umschlinge das linke Bein mit dem rechten Arm. Mach einen Atemzug.

6. Nimm beim Ausatmen die linke Hand vom Boden, dehne sie aus der Schulter heraus, ohne dabei das Gleichgewicht zu verlieren, schwinge den Arm nach hinten und lege die Hand auf die rechte Hüfte. Ergreife die Finger der rechten Hand mit den Fingern der linken Hand; während der Körper sich weiter dreht, ergreife die rechte Hand und zuletzt das rechte Handgelenk (128).

7. Drehe den Kopf in Richtung der linken Schulter und blicke nach links.

8. Bleibe 20 bis 30 Sekunden in der endgültigen Stellung. Die Atmung beschleunigt sich anfänglich, beruhigt sich aber allmählich wieder. Achte dabei auf folgendes:

Du kannst in dieser Stellung das Gleichgewicht nicht halten, wenn der Griff der Hände zu locker ist, wenn die Brust bei der Bewegung beider Arme nach hinten nicht angehoben und geweitet wird oder die Taillen- und Hüftmuskeln sich nicht hochstrecken.

9. Befreie die Hände, drehe den Oberkörper nach vorn, strecke zuerst das linke und dann das rechte Bein (in dieser Reihenfolge) aus.

10. Übe jetzt das Āsana auf der anderen Seite, auf dem linken Fuß sitzend und die Anweisungen hinsichtlich rechts mit links entsprechend austauschend. Halte diese Stellung genauso lange.

11. Komme in Dandāsana (23) zurück.

Spezielle Anweisungen

(1) Beleibte Frauen mögen Schwierigkeiten haben, auf dem Fuß zu sitzen; sie sollten die Ferse nahe an das Gesäß bringen und eine 5 bis 10 cm dick gefaltete Decke unter das Gesäß schieben, um es anzuheben, während die Ferse auf dem Boden bleibt.

(2) Wer die Hände hinter dem Rücken nicht zusammenbringt, muß das senkrechte Schienbein nahe an das rechte Knie stellen, damit der Bauch nicht zusammengedrückt wird. Anstatt den rechten Arm nach hinten zu drehen, strecke ihn aus und halte die große Zehe des linken Fußes wie in Pādāngushtāsana (20); mit zunehmender Übung kannst du die Handfläche unter den Fuß schieben. Den linken Arm aber mußt du hinter dem Rücken um die Taille legen (129).

(3) Wem die beschriebene Methode zu schwierig ist, übe das Āsana wie folgt an der Wand:

a) Sitze mit dem rechten Bein an der Wand in Dandāsana;

b) beuge das linke Bein und setze dich auf den linken Fuß. Die rechte Gesäßhälfte bleibt neben der Wand;

c) beuge das rechte Bein und lege den rechten Unterschenkel an die Außenseite des linken Oberschenkels, der nun nicht mehr die Wand berührt; atme ein- oder zweimal;

d) drehe beim Ausatmen den Rumpf nach rechts und nähere die linke Rumpfseite dem rechten Oberschenkel;

e) fixiere den linken Oberarm mit der Außenseite des rechten

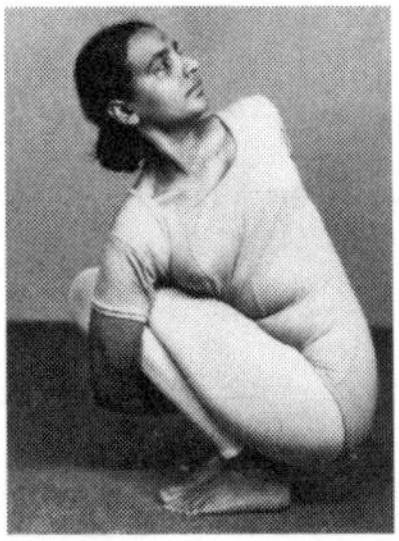

131

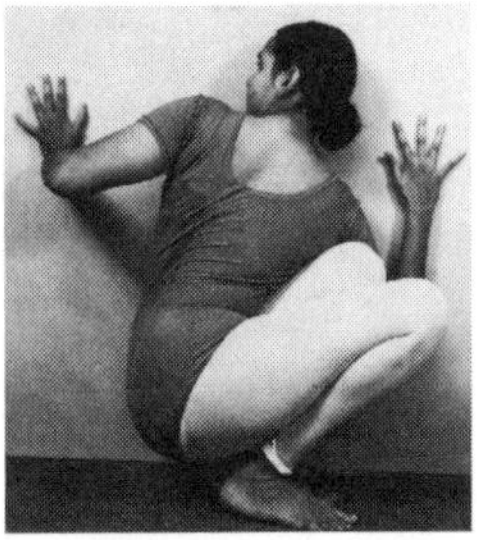

132

Beins, beuge den Ellbogen und lege die linke Handfläche an die Wand. Der Widerstand des rechten Armes darf nicht verlorengehen;

f) hebe den rechten Arm hoch und lege die Handfläche an die Wand. Drücke beide Handflächen gegen die Wand, hebe den Rumpf an und drehe ihn noch weiter (130). Bauchorgane und Wirbelsäule erhalten durch diese Bewegung eine kräftige Massage.

Auch wer das Āsana ohne Hilfe der Wand üben kann, sollte es um dieser intensiven Massage der Bauchorgane und der Wirbelsäule willen an der Wand versuchen.

Wirkungen

Das Āsana massiert die unteren Bauchorgane und stärkt den unteren Rücken.

68. *Pāshāsana* *(131/132)*

Pāsha bedeutet «Schleife», «Schlinge». In dem Āsana dreht sich der Rumpf, und die Arme bilden eine Schlinge um die Beine.

Technik

1. Sitze in der Hocke, die ganzen Fußsohlen fest auf dem Boden – wie auf Abbildung 45. Mach einen Atemzug.

2. Lege die linke Hand 10 bis 15 cm hinter das Gesäß. Drehe den Rumpf beim Ausatmen 90° um die eigene Achse nach links, das Körpergewicht ist dabei auf die Füße und die linke Hand verteilt.

3. Beuge den rechten Ellbogen und bringe den Arm über den linken Oberschenkel hinaus, indem du die Achselhöhle so eng wie

möglich am linken Oberschenkel hältst; dehne den Arm, beuge ihn und drehe ihn, um ihn dem rechten Oberschenkel zu nähern, bis du beide Beine mit dem rechten Arm umschlingst.

4. Wahre das Gleichgewicht auf den Fußsohlen hockend und hebe die Knöchel an. Nimm die linke Hand vom Boden und lege sie hinter den Rücken. Mach einen Atemzug. Drehe beim Ausatmen die Wirbelsäule noch weiter nach links.

5. Verschränke die Hände. Ziehe die linke Schulter nicht zusammen, um den Arm nach hinten zu drehen, sondern rolle sie aus der Achselhöhle heraus nach hinten.

6. Drehe den Nacken nach links und blicke nach links (131).

7. Bleibe 20 bis 30 Sekunden in der endgültigen Stellung, atme normal.

8. Befreie beim Einatmen den linken Arm, dann den rechten Arm, und richte den Rumpf auf. Lege die Hände auf den Boden.

9. Übe nun das Āsana auf der anderen Seite, drehe den Oberkörper um die eigene Achse nach rechts und tausche alle Anweisungen hinsichtlich rechts und links aus. Halte diese Stellung genauso lange.

10. Komme in Dandāsana (23) zurück.

Spezielle Anweisungen

Kannst du das Āsana nicht ohne Unterstützung üben, nimm die Wand zu Hilfe. (Auf den Abbildungen ist der Oberkörper in Ardha-Matsyendrāsana nach rechts und in Pāshāsana nach links gedreht.)

a) Sitze in der Stellung von Abbildung 45, das linke Bein zur Wand, das rechte weg von ihr. Die linke Gesäßhälfte berührt die Wand;

b) drehe den Rumpf um die eigene Achse nach links, damit die rechte Rumpfseite sich dem linken Oberschenkel nähert;

c) halte die rechte Hand an der Außenseite des linken Oberschenkels und lege dann die rechte Handfläche in Kopfhöhe an die Wand;

d) lege die linke Hand an die Wand;

e) drücke beide Handflächen gegen die Wand und drehe den Rumpf noch mehr nach links (132). Dehne und drehe die Wirbelsäule, um ihr Geschmeidigkeit zu verleihen;

f) nimm die Hände von der Wand, hocke mit dem rechten Bein zur Wand und übe das Āsana auf der anderen Seite; atme normal;

g) komme in Dandāsana (23) zurück.

Wirkungen

Die Wirkungen dieses Āsanas sind intensiver als die der anderen beschriebenen Drehsitze. Es mindert den Fettansatz um den Bauch und kräftigt und massiert die Bauchorgane. Leber, Milz und Bauchspeicheldrüse werden neu belebt. Das Āsana nimmt die Steifheit in den Schultern.

Gemeinsame Wirkungen der Āsanas 64 bis 68

Die Wirkungen der Āsanas sind offensichtlich. Ihr Ziel ist es, der Wirbelsäule Geschmeidigkeit zu verleihen. Am Anfang ist die Wirbelsäule steif, wird aber mit zunehmender Übung biegsam.

Die Āsanas sind bestens geeignet, Rheumatismus, Rückenschmerzen und Schmerzen der Wirbelsäule zu lindern. Sie helfen Menschen mit einem runden Rücken. Bei Verrenkungen im Rücken und Bandscheibenschäden sollten sie mit Wand-Unterstützung geübt werden. Sie fördern die Beweglichkeit der Schultern und der Schulterblätter und weiten die Brust. Sie verleihen Fußknöcheln wie Waden klare, geschwungene Umrisse. Sie massieren und verjüngen die Bauchorgane.

Sie stellen eine Wohltat dar für alle, die an schlechter Verdauung, Übersäuerung, Blinddarmreizung, Darmreizung, Diabetes und Blähungen leiden. Sie helfen Störungen der Nieren, Leber, Milz und Gallenblase zu beheben. Sie regulieren die peristaltischen Bewegungen des Darms, stärken Gebärmutter und Taille und korrigieren Fehlentwicklungen wie Blasenerweiterung.

Bei Menstruationsbeschwerden, fehlerhaftem Funktionieren des endokrinen Systems und Fettleibigkeit ist die Übung dieser Āsanas sehr zu empfehlen.

Sie lindern Erschöpfung, die auf Überarbeitung zurückgeht oder die sich während der Regel einstellt.

Ihre an der Wand ausgeführten Varianten sind vor allem nach der Entbindung (130, 132) von großem Nutzen.

Abteilung VII: Āsanas – Rückwärtsbeugungen

Das Erledigen unserer täglichen Aufgaben ist oft mit vorwärts beugenden Bewegungen verbunden. Selten beugen wir uns in die andere Richtung. Die Āsanas dieser Abteilung strecken die Wirbelsäule in der Rückwärtsbeugung und sind sehr wichtig, weil durch diese Dehnung der Wirbelsäule das Blut freier zirkulieren kann. Die Öffnung der Brust in diesen Stellungen regt die Lungen an und vertieft die Atmung, wodurch der ganze Körper besser mit sauerstoffgesättigtem Blut versorgt wird.

Die Āsanas der anderen Abteilungen üben die Wirbelsäule für die Bewegungen dieser Abteilung. Die beiden zuerst beschriebenen Āsanas dieser Abteilung sind leicht auszuführen und sollten zunächst in Verbindung mit vorbereitender Arbeit der Yoga-Kurunta-Abteilung geübt werden; dies erleichtert die Übung der letzten drei Āsanas der Abteilung. Die für einige Āsanas zusätzlich beschriebenen «Methoden mit Unterstützung» sollte man in die Übung einbauen.

Erschrecke nicht über eventuelle Schwindelanfälle oder Bewußtseinslücken, die in diesen Stellungen, besonders im Moment der Rückkehr aus der endgültigen Position, auftreten können. Schließe die Augen nicht, halte sie weit offen, und Schwindel oder Ohnmacht werden abklingen.

69. Ushtrāsana (133)

Ushtra bedeutet «Kamel». Das Āsana nennt sich die Kamel-Stellung, weil die so gewölbte Wirbelsäule an die Gestalt eines Kamels erinnert.

Technik

1. Knie mit geschlossenen Knien auf dem Boden, Oberschenkel, Waden und Fußknöchel berühren einander. Die Fußrücken liegen auf dem Boden, und die Zehen zeigen nach hinten.

2. Lege die Hände auf das Gesäß, schiebe die Oberschenkel leicht nach vorn und beuge den Rumpf nach hinten. Drücke die Wirbelsäule in den Körper und beuge dich so weit wie möglich nach hinten.

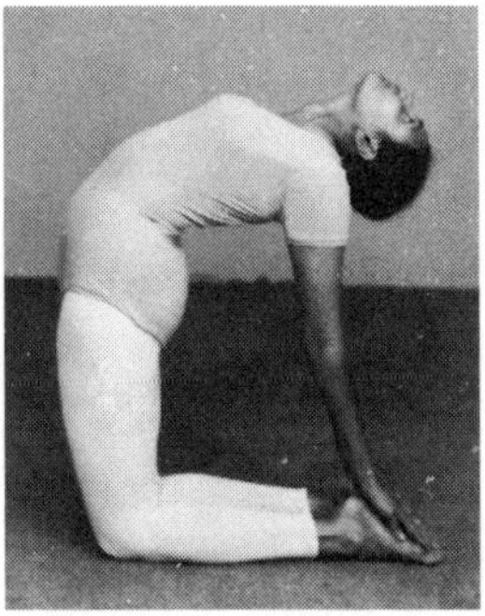
133

3. Wirf den Kopf nach hinten, weite die Brust und dehne beide Arme aus den Schultern heraus nach unten, den Füßen entgegen. Ergreife die Fersen mit den Händen und, falls möglich, lege die Handflächen flach auf die Fußsohlen (133).

4. Halte die endgültige Stellung 10 bis 15 Sekunden lang, atme normal und achte dabei auf folgende Punkte:

a) Strecke die Oberschenkel nach oben;

b) ziehe die Gesäßmuskeln an;

c) schiebe das Kreuzbein vor, um Oberschenkel, Gesäß und Hüften zu dehnen;

d) öffne die Brust;

e) ziehe die Schulterblätter nach innen und hebe das Brustbein an;

f) neige den Kopf aus dem oberen Brustbeinansatz heraus nach hinten;

g) drücke die Schienbeine gegen den Boden und die Handflächen gegen die Fußsohlen, ziehe die Wirbelsäule ein, hebe sie an und strecke sie, bis der ganze Körper einen richtigen Bogen bildet.

5. Verringere beim Ausatmen den Druck der Hände auf die Füße; schiebe Oberschenkel und Gesäß leicht vor, hebe Rumpf und Arme hoch und komme in die Stellung von Paragraph 1. Gelingt es dir nicht, beide Arme gleichzeitig hochzuheben, hebe einen nach dem anderen hoch. Die Bewegung, die den Rumpf anhebt, beginnt in den Oberschenkeln und der Brust, denn von dorther kommt der nötige Schwung.

Spezielle Anweisungen

(1) Gelingt es dir nicht, beide Fersen gleichzeitig zu ergreifen, greife sie eine nach der anderen, indem du die Schultern zuerst auf die eine, dann auf die andere Seite neigst. Hast du beide Fersen ergriffen, richte die Schultern gerade. Lerne so schnell wie möglich, die Arme gleichzeitig zu bewegen.

(2) Falls es dir am Anfang schwerfällt, die Fersen zu ergreifen, spreize die Knie ein wenig, damit die Bewegung der Wirbelsäule freier ist und die Oberschenkel nicht schmerzen. Lerne mit der Zeit, die Knie geschlossen zu halten.

Wirkungen

Die Stellung dehnt kräftig die ganze Wirbelsäule. Sie hilft bei rundem Rücken und bei abfallenden Schultern.

70. Ūrdhva-Mukha-Shvānāsana *(134/135)*

Shvāna bedeutet «Hund». Die Stellung erinnert an einen Hund, der sich dehnt und dabei den Kopf hoch in die Luft hält.

Technik

1. Liege bäuchlings auf dem Boden.
2. Halte die Füße 20 bis 25 cm auseinander, die Zehen zeigen nach hinten. Drücke die Knie durch.
3. Lege die Handflächen nahe an die fliegenden Rippen und dehne die Finger in Richtung Kopf. Das Kinn weist nach vorne (134).
4. Hebe beim Einatmen Kopf und Rumpf hoch und verlagere das Körpergewicht auf die Hände.
5. Drücke die Hände gegen den Boden und hebe den Rumpf so weit wie möglich an, die Oberschenkel vom Boden abgehoben.
6. Wirf den Kopf zurück und blicke zur Decke (135).
7. Halte die endgültige Stellung 15 bis 20 Sekunden lang, atme normal und beachte dabei folgende Punkte:

a) Drücke die Gesäßbacken zusammen und die Innenseiten der Oberschenkel gegen das Gesäß;

b) weite die Brust, indem du das Brustbein anhebst;

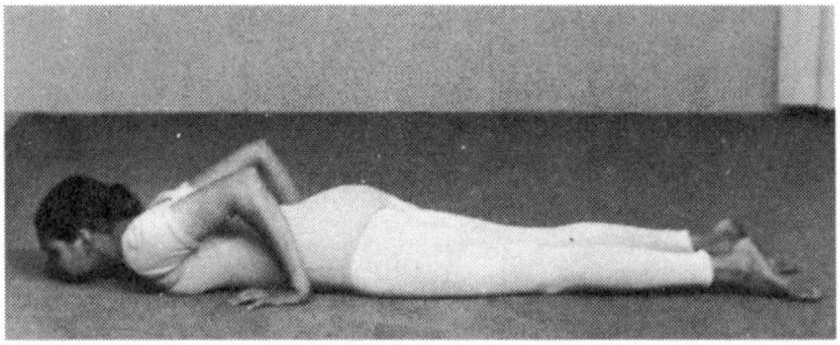

134

c) weite die Rippen, vor allem nahe den Achselhöhlen;

d) drücke nicht mit den Armen die Rippen zusammen;

e) drücke die Knie durch und ziehe die Waden an.

8. Beuge beim Ausatmen die Ellbogen, lege Oberschenkel und Knie auf den Boden. Senke Kopf und Rumpf und liege bäuchlings flach auf dem Boden (134).

Spezielle Anweisungen

(1) Wer den Rumpf nicht vom Boden hochzuheben vermag, sollte das Āsana wie folgt üben:

a) Übe Adho-Mukha-Shvānāsana (22), aber lege den Kopf nicht auf den Boden;

b) hebe die Fersen vom Boden hoch und stehe auf der vorderen Hälfte der Zehen;

c) schiebe das Gesäß nach unten und stoße den Rumpf zwischen den Armen nach vorne, Richtung Kopf;

d) lege die Oberschenkel nicht auf den Boden;

e) strecke die Füße mit nach hinten zeigenden Zehen aus;

f) komme in die endgültige Stellung von Abbildung 135.

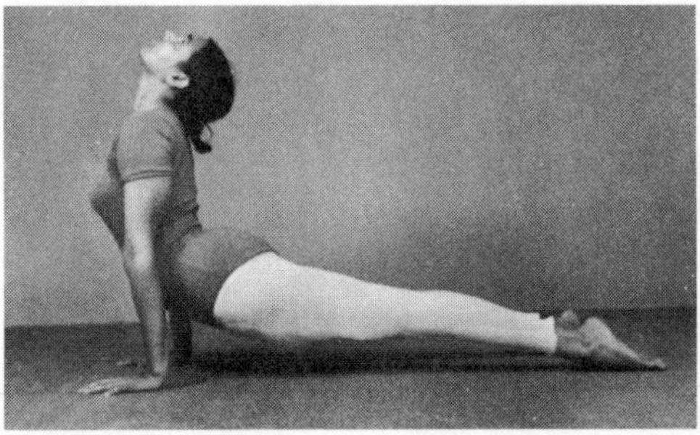

135

(2) Ist dir auch diese Technik nicht möglich, halte dich an Variante 1 (153) der Abteilung Yoga-Kurunta.

Wirkungen

Das Āsana bewährt sich bei verschobenen oder vorgefallenen Bandscheiben, Hexenschuß und Ischias. Es fördert die Durchblutung des Beckens und erhält es gesund.

71. *Dhanurāsana* (136)

Das Āsana stellt einen gespannten Bogen (*dhanu*) dar. Der ganze Körper wölbt sich wie ein Bogen unter den Armen, als wären sie die Bogensehne.

Technik

1. Liege bäuchlings flach auf dem Boden. Halte die Beine mit nach hinten zeigenden Zehen geschlossen. Die großen Zehen, Fersen, Knie und Oberschenkel berühren einander.

2. Lasse die Arme neben dem Körper liegen. Atme ein- oder zweimal.

3. Beuge beim Ausatmen die Knie und nähere die Füße dem Gesäß.

4. Hebe Kopf und Brust ein wenig vom Boden hoch und ergreife den linken Fußknöchel mit der linken und den rechten mit der rechten Hand. Halte die Fußknöchel fest mit Handflächen und Fingern umschlossen. Bleibe in der Stellung und mach ein paar Atemzüge.

5. Hebe jetzt beim Ausatmen Ober- und Unterschenkel hoch, bis die Knie nicht mehr den Boden berühren, und hebe gleichzeitig Kopf und Brust vom Boden hoch.

6. Behalte die Fußknöchel fest im Griff und strecke die Arme aus. Hebe die Oberschenkel in Richtung Kopf hoch.

7. Beuge den Hals nach hinten und hebe das Kinn an (136).

8. Bleibe 15 bis 20 Sekunden in der endgültigen Stellung, atme normal und beachte dabei folgende Punkte:

a) Weder Rippen noch Oberschenkel dürfen den Boden berühren;

b) balanciere nicht auf dem Schambein;

c) drücke den Bauch gegen den Boden und spanne den Bogen, den Arme und Beine bilden, noch mehr.

9. Beuge beim Ausatmen die Knie noch weiter, senke die Brust, lasse die Knöchel los und strecke die Beine aus. Senke Kopf und Rumpf ganz zu Boden und liege flach auf dem Bauch.

Anmerkung: Wer Schwierigkeiten hat, die Füße geschlossen zu halten, kann sie leicht öffnen, um das Āsana zu üben. Die wichtigen Merkmale des Āsana sind, einen Bogen zu bilden und den Rumpf auf dem Bauch im Gleichgewicht zu halten. Die Wirbelsäule muß sich dabei bis zum äußersten wölben, um Oberschenkel, Taille und Gesäß zu üben.

Wirkungen

Das Āsana verleiht der Wirbelsäule Elastizität und kräftigt die Bauchorgane.

Gemeinsame Wirkungen der Āsanas 69 bis 71

Die recht ungewöhnliche Wölbung der Wirbelsäule in diesen Āsanas führen wir im Alltag normalerweise nie aus. Die drei Āsanas kräftigen und üben die Wirbelsäule und die Rückenmuskeln, um sich nach hinten zu beugen. Sie verjüngen die Wirbelsäule und entwickeln physische Kraft und Lebensenergie. Sie schenken uns Bewegungsfreiheit und sind ideal für Menschen mit Hängeschultern, Rundrükken, Bandscheibenschäden, steifer Wirbelsäule, Rheumatismus und Rückenschmerzen. Sie öffnen die Brust und verbessern die Atmung.

Frauen sind gewohnt, bei ihren Hausarbeiten die Wirbelsäule nach vorne zu beugen. In diesen Bewegungen wird vorwiegend die

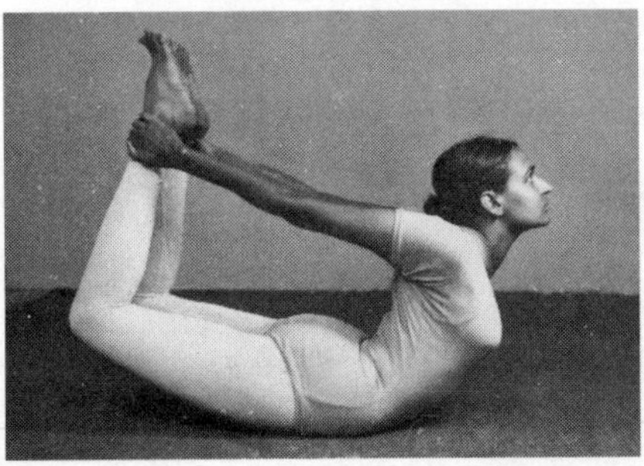

136

rückwärtige Wirbelsäule geschmeidig; in den beschriebenen Stellungen aber arbeitet hauptsächlich die vordere oder frontale Wirbelsäule.

Ältere Menschen können die Stellungen problemlos üben, ohne Gefahr, sich eine Verletzung der Wirbelsäule zuzuziehen.

Betrübtheit und Depressionen verschwinden durch die Übung dieser Āsanas. Sie schenken Lebenswillen, entwickeln unsere Willensstärke und machen uns Mut, die Rückwärtsbeugungen auszuführen.

72. Ūrdhva-Dhanurāsana (137–143)

Die Stellung ist sozusagen «umgekehrtes Dhanurāsana». Der Körper wölbt sich in einem Bogen, der auf Händen und Füßen ruht.

Technik

1. Liege flach auf dem Rücken (80).

2. Beuge die Knie, halte die Schienbeine senkrecht und nähere die Fersen den Rückseiten der Oberschenkel. Halte die Fußknöchel mit den Händen und ziehe die Füße noch näher an den Körper.

3. Strecke die Arme mit den Handflächen zur Decke über den Kopf hinaus.

4. Beuge die Ellbogen, kippe die Handgelenke und lege die Handflächen nahe den Schultern auf den Boden, die Finger in Richtung Füße. Die Ellbogen weisen zur Decke, und die Finger sind gespreizt (137). Mach zwei oder drei Atemzüge.

5. Hebe beim Ausatmen Rücken und Gesäß hoch, hebe die Brust und bringe den Scheitel auf den Boden (138).

6. Drücke Handflächen und Fußsohlen gegen den Boden und hebe

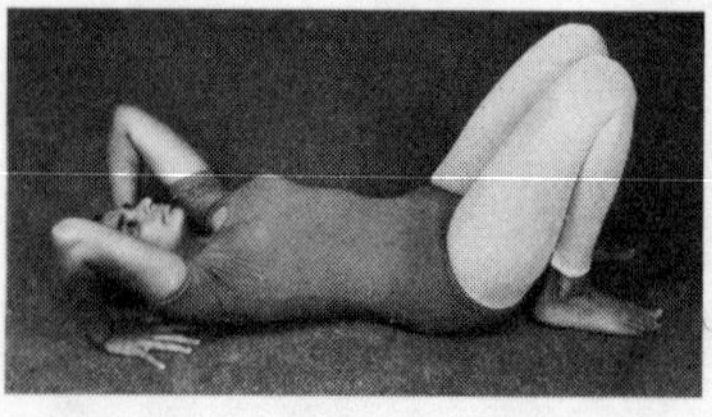

137

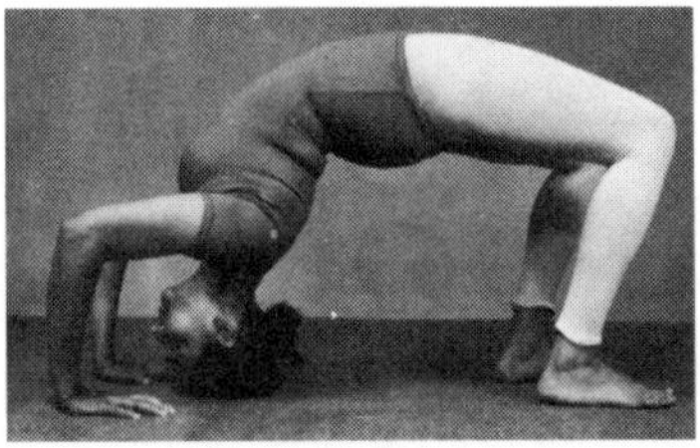
138

den Kopf vom Boden hoch. Benutze die Handgelenke und den Bizeps, um den Kopf hochzuheben, und den Quadrizeps, um die Beine hochzustemmen. Mach einen oder zwei Atemzüge.

7. Ziehe beim Ausatmen Wirbelsäule und Taille ein und strecke die Arme aus, um einen schönen Bogen zu bilden.

8. Neige den Kopf nach hinten und blicke auf den Boden.

9. Hebe die Fersen vom Boden hoch und stehe auf den Fußballen, um die Wirbelsäule noch weiter einzuziehen, das Gesäß zusammenzuziehen und die Bauchorgane auszustrecken. Jetzt bildet der ganze Körper einen richtigen Bogen. Strecke die Fußknöchel und stelle die Fersen auf den Boden, ohne dabei den Oberkörper zu senken (139, 140).

10. Halte die endgültige Stellung 5 bis 10 Sekunden lang. Am Anfang ist die Atmung ziemlich beschleunigt, aber mit zunehmender Übung normalisiert sie sich. Richte deine Aufmerksamkeit dabei auf folgende Punkte:

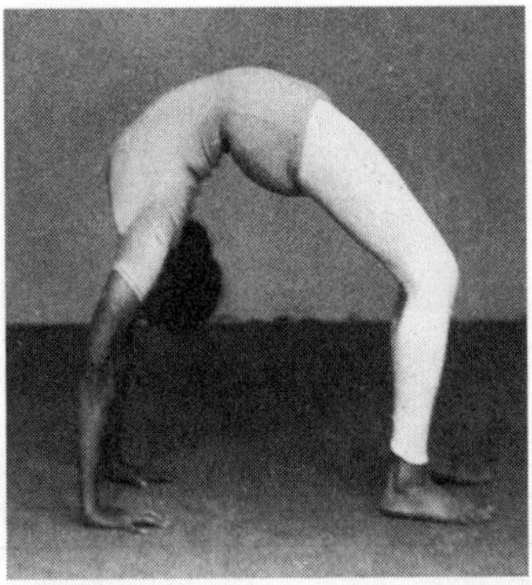
139

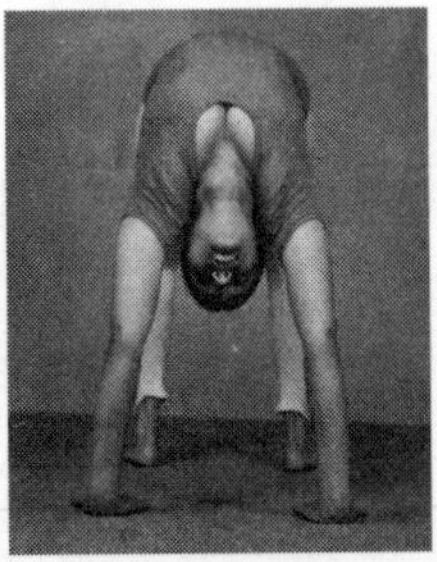
140

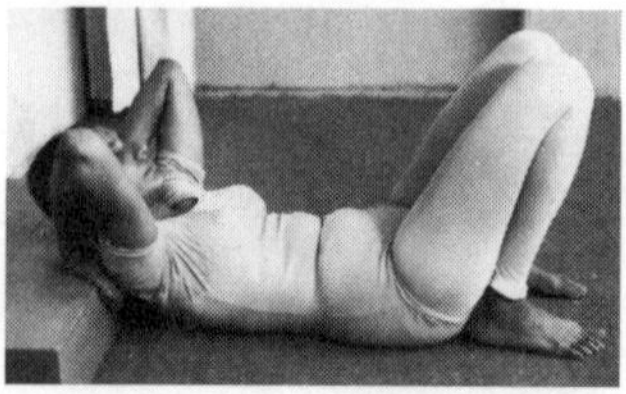

141

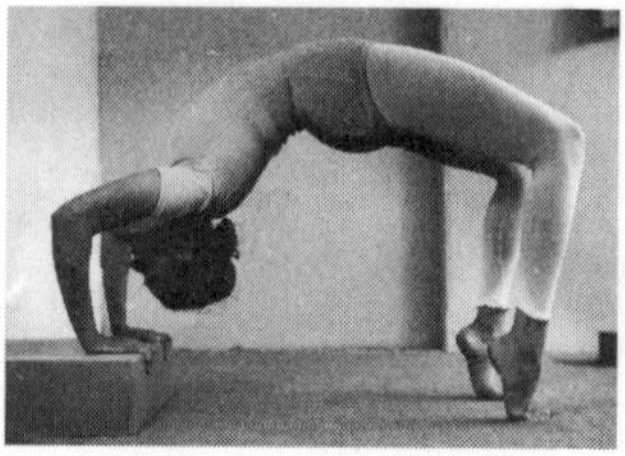

142

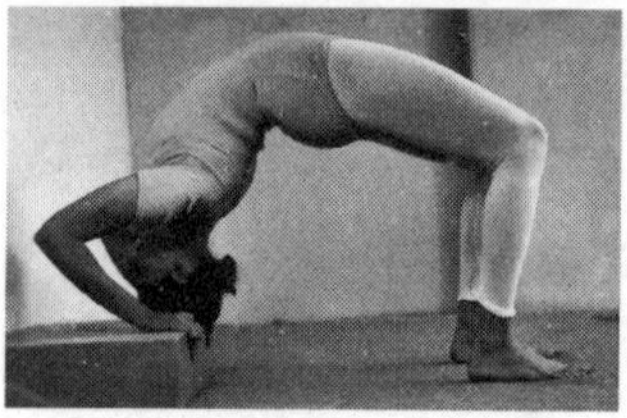

141 a

a) Drücke die Handflächen und Fußsohlen gegen den Boden und ziehe die Rückseiten der Oberschenkel Richtung Gesäß;

b) ziehe die Gesäßmuskeln zusammen;

c) ziehe die Knie ein und stoße die Oberschenkel hoch;

d) straffe den Bizeps, indem du die Ellbogen einziehst; auf diese Weise bleiben die Arme durchgestreckt und die Brust richtig angehoben;

e) ziehe die Schulterblätter nach innen und weite Brust und Rippen.

11. Beuge beim Ausatmen die Ellbogen und die Knie und senke den Rumpf. Bringe zuerst den Scheitel (138), dann den Rücken und das Gesäß auf den Boden. Mach drei oder vier Atemzüge. Wiederhole das Āsana drei- bis fünfmal, um größere Bewegungsfreiheit zu erlangen.

Spezielle Anweisung

Am Anfang ist es schwierig, den Kopf vom Boden hochzuheben. Gegebenenfalls übe dich in folgenden Bewegungen:

a) Lege ein ungefähr 10 bis 15 cm dickes Brett auf den Boden;

b) liege flach auf dem Rücken, lege die Hände mit den Handflächen nach unten über die Brettkante, halte die Hände nicht weiter als schulterbreit auseinander;

c) lege den Kopf auf das Brett (141);

d) hebe die Oberschenkel, den Rücken und das Gesäß vom Boden hoch (141a);

e) drücke beide Hände fest in die Brettkante und hebe Brust und Kopf mit den Armen wie mit Hebeln hoch (142, 142a). Bilde einen Bogen mit dem Körper (143). Abbildung 142 zeigt den Rumpf leicht angehoben, auf Abbildung 143 ist er vollständig hochgestemmt. Hast du einen guten Bogen gebildet, kannst du die Fersen auf den Boden stellen, wie auf Abbildung 139.

Wirkungen

Das Āsana kräftigt die Wirbelsäule. Es hält den Körper beweglich und aufmerksam und schenkt Lebendigkeit, Energie und Heiterkeit.

Die unter «spezielle Anweisung» beschriebene Übungsmethode hilft vor allem, Blase und Gebärmutter zu stärken. Sie erhält das Genitalsystem und die ableitenden Harnwege gesund. Da sie die Bauchmuskeln stärkt, beugt sie Hernien vor.

Die Stellung lindert Schwere- und Spannungsgefühle in den Brüsten, die sich besonders während der Menopause einstellen. Sie baut auch den Fettansatz um die Taille ab.

Nach Möglichkeit sollten beide Methoden geübt werden.

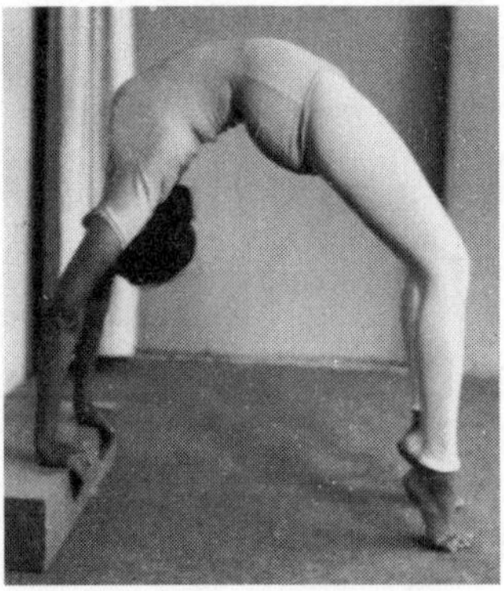

143

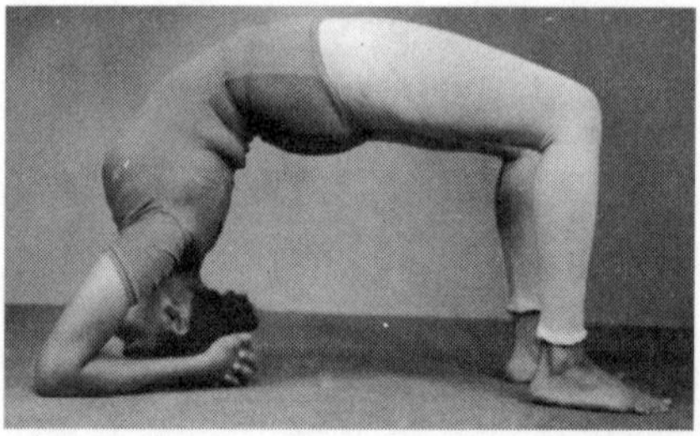

144

73. Dvi-Pāda-Viparīta-Dandāsana (144–149)

In dieser Stellung wölbt der Körper sich über die Füße, die Hände und den Kopf – so beugt sich der Yogi vor dem Herrn.

Technik

1. Liege rücklings auf dem Boden (80).

2. Beuge die Knie und nähere die Füße dem Gesäß.

3. Beuge die Ellbogen, kippe die Handgelenke und lege die Handflächen nahe den Schultern auf den Boden. Halte die Finger gespreizt, wie auf Abbildung 137. Atme ein- oder zweimal.

4. Hebe beim Ausatmen das Gesäß und den Rücken vom Boden hoch und bringe den Scheitel auf den Boden (138).

5. Hebe den rechten Arm hoch und bringe die Hand hinter den Kopf, indem du Ellbogen und Unterarm auf den Boden legst. Dann nimm die linke Hand vom Boden und bringe sie gleich der rechten hinter den Kopf. Verschränke die Finger beider Hände. Der Kopf stützt sich wie in Shīrshāsana in der Schale der Hände ab (144).

6. Drücke die Unterarme gegen den Boden, hebe das Gesäß an und strecke die Beine, eines nach dem anderen, aus (145). Auf der Abbildung ist das rechte Bein bereits ausgestreckt und das linke Bein in der Streckbewegung.

7. Strecke jetzt das linke Bein parallel zum rechten aus (146). Bleibe 30 bis 60 Sekunden in der endgültigen Stellung und atme normal. Die Dauer der Übung kann man allmählich auf 5 Minuten steigern. Achte in der Stellung auf folgende Punkte:

a) Drücke die Hände, die Ellbogen und die Unterarme fest gegen den Boden;

b) weite die Brust und ziehe die Gesäßmuskeln an;

c) sind die Oberschenkel nicht richtig angehoben, rutschen die Füße immer weiter weg;

d) halte die Rückenwirbelsäule und das Kreuzbein eingezogen.

8. Komme mit einem Fuß nach dem anderen in Richtung Kopf, löse die Finger aus ihrer Verschränkung und wahre das Gleichgewicht, indem du die Hüften gut angehoben hältst. Bringe die Hände näher zu den Schultern – wie auf Abbildung 138.

9. Senke beim Ausatmen den Rumpf zu Boden (137) und liege flach auf dem Rücken.

Spezielle Anweisungen

(1) Rutschen dir die Füße auf dem Boden weg, stütze sie an der Wand ab. Liege mit dem Kopf 1,20 bis 1,40 Meter entfernt von der Wand und führe alle Bewegungen wie beschrieben aus, bis die Fußsohlen mit der Wand in Berührung kommen.

(2) Rutschen dir die Ellbogen weg, gehe folgendermaßen vor: Liege mit dem Kopf nahe an der Wand und mit den Füßen von ihr entfernt. Wölbe den Rücken und gehe wie unter «Technik» beschrieben vor. Komme in die Stellung von Abbildung 144. Auf dem Photo

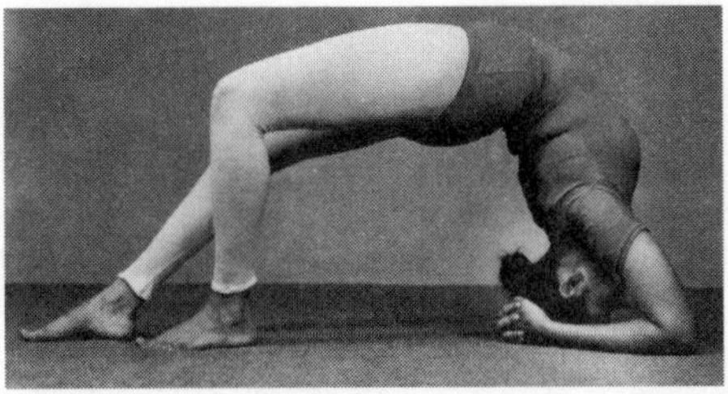
145

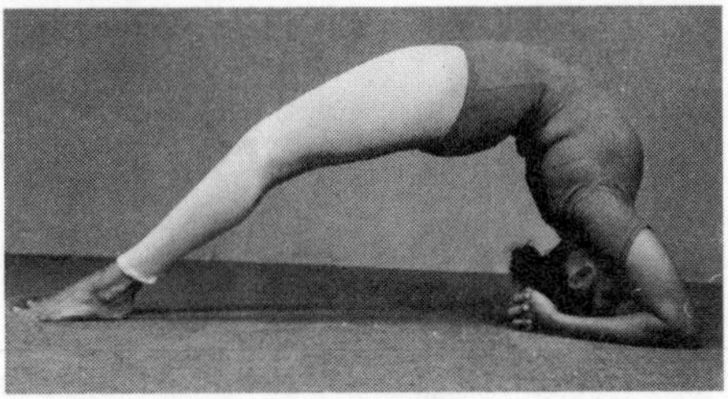
146

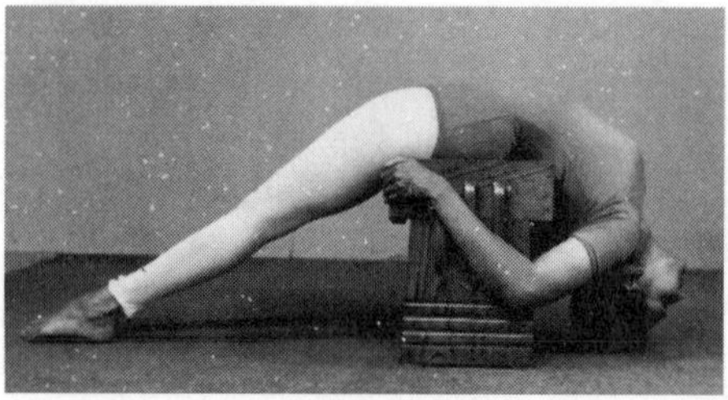

147

berühren die Ellbogen die Wand nicht, sollten sich aber an der Wand abstützen, falls sie wegrutschen. Diese Methode sichert auch die bessere Wölbung der Rückenwirbelsäule und ihrer Umgebung; man sollte darum beide Varianten üben, um die endgültige Stellung von Abbildung 146 zu vervollkommnen.

(3) Oder übe nach der Methode, die auf Abbildung 147 dargestellt ist:

a) Sitze auf einem niedrigen Schemel;

b) beuge dich nach hinten und halte die Beine des Schemels mit beiden Händen fest;

c) beuge dich noch weiter, bis der Kopf näher am Boden ist; berührt der Kopf den Boden nicht, spielt das keine Rolle; die Schulterblätter müssen nach innen gezogen werden, um die Brust zu dehnen und zu öffnen; später, mit zunehmender Übung, ruht der Kopf wie von selbst auf dem Boden; er kann auch mit einer Decke unterstützt werden;

d) beuge die Knie und gehe einwärts, hebe den Kopf hoch;

e) gleite sorgfältig mit dem Oberkörper in Richtung der Beine, bis du mit dem oberen Rücken auf dem Schemel liegst; warte einen Moment und atme ein paarmal;

f) hebe den ganzen Rumpf hoch und gleite mit dem Gesäß zu Boden.

(4) Schaffst du keine der beiden Methoden, gehe folgendermaßen vor:

a) Liege flach auf dem Rücken auf einer ungefähr 30 bis 45 cm hohen Bank oder einem niedrigen Bett;

b) lege eine gefaltete Decke über die Kante der Bank, damit du dir nicht weh tust;

c) halte die Kanten der Bank fest und gleite mit dem Oberkörper

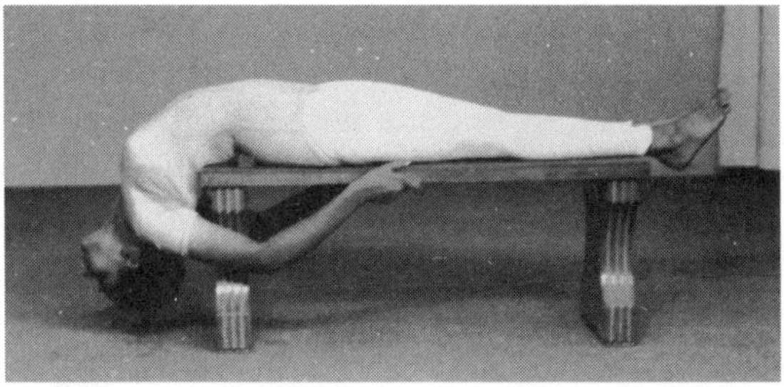

148

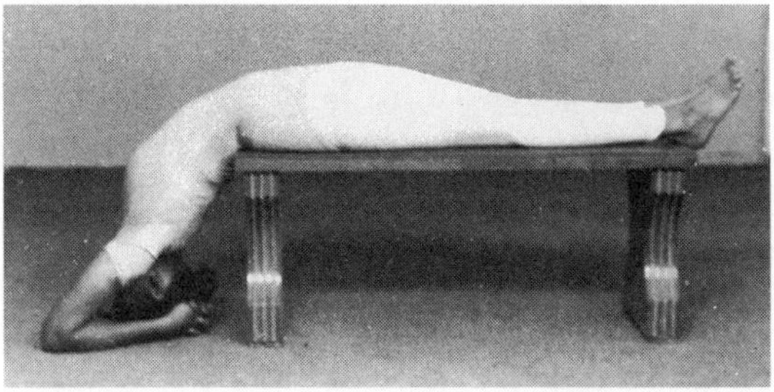

149

nach unten, bis der Kopf auf der Decke unten ankommt, oder lasse ihn in der Luft hängen; weite die Brust (148);

d) ist der Kopf auf dem Boden, verschränke die Finger ineinander wie in Sālamba-Shīrshāna (149);

e) bleibe für 3 bis 5 Minuten in der Stellung, befreie die Hände und halte die Bankkanten fest, beuge die Knie, gleite in Richtung Kopf hinunter und liege auf dem Boden.

Anmerkung: Die unter Paragraph (3) und (4) beschriebenen Methoden sind für Anfängerinnen am wirkungsvollsten und sichersten.

Wirkungen

Diese Stellung erhält gesund. Die Dehnung der Brust vermittelt ein Gefühl der Freude und des Glücks. Die abgeänderte Technik (147, 149) ist für Menschen gedacht, die deprimiert, schwach, empfindlich und gefühlsbetont sind. Sie beruhigt und entspannt die Nerven. Sie ist während der Menopause besonders nützlich. Die Stellung ohne Unterstützung hilft Mädchen und heranwachsenden Frauen emotionale Ausgeglichenheit zu finden und Selbstvertrauen zu gewinnen.

Gemeinsame Wirkungen der Āsanas 72 und 73

Frauen, die zu einer passiven, abwartenden Lebenseinstellung oder zu depressiven Gemütszuständen neigen – vor allem wenn sie die Vierzig oder Fünfzig überschritten haben –, sollten diese beiden Āsanas üben, die solchen Zuständen besonders gut entgegenwirken. Werden sie mit Unterstützung geübt, lösen sie Spannungen, beruhigen das Nervensystem und lassen das Gehirn still werden.

Es sind im Prinzip fortgeschrittene Stellungen, aber, einmal beherrscht, erweisen sie sich als unschätzbare Hilfe, den Körper geschmeidig und aktiv, den Verstand scharf und aufmerksam, das Bewußtsein klar und die Seele rein zu erhalten.

Auf physiologischer Ebene erweitern sie das Brustvolumen und verbessern Atmung und Blutzirkulation. Sie lindern Schmerzen des Kreuz- und Steißbeins. Durch ihre Übung erhält die Wirbelsäule Elastizität, Stabilität und Gesundheit.

Sie vertreiben trübe Gedanken und Lethargie – sie machen Frauen vergnügter und mutiger. Sie wirken beruhigend auf den Verstand und helfen, mit Gefühlen umzugehen.

Abteilung VIII: Āsanas – Yoga-Kurunta

Kurunti ist eine Marionette, eine Holzpuppe. In Yoga-Kurunta lernen wir, uns mit Hilfe eines Seils in die verschiedenen Yoga-Stellungen zu bringen, als wären wir Marionetten – Marionettenspieler und Marionette in einem –, die ihr eigenes Theater machen.

Die Übung von Yogāsanas mit Hilfe eines Seils hat mancherlei Vorteile. Sie erlaubt, schwierige Āsanas ohne Anstrengung zu üben. Die schwierigsten Āsanas der siebenten Abteilung wie auch Sarvāngāsana und Halāsana und andere Āsanas, die Mühe bereiten können, lassen sich auf die in diesem Kapitel beschriebene Art sehr viel leichter üben. Die Yoga-Kurunta-Methode ist ideal für Frauen, die um Gesäß, Oberschenkel und Bauch beleibt sind, und für Mütter, deren Gewebe nach der ersten oder zweiten Entbindung erschlafft ist.

Durch die Bewegungen mit dem Seil wird die Wirbelsäule elastisch, und sogar schwierige Āsanas lassen sich leicht und sicher üben.

Es kommt zu keiner ruckartigen Bewegung, und durch regelmäßiges Üben entwickelt sich der Orientierungssinn. Alte Menschen können Yoga-Kurunta üben, ohne sich dabei zu verletzen.

Das Anbringen des Seils

1. Nimm ein 3 bis 5 cm dickes starkes Seil, das gut in der Hand liegt und etwa 5 Meter lang ist. Bist du groß, muß es vielleicht etwas länger sein.

2. Mache einen Knoten in jedes der beiden Seilenden, damit sie nicht ausfransen, dann verknote sie fest miteinander, so daß ein einziger Reifen entsteht. Halte den Knoten in der Mitte.

3. Schiebe dieses Doppelseil hinter zwei Stangen eines Fenstergitters durch, die ungefähr 60 bis 80 cm auseinander liegen. Achte darauf, daß beide Seilschlingen gleichmäßig bis zu deinen Hüften herunterreichen. Vergewissere dich, daß die Stangen des Fenstergitters dein Körpergewicht zu halten vermögen, wenn du dich in verschiedenen Stellungen in das Seil hängst.

4. Steht kein Fenstergitter mit geeigneten Stangen zur Verfügung, kann man zwei massive Haken oder Ringe in die Wand schrauben, um das Seil daran aufzuhängen. Sie müssen 60 bis 80 cm auseinanderliegen und wirklich stark sein; und der Rahmen oder die Wand, in die man sie schraubt, muß ebenfalls stabil sein und dem Zug eines Körpergewichts standhalten. Prüfe, ob das Doppelseil auch wirklich im Haken liegt und nicht während der Übung herausrutschen kann.

5. Die Stangen des Fenstergitters oder die Haken müssen sich 60 bis 90 cm über deinem Kopf befinden. Stehst du auf den Zehenspitzen und streckst die Arme bis in die Fingerspitzen hoch, mußt du sie berühren können. Ein paar Zentimeter höher oder tiefer spielen keine Rolle.

6. Wickle ein weiches Stück Tuch um die beiden Schlingen, damit das Seil nicht in deine Hände einschneidet, während du damit arbeitest.

7. Jetzt ist die Vorrichtung gebrauchsfertig (150).

8. Halte dich bei der Übung an die Reihenfolge der Āsanas, wie sie in dieser Abteilung vorgegeben ist – die Stellungen sind sorgfältig ausgewählt, um durch ihren Aufbau von einfachen zu schwierigen Bewegungen den Körper systematisch zu üben.

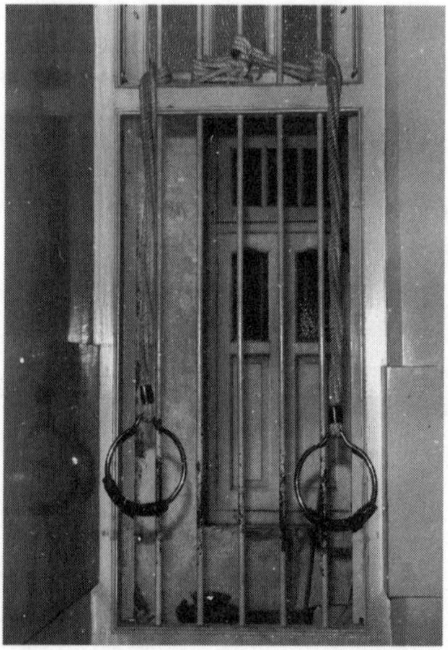

150

74. Variante I: Bhujangāsana (*150–153*)

Technik

1. Stehe in Tādāsana (1), mit dem Rücken zur Wand und ungefähr einen halben Meter davon entfernt, zwischen den beiden Enden des aufgehängten Seils. Vergewissere dich, genau in deren Mitte zu stehen. Halte die Füße geschlossen und dehne die Zehen nach vorne.

2. Drehe die Arme nach außen, so daß die Handflächen nach vorn zeigen. Lege die Hände in die Schlingen und halte das Seil fest. Halte die Arme durchgestreckt (151). Mach einen oder zwei Atemzüge.

3. Beuge beim Ausatmen die Ellbogen und beuge den Oberkörper in halbem Uttānāsana nach unten. Drücke die Knie durch, die Ellbogen weisen zur Decke (152).

4. Hebe beim Einatmen den Kopf hoch, drücke die Wirbelsäule konkav durch und bringe den Körper so weit wie du kannst nach vorn. Hebe die Fersen hoch und stehe auf den Fußballen, während du die Arme durchstreckst (152a). Knie und Ellbogen bleiben durchgedrückt, die Handflächen zeigen zum Boden; drücke den vorderen Teil der Füße fest gegen den Boden.

151

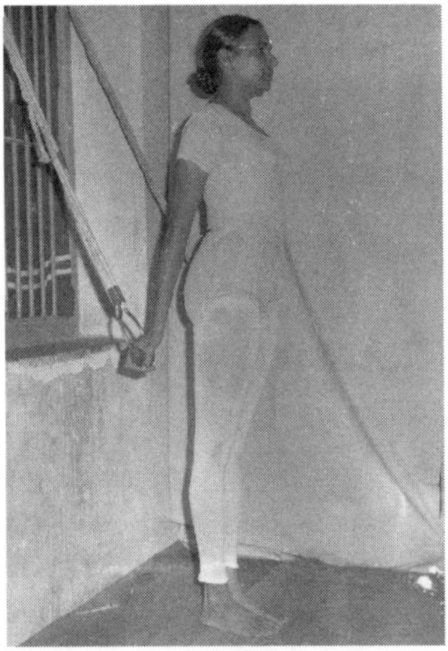

152

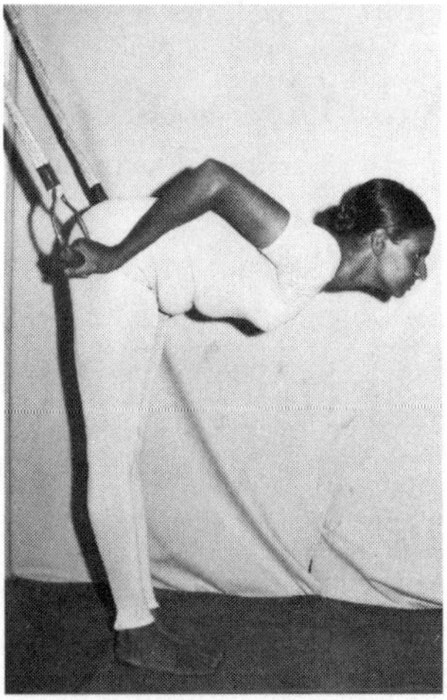

152 a

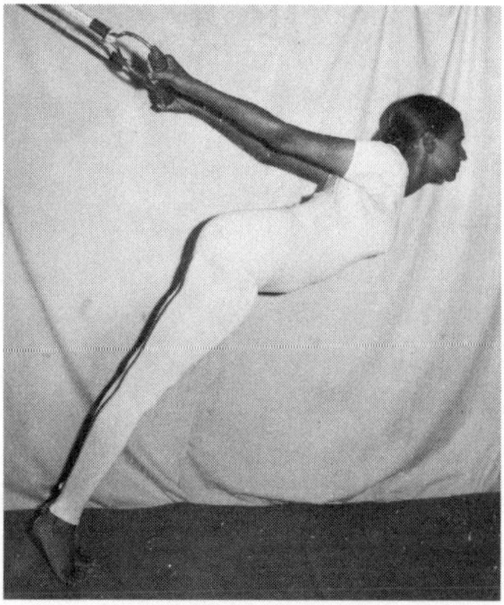

5. Ziehe beim Ausatmen das Gesäß an und stoße es Richtung Boden. Dehne den Rumpf noch weiter nach unten, um die Wirbelsäule völlig durchzudrücken, und blicke zur Decke hoch. Ziehe Steißbein und Kreuzbein ein, weite die Brust und ziehe den Bauch zu ihr hin hoch. Halte die ganze Zeit über den starken Zug in den Armen aufrecht und die Oberschenkel stabil (153).

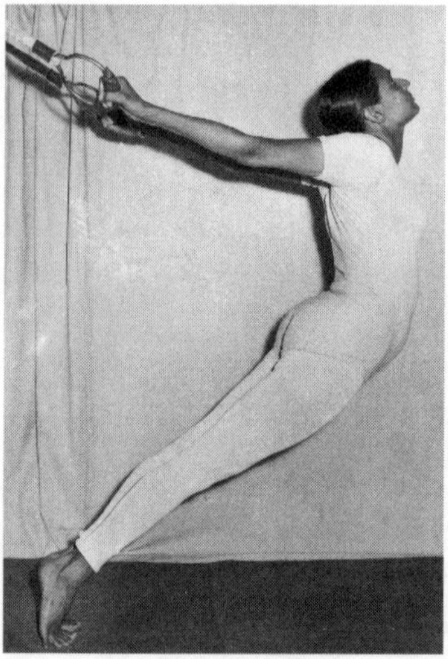

153

6. Bleibe 5 bis 10 Sekunden in der endgültigen Stellung und atme normal.

7. Hebe beim Ausatmen Oberschenkel und Gesäß hoch, drücke die Zehen fest gegen den Boden, hebe den Rumpf an und komme in die Stellung von Abbildung 152b zurück.

8. Beuge die Ellbogen und beuge den Rumpf wieder in die halbe Uttānāsana-Stellung (152a). Hebe den Oberkörper ganz in Tādāsana (151) hoch.

9. Die Bewegungen stellen einen Zyklus dar. Führe 4 bis 6 Zyklen in einem Zug aus.

Anmerkungen

(1) Fällt es dir schwer, die Bewegungen mit geschlossenen Füßen auszuführen, halte diese 20 bis 30 cm auseinander und übe den Zyklus.

(2) Der Zug muß in beiden Armen gleichmäßig stark sein.

(3) Die Bewegungen dürfen weder zu schnell noch zu langsam sein.

75. Variante II: Bhujangāsana (154–156) und Ūrdhva-Mukha-Pashchimottānāsana I (157)

Diese Variante ist intensiver als die vorangehende. Der untere Teil der Wirbelsäule streckt sich noch mehr, da in dieser Stellung der Körper näher an der Wand steht. Die Übung zweier Āsanas hintereinander bildet hier einen Zyklus.

Technik

1. Stehe in Tādāsana (1) mit dem Rücken zur Wand. Drehe die Arme nach außen und lasse die Handflächen nach vorn zeigen. Lege die Hände, die Handflächen nach unten, in die Seilschlingen und halte das Seil mit starkem Griff fest. Berühre die Wand mit Fersen und Gesäß. Mach einen oder zwei Atemzüge.

2. Beuge beim Ausatmen den Oberkörper in Uttāsāna nach vorne (154). Nähere den Kopf den Knien und halte die Beine gestreckt.

3. Hebe beim Einatmen den Kopf hoch, drücke die Wirbelsäule durch und stoße den Rumpf so weit wie du kannst mit den sich streckenden Armen nach vorne. Hebe die Fersen leicht hoch, aber stütze sie an der Wand ab. Stehe fest auf den Fußballen, die du gegen den Boden drückst, und dehne die Rumpfseiten in die Achselhöhlen hoch. Halte Knie und Ellbogen durchgedrückt (155).

4. Ziehe beim Ausatmen das Gesäß an und stoße es Richtung Boden; in dieser Bewegung strecken sich die Hüftgelenke und der Bauch. Hebe den Kopf hoch und blicke zur Decke (156). Achte dabei auf folgende Punkte:

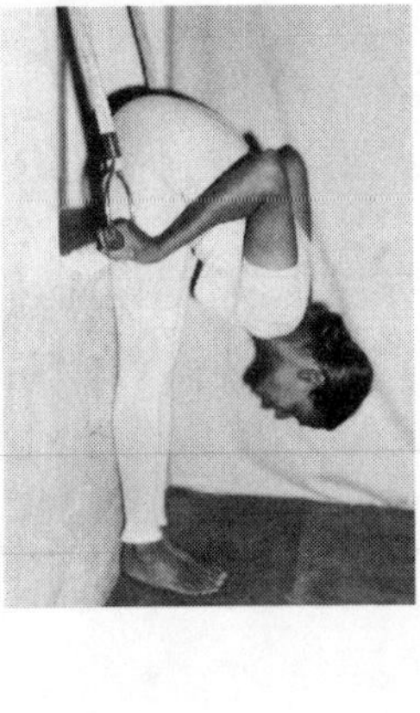
154

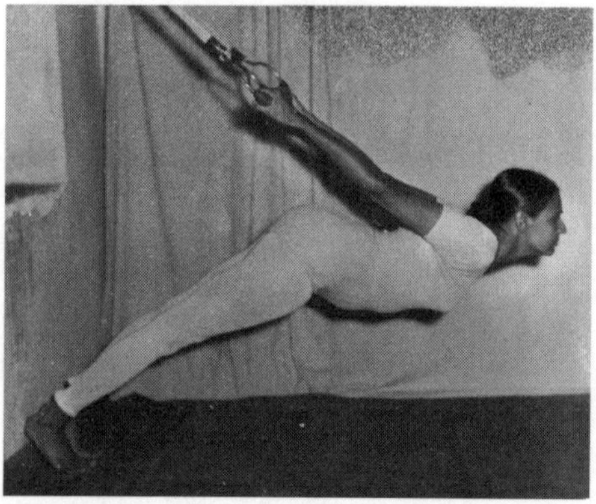

155

a) Halte Knie und Oberschenkel durchgedrückt;

b) weite die Brust und stoße die Schulterblätter nach innen;

c) ziehe Kreuzbein und Steißbein ein;

d) halte die Arme gestreckt und die Ellbogen durchgedrückt.

5. Bleibe 5 Sekunden in der endgültigen Stellung und atme normal.

6. Ziehe beim Ausatmen das Gesäß aus den Hüftgelenken hoch (155) und senke den Kopf. Beuge den Rumpf gegen die Beine, strecke die Arme wieder durch und drehe die Handgelenke einwärts, so daß ihre Innenseiten einander gegenüberliegen.

7. Kippe das Gesäß gegen den Boden. Du bist nun in Ūrdhva-Mukha-Pashchimottānāsana (157). Bleibe wieder 5 Sekunden in der endgültigen Stellung, atme normal und achte dabei auf folgende Punkte:

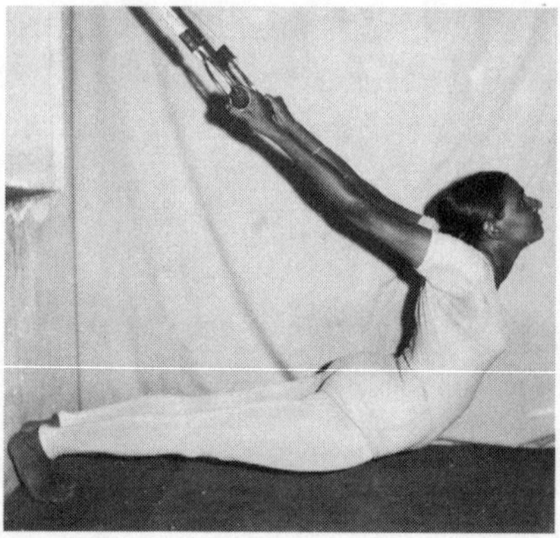

156

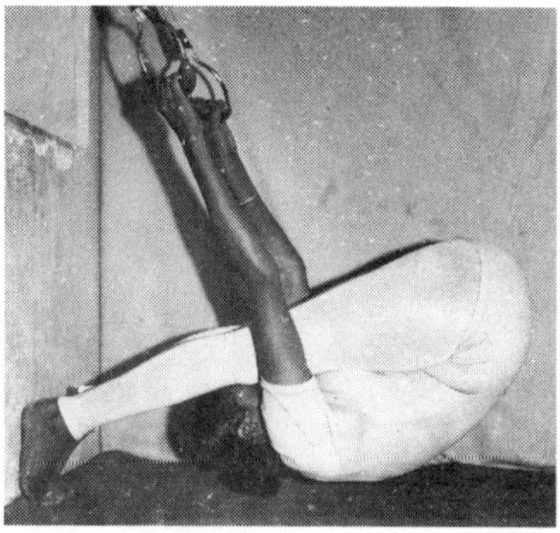

157

a) Presse die Fersen fest gegen die Wand, um das Gesäß vornüberzukippen;

b) lasse Kopf, Brust und Bauch möglichst nah an die Oberschenkel herankommen.

8. Hebe beim Ausatmen mit starkem Zug der Arme an den Seilen den Kopf hoch (156). Stoße Gesäß und Oberschenkel nach hinten gegen die Wand (155), komme in die Stellung von Abbildung 154 und dann in Tādāsana. Wiederhole alle diese Bewegungen drei- bis viermal.

76. Variante III: Pūrvottānāsana *(158/159)*

Technik

1. Stehe mit dem Gesicht zur Wand. Halte die Seilschlingen. Stoße die Zehen gegen die Wand und die Fersen gegen den Boden.

2. Beuge den Kopf zurück, drücke die Knie durch und lasse beim Ausatmen den ganzen Körper bei gestreckten Armen nach hinten fallen, indem du die Zehen gegen die Wand preßt (158).

3. Bleibe 5 bis 10 Sekunden in der endgültigen Stellung, atme normal und achte dabei auf folgende Punkte:

a) Hebe das Brustbein an und beuge den Kopf nach hinten;

b) drücke die Wirbelsäule konkav durch;

c) ziehe das Gesäß an und strecke die Oberschenkel durch;

d) strecke den Bauch über den gewölbten Rücken;

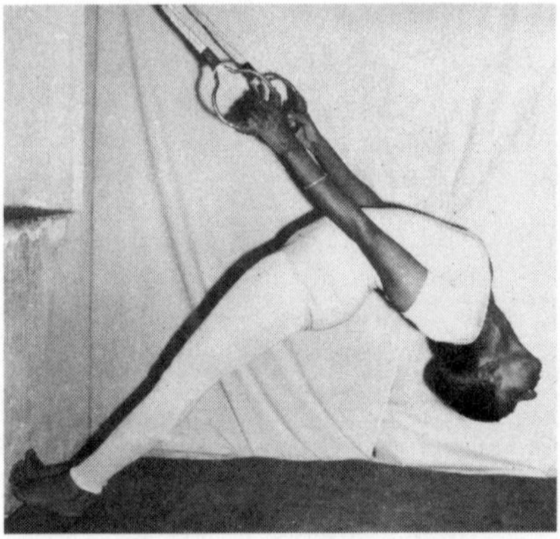

158

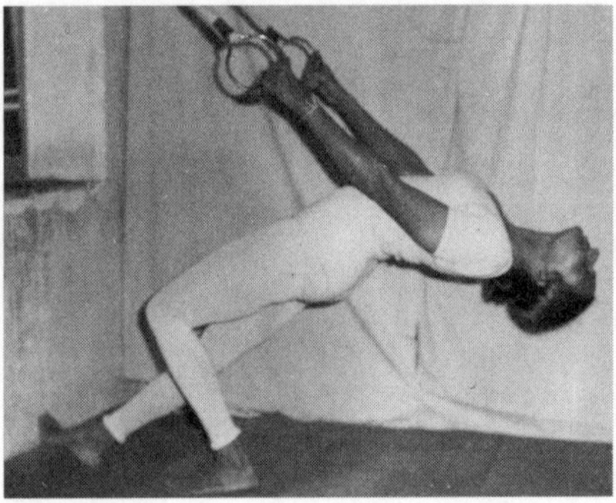

159

e) drücke die Ellbogen durch und verteile den Zug des Körpergewichts gleichmäßig auf beide Arme.

4. Verändere nichts in der Wölbung der Wirbelsäule und hebe den Körperbogen hoch, indem du die Ellbogen beugst. Hebe beim Einatmen den Rumpf mit Schwung ganz hoch und stehe in Tādāsana. Wiederhole alle Bewegungen drei- bis viermal.

Spezielle Anweisung

Wer das Āsana nicht eng an der Wand stehend üben kann, stelle sich ihr einen halben Meter entfernt gegenüber. Beuge die Knie und wölbe die Wirbelsäule; strecke die Beine, eines nach dem anderen, aus, bis du die Wand berührst (159), und komme in die Stellung von Abbildung 158. Um hochzukommen, nimm die Füße, einen nach dem anderen, von der Wand und richte dich gerade auf.

77. *Variante IV* (160)

Die Variante ist eine intensive Streckung in Bhujangāsana.

Technik

1. Stehe in Tādāsana (1), mit dem Rücken zur Wand, den Zehen auf dem Boden und den Fersen leicht angehoben, an der Wand.

2. Strecke die Arme wie in Vrikshāsana (2) über den Kopf hoch. Löse die Verschränkung der Finger und ergreife die Seile. Mach einen oder zwei Atemzüge.

3. Strecke beim Ausatmen Arme und Beine durch, beuge den Kopf zurück und blicke nach hinten; wölbe den Körper, indem du die Hände an den Seilen heruntergleiten läßt und gleichzeitig den Rumpf nach vorn bringst. Halte die Seile mit starkem Griff fest (160).

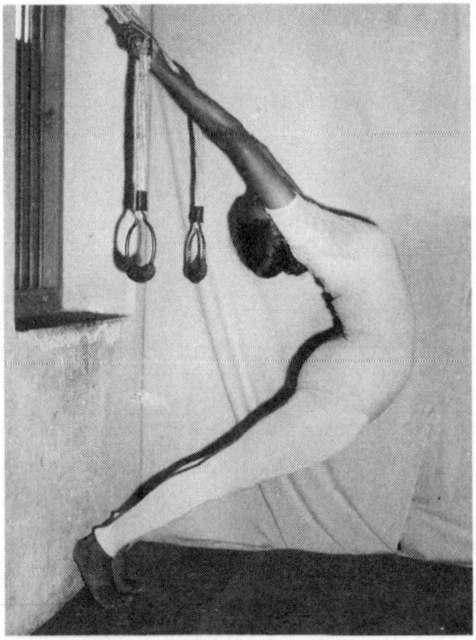

160

4. Hänge 5 bis 10 Sekunden in der endgültigen Stellung und atme normal. Diese Variante ist intensiver als Variante II. Richte deine Aufmerksamkeit dabei auf folgende Punkte:

a) Strecke die Arme fest durch, um die Achselhöhlen zu öffnen;

b) drücke die Fersen fest gegen die Wand;

c) beginnen sich die Knie zu beugen, wölbe den Körper nicht weiter;

d) ziehe das Gesäß an, drücke die Wirbelsäule in den Körper und dehne die vordere Körperseite aus den Leisten heraus bis in den obersten Brustrand;

e) ziehe die Schulterblätter nach innen und weite die Brust;

f) hebe das Brustbein an, um den Kopf noch weiter nach hinten zu neigen.

5. Halte beim Ausatmen das Seil fest im Griff, beuge die Ellbogen und hebe den Kopf hoch. Ziehe an den Seilen und stoße den Körper zurück; die Aufwärtsbewegung muß aus den Seiten des unteren Bauchbereichs heraus kommen. Kehre in Tādāsana zurück.

6. Wiederhole die Bewegungen drei- bis viermal.

78. Variante V: Ushtrāsana (161)

Technik

1. Knie mit den Oberschenkeln an der Wand, wie für Ushtrāsana (133).

2. Hebe die Hände hoch und halte die Seile fest. Beuge beim Ausatmen Kopf und Rumpf nach hinten, indem du die Wirbelsäule konkav durchdrückst.

3. Während du dich nach hinten beugst, gleiten die Hände an den Seilen hinunter, du darfst aber den Griff nicht lockern. Atme ein paarmal.

4. Stoße beim Ausatmen die Oberschenkel gegen die Wand, ziehe das Gesäß an, hebe das Brustbein an und wirf den Kopf nach hinten (161). Das ist die endgültige Stellung, ähnlich der von Ushtrāsana.

5. Bleibe 5 bis 10 Sekunden in der endgültigen Stellung und atme normal.

6. Hebe beim Einatmen den Kopf hoch, beuge die Ellbogen und

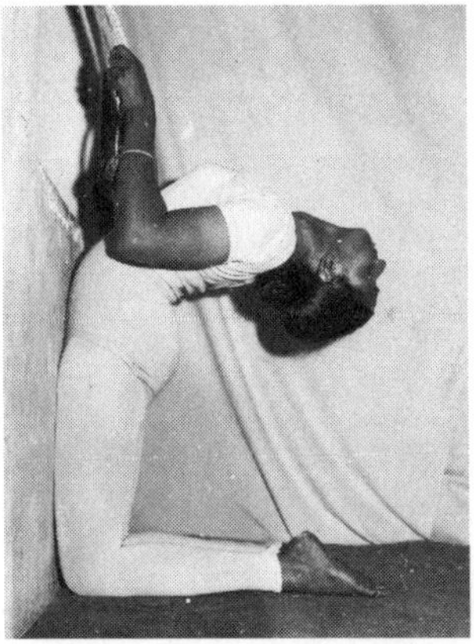

161

bediene dich der Arme als Hebel, um den Rumpf hochzuheben. Komme in die Stellung von Paragraph 1.

7. Wiederhole alle Bewegungen drei- bis viermal.

Gemeinsame Wirkungen der Āsanas 74 bis 78
Die Āsanas kann man ohne jegliche Verletzungsgefahr üben, das Seil bewahrt die Wirbel vor den möglichen Folgen ruckartiger Bewegungen. Die Āsanas sind nützlich bei Bandscheibenschäden, Rückenschmerzen, Schmerzen in Schultern, Nacken und Taille; bei Rheumatismus der Schultern und der Wirbelsäule, Schmerzen in Ellbogen und Handgelenken; Steifheit des Körpers, Rundrücken; Schwäche der Taille und des Gesäßes; Verspannung der Brustmuskeln, Schmerzen in der Brust und zu schweren oder zu wenig entwickelten Brüsten. Dank der Weitung der Brust in diesen Āsanas wird die Sauerstoffaufnahme erhöht. Die Brust- wie die Oberschenkelmuskeln werden gekräftigt und der Bauch gestärkt.

79. *Variante VI: Sālamba-Sarvāngāsana, Halāsana und Varianten* *(162–164/165–172)*

Wer Sālamba-Sarvāngāsana und Halāsana aufgrund seiner Beleibtheit, Verrenkungen im Rücken oder weil er niemanden hat, der ihm dabei helfen könnte, nicht üben kann, sollte sich an nachstehende

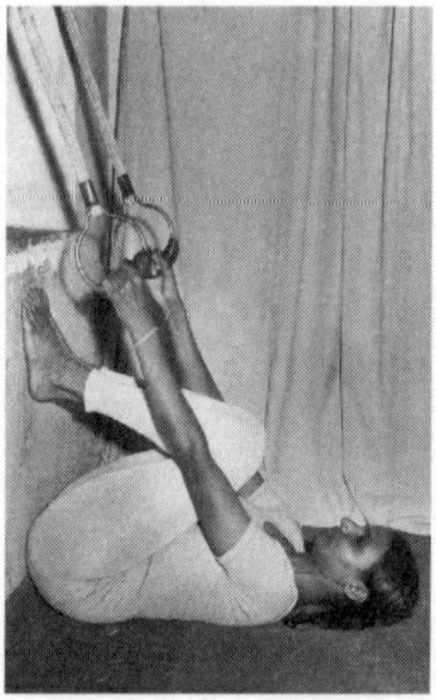

162

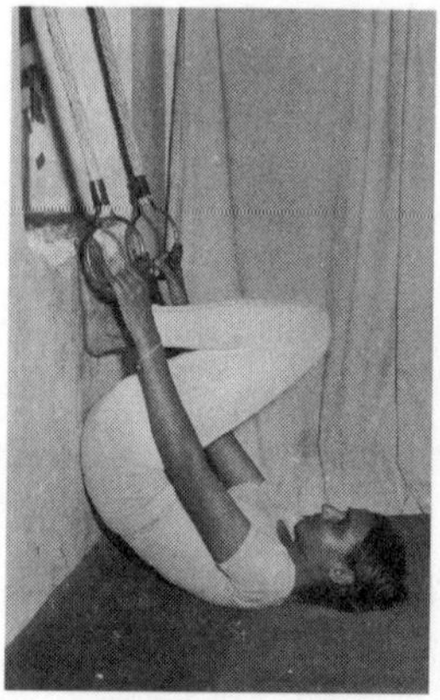

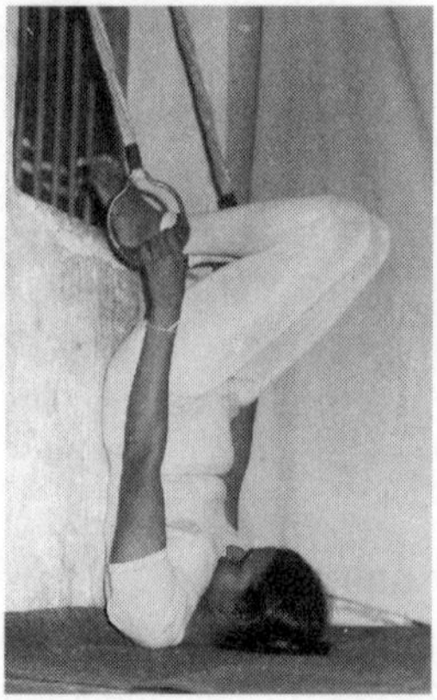

163

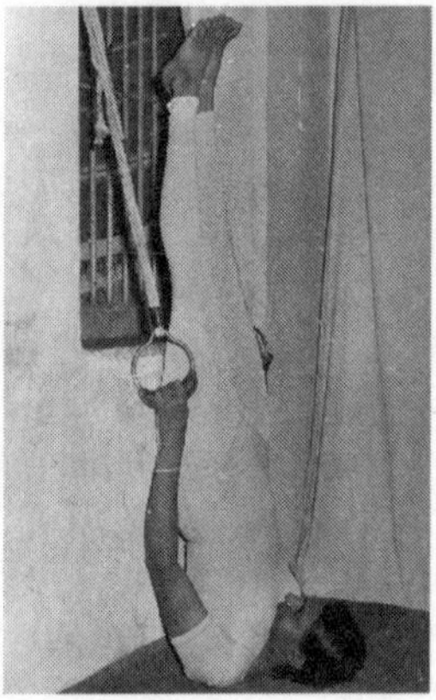

164

Technik halten. Die Seile helfen, den Körper aufzurichten, und hindern ihn daran einzuknicken; das Körpergewicht lastet nicht auf Nacken und Schultern; es kommt zu keinen ruckartigen Bewegungen, während der Rumpf hochgehoben wird. In ihren Seilvarianten sind die Āsanas besonders leicht auszuführen.

Technik A

1. Beuge die Knie, ziehe die Beine zum Bauch hin und hocke so nahe du kannst mit dem Gesicht zur Wand wie in Mālāsana (45).
2. Hebe die Hände hoch und halte das Seil fest.

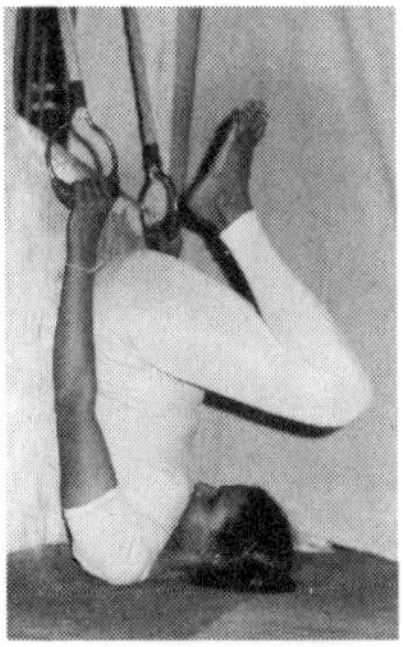
165

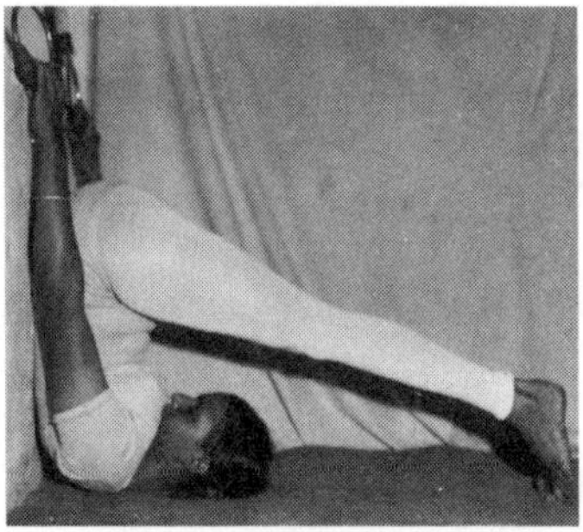
166

3. Bringe beim Ausatmen das Gesäß auf den Boden, hebe die Beine hoch und lege die Füße an die Wand; gleite nach unten, bis Rücken und Kopf auf dem Boden liegen (162). Atme normal.

4. Hebe beim Ausatmen Rumpf und Gesäß zur Wand hin hoch, indem du dich kräftig am Seil hochziehst (162a).

5. Klettere höher mit den Füßen und ziehe am Seil, um den Rumpf der Wand zu nähern (163).

6. Strecke die Beine an der Wand hoch und ziehe dich am Seil in Sarvāngāsana hoch (164, Seitenansicht – 164a, Vorderansicht).

7. Halte die endgültige Stellung 3 bis 5 Minuten, atme normal und gehe zu Halāsana (167) über.

Technik B

1. Drücke das Gesäß an die Wand und beuge die Knie (165).
2. Stelle die Füße auf den Boden (166).

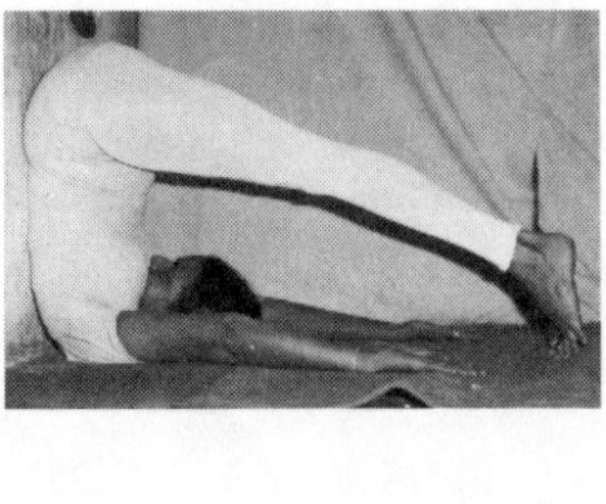
167

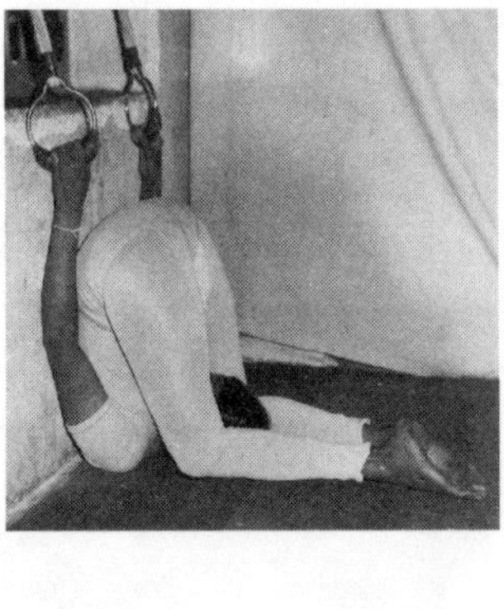
168

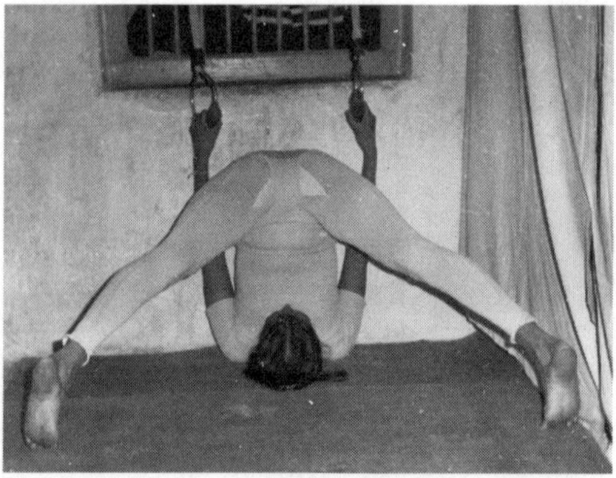

169

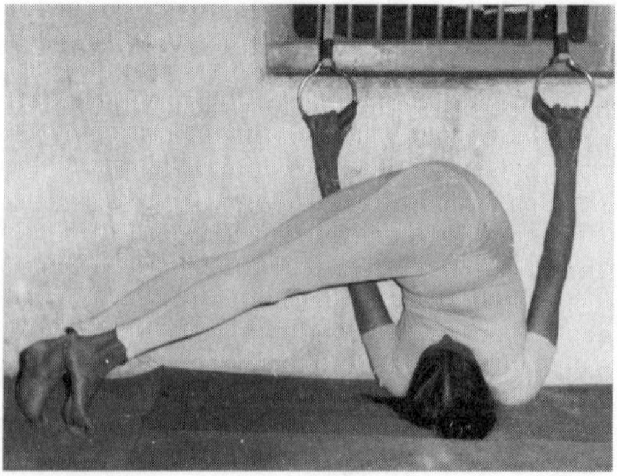

170

3. Strecke die Beine aus; falls möglich, löse den Griff an den Seilen und halte die Hände frei. Rücken, Taille und Gesäß, die sich an der Wand abstützen, bleiben ohne besondere Anstrengung angehoben (167). Atme normal.

4. Halte dich in dieser Stellung am Seil fest und komme der Reihe nach in Karnapīdāsana (168), Supta-Konāsana (169), Pārshva-Halāsana (170), Eka-Pāda-Sarvāngāsana (171) und Pārshvaikapāda-Sarvāngāsana (172). Alle diese Āsanas kann man auch ohne Festhalten am Seil üben.

5. Halte jetzt das Seil fest, beuge die Knie (165) und gleite zu Boden (162a, 162).

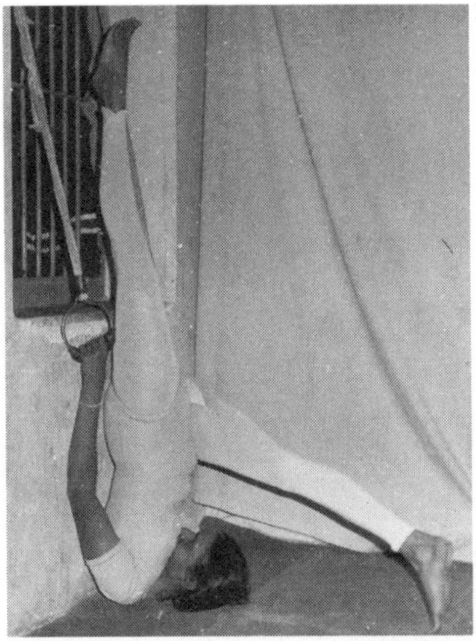
171

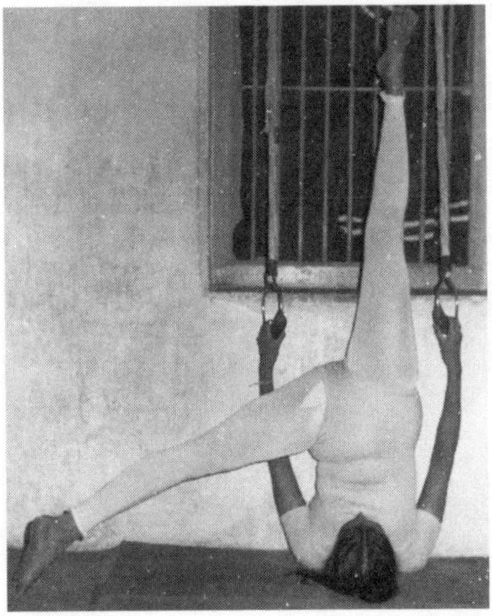
172

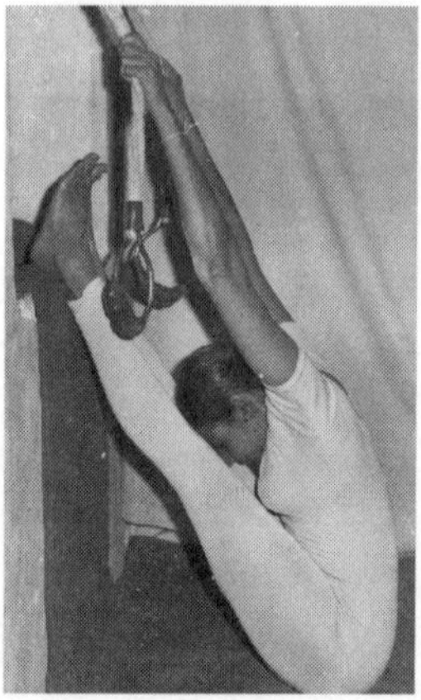

173

80. *Variante VII: Ūrdhva-Mukha-Pashchimottānāsana I* (173)

In Abteilung V wird eine Variante des Āsanas beschrieben, bei der man auf dem Rücken liegt. Wer diese nicht zu üben vermag, kann sich an die hier beschriebene Variante halten.

Technik

1. Beuge die Knie und hocke wie in Mālāsana (45) mit dem Gesicht zur Wand, 30 bis 45 cm davon entfernt. Halte das Seil fest und senke das Gesäß zu Boden.

2. Atme aus, strecke die Beine hoch und lege die Fersen an die Wand.

3. Ziehe am Seil, dehne den Rumpf beim Ausatmen und beuge dich nach vorne; lege den Kopf auf die Schienbeine (173).

4. Ziehe die hinteren Oberschenkelmuskeln an und dehne den Rumpf in Richtung Füße.

5. Bleibe 30 bis 60 Sekunden in der endgültigen Stellung und atme normal.

6. Beuge beim Ausatmen die Knie und senke die Beine. Lasse das Seil los.

Allgemeine Wirkungen von Yoga-Kurunta

Alle diese Āsanas mit ihren unterschiedlichen Bewegungsabläufen verhelfen den Gelenken zu mehr Bewegungsfreiheit. Das konkave Wölben des Rückens fördert die Blutzirkulation in diesem Körperbereich.

Sālamba-Sarvāṅgāsana und seine Varianten, auf diese Art geübt, haben die gleichen Wirkungen wie die in Abteilung IV beschriebenen Stellungen. Sie lassen sich mit Unterstützung der Wand und Hilfe des Seiles besonders exakt üben. Sie sind vor allem vorteilhaft für Frauen, weil sie Verspanntheit in der Beckengegend lösen und die Beckenorgane stärker strecken, als wenn sie ohne Hilfe geübt würden.

Durch die Übung von Yoga-Kurunta gewinnt man Beweglichkeit, Leichtigkeit des Körpers, Schnelligkeit in den Bewegungen und Aufmerksamkeit des Gehirns.

Warnung: Menschen, die an Verschiebungen der Armknochen leiden, dürfen die Seilvarianten nicht üben.

Abteilung IX: Āsanas und Prāṇāyāma – Während der Schwangerschaft

Gewöhnlich haben Frauen Angst oder zumindest große Bedenken, Āsanas und Prāṇāyāma während der Schwangerschaft zu üben. Diese Abteilung wurde daher in der Absicht geschrieben, Frauen Mut zu machen, auch in dieser Zeit Yoga zu üben, und um ihnen zu zeigen, welche Āsanas sie gefahrlos ausführen können, um sich ihre Gesundheit während Schwangerschaft und Geburt sowie auch in der Zeit nach der Geburt zu erhalten.

Die hier erklärten Āsanas sind einfach zu üben und in keiner Weise gefährlich. Sie sollen die Gesundheit der werdenden Mutter erhalten und ihr die üblichen Begleiterscheinungen einer Schwangerschaft wie Erbrechen, morgendliche Übelkeit, Verstopfung, Ödeme, Kopfweh, Toxämie usw. ersparen. Sie fördern Verdauung und Durchblutung sowie eine mühelose Atmung. Das vorgeschlagene Prāṇāyāma ist hauptsächlich dazu bestimmt, Müdigkeit und nervöse Verspanntheit zu beseitigen und den Körper zu entgiften, um ein besseres Allgemeinbefinden auf mentaler und physischer Ebene zu schaffen. Die Āsanas sind auch dahingehend ausgesucht, dem Fötus größtmöglichen Bewegungsspielraum zu geben und sein ungehindertes Wachstum im Mutterleib zu sichern. Sie sind außerdem im Hinblick auf eine natürliche und leichte Geburt ausgewählt.

Die meisten der Abbildungen zu dieser Abteilung wurden während des siebenten und neunten Schwangerschaftsmonats aufgenommen. Für die Übung der Āsanas sind sowohl die Hinweise und Technikbeschreibungen wie auch die Abbildungen zu beachten. Das Beugungsvermögen des Körpers hängt von dessen Elastizität, der korrekten Bewegung und der gesunden Atmung ab. Wer sich nicht genau so, wie auf den Abbildungen dargestellt, zu beugen vermag, sollte sich an die Hinweise halten, die ihm helfen könnten, seinen Bewegungsradius zu vergrößern.

Jeder Mensch hat seine persönlichen Probleme und seine spezielle Konstitution. Es ist unmöglich, ein spezifisches Übungsprogramm zusammenzustellen, das den Bedürfnissen einer jeden Frau entspräche. Das hier ist ein allgemeines Programm für Frauen mit normaler Gesundheit.

Die Sādhaka muß sich darum selbst entscheiden, welche Yoga-Übungen für sie geeignet sind. Einige mögen nicht imstande sein, das ganze Programm des Buches zu absolvieren. Sie sollten sich die Āsanas aussuchen, die körperliches und mentales Wohlbefinden fördern und eine leichte Geburt sichern. Das Gefühl strahlender Gesundheit nach der Übung ist das Zeichen dafür, richtig gearbeitet zu haben; stellt sich Müdigkeit oder Erschöpfung ein, wurde falsch oder übertrieben geübt – es ist falsch, sich selbst zu überfordern.

Während der Schwangerschaft übt man die gleichen Āsanas und Prānāyāma wie auch sonst, allerdings mit ein paar Abänderungen. Um Wiederholungen zu vermeiden, sind in dieser Abteilung nur diese abgeänderten Techniken beschrieben. Für die Übung eines Āsanas muß man also im Hinblick auf die allgemeinen Anweisungen die Angaben in der betreffenden Abteilung zu Rate ziehen sowie die Hinweise und abgeänderten Techniken dieser Abteilung sorgfältig studieren und befolgen.

Warnungen

1. Studiere zuerst die Paragraphen 55, 56 und 58 des Kapitels X, zweiter Teil. Vermeide die Āsanas im Stehen aus Abteilung I, falls du zu Fehlgeburten neigst.

2. Vermeide während der Schwangerschaft, in eine Stellung zu springen, wenn du Āsanas aus Abteilung I übst. Alle diese Stellungen kann man aber bis in den sechsten Monat hinein üben, je nach Fähigkeit und Veranlagung; darüber hinaus mußt du selbst abschätzen können, wieviel du dir zumuten magst.

3. Beuge und dehne dich nicht über dein Limit hinaus.

4. Du mußt deine Bemühungen darauf ausrichten, die Wirbelsäule zu dehnen (179–181).

5. Verkürze die Dauer der Stellungen, um nicht zu ermüden.

6. Die Übung der Āsanas darf deine Atmung weder behindern noch unterbrechen. Achte in jeder Stellung darauf, das Zwerchfell weich und frei zu halten und dir damit die Atmung zu erleichtern.

7. Bei den Vorwärtsbeugungen von Abteilung II darfst du dich nicht beugen und den Fötus zusammendrücken. Du mußt im Gegenteil die Wirbelsäule konkav durchgedrückt und die Brust gut angehoben halten, um so deine eigene Bewegungsfreiheit und die des Fötus zu wahren.

8. Ziehe oder drücke in den Āsanas nicht den Gebärmuttertrakt zusammen.

9. Fühle dich wohl bei der Übung und schütze das Leben in dir.

10. Übe nach den ersten drei Monaten Āsanas und Prāṇāyāma entsprechend den Anweisungen dieser Abteilung.

Āsanas aus Abteilung I

3. Utthita-Trikonāsana (rechte Seite: 4; linke Seite: 174)

Hinweise

1. Befolge die Technik von Āsana 3, Abteilung I, aber spreize die Beine, ohne zu springen.

2. Wer vor der Schwangerschaft Yoga geübt hat, kann den Rumpf seitwärts beugen, um den Fußknöchel zu ergreifen.

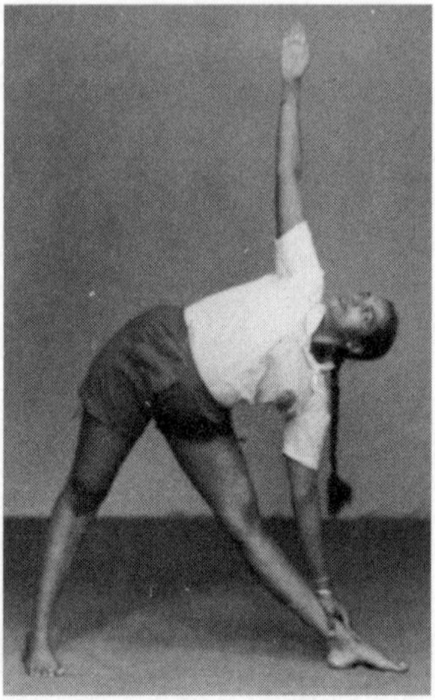

174

3. Ist Yoga neu für dich, kann die Hand den Fußknöchel nicht ergreifen oder drücken sich bei dem Versuch, dies zu tun, die Beckenseiten zusammen, lege die Hand auf die Schienbeinmitte.

4. Dehne den vorderen Rumpf aus dem Becken heraus bis in die Brust, dem Kopf entgegen. Halte die beiden Rumpfseiten parallel zueinander.

5. Halte nicht den Atem während der Bewegungen an.

6. Am Anfang der Schwangerschaft kannst du die Stellung auf jeder Seite 30 bis 60 Sekunden lang halten. Verkürze die Dauer später auf 15 bis 20 Sekunden.

4. Utthita-Pārshvakonāsana (rechte Seite: 5; linke Seite: 175)

Hinweise

1. Befolge die Technik von Āsana 4, Abteilung I, aber springe nicht in die Stellung.

2. Wer vorher Yoga geübt hat, wird die Hand mit Leichtigkeit auf den Boden legen (175) können, wer das aber nicht kann, halte sich an die nachfolgenden Hinweise 3 und 4.

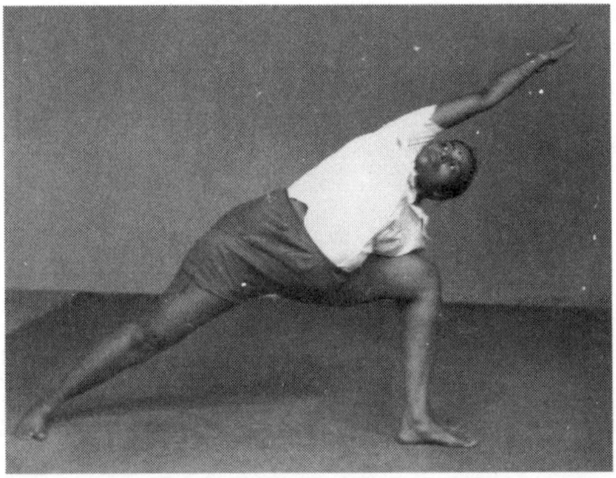

175

3. Nimm einen Holzblock (wie auf Abbildung 177) und stelle ihn an die Außenseite des linken Fußes. Lege die rechte Hand auf den Block; du schaffst damit Raum zwischen dem linken Oberschenkel und der linken Rumpfseite, was den Druck der linken Becken- und Bauchseite gegen den Oberschenkel verhindert. Auch die Brust bleibt frei und erlaubt, leicht zu atmen.

4. Halte die endgültige Stellung für 15 bis 20 Sekunden und atme normal.

5. Vīrabhadrāsana I (rechte Seite: 7; linke Seite: 176)

Hinweise

1. Befolge die Technik von Āsana 5, Abteilung I, ohne zu springen.

2. Hast du Mühe, das Bein wie auf Abbildung 176 um 90° anzuwinkeln, halte den Oberschenkel leicht schräg nach oben. Drücke den Bauch nicht gegen den Oberschenkel.

3. Atmest du schwer, beuge den Kopf nicht nach hinten, sondern blicke geradeaus; halte auch die Hände auseinander anstatt geschlossen. Damit verringern sich Zug und Druck auf die Brust.

4. Strecke die Wirbelsäule dem Kopf entgegen, um Druck auf die Gebärmutter zu vermeiden.

5. Fällt dir das Atmen schwer, bleibe nicht länger als 10 Sekunden in der Stellung.

6. Leidest du unter zu hohem Blutdruck oder neigst du dazu, vermeide, das Āsana zu üben.

6. Vīrabhadrāsana II (8)

Hinweise

1. Befolge die Technik von Āsana 6, Abteilung I, aber springe nicht in die Stellung.

2. Dehne die Beckengegend seitwärts, um so dem Fötus mehr Spielraum zu geben.

Atme normal und halte die Stellung auf jeder Seite 15 bis 20 Sekunden lang.

7. Ardha-Chandrāsana (rechte Seite: 10; linke Seite: 177)

Hinweise

1. Befolge die Anleitungen von Āsana 8, Abteilung I; lege aber die Hand anstatt auf den Boden auf einen hölzernen Block (177).

2. Liegt die Hand auf dem Boden, geht die Wirbelsäule seitlich nach unten und die Beckenseiten verengen sich, das schadet dem Fötus. Darum muß die Hand auf dem Block liegen.

3. In dieser Stellung, geübt wie auf Abbildung 177 zu sehen, öffnet sich das Becken, wird das Atmen leichter und entsteht Raum für den Fötus.

4. Hast du Schwierigkeiten mit dieser Stellung, halte dich an die Paragraphen 3 und 4 der speziellen Anweisungen, Abteilung I, Āsana 8.

10. Pārshvottanāsana (178/179)

Hinweise

1. Befolge die Techniken 1 bis 5 von Āsana 10, Abteilung I (14, 178). Springe nicht in die Stellung.

176

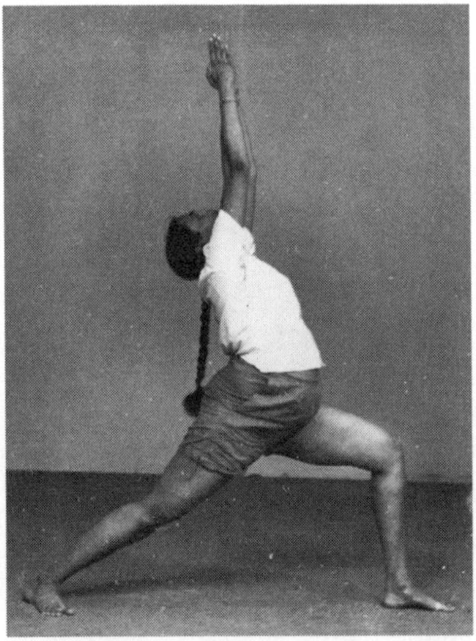

177

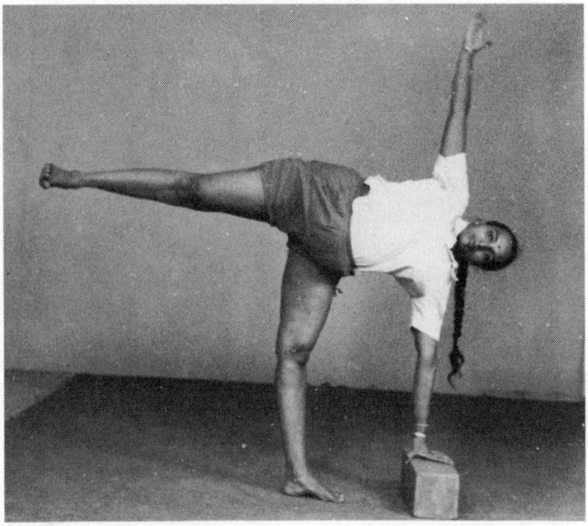

2. Hebe das Becken an, dehne und weite die Brust.

3. Bleibe 10 bis 15 Sekunden in der Stellung.

4. Der Rumpf muß in der seitlichen Beugung parallel zum Boden bleiben, damit kein Druck auf den Bauch entsteht. Die Wirbelsäule

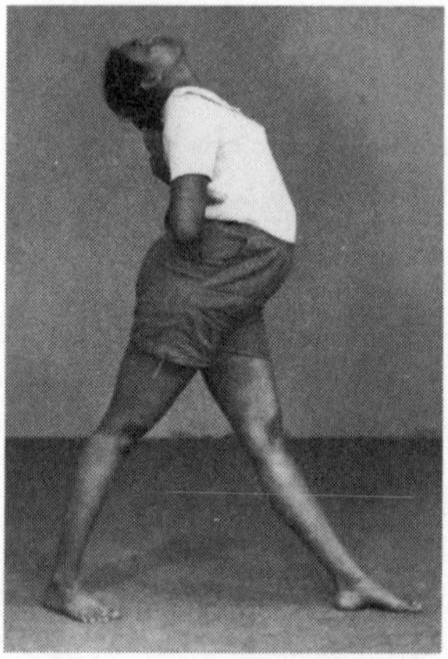

178

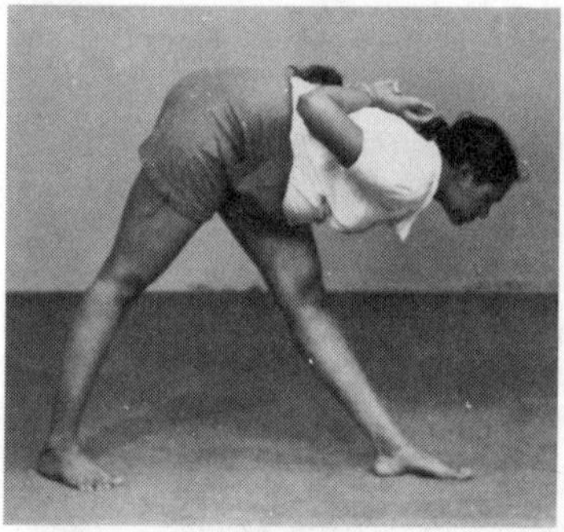

179

muß sich aus dem Steißbein heraus bis in die Halswirbel dem Kopf entgegenstrecken. Versuche nicht, das Knie zu berühren.

5. Lasse die Brust nicht einsinken.

6. Halte die Stellung 5 bis 10 Sekunden lang und atme normal.

7. Hebe jetzt den Oberkörper hoch und wiederhole die Stellung auf der anderen Seite.

8. Halte dich an die Anweisungen für die Atmung aus Abteilung I.

11. Prasārita-Pādottānāsana *(16/17; 180/181)*

Hinweise

1. Befolge die Techniken 1 bis 5 von Āsana 11, Abteilung I. Springe nicht in die Stellung.

2. Beuge dich nicht wie auf Abbildung 18, sondern dehne die Wirbelsäule dem Kopf zu, indem du sie konkav durchdrückst, die Hände dabei auf dem Boden (16, 17).

3. Bleibe so 15 bis 20 Sekunden lang und atme normal.

4. Hast du Mühe, die Hände auf den Boden zu legen, versuche folgende Methode:

5. Stelle einen Holzblock oder eine Schachtel, ungefähr 15 cm hoch oder auch höher, auf den Boden.

6. Stelle ihn 45 bis 60 cm vor dir hin, nicht in einer Linie mit den Füßen. Auf Abbildung 18 liegen Hände und Füße auf einer Linie,

während auf Abbildung 180 die Hände 15 cm vor den Füßen liegen. Arbeitest du mit dem Block, kannst du ihn weiter von den Füßen entfernt hinstellen, um jegliches Zusammendrücken des Bauches zu vermeiden;

7. Lege die Hände auf den Block und drücke die Wirbelsäule konkav durch (181).

8. Passe die Distanz zwischen Händen und Füßen der Höhe des Rumpfes an, um die Wirbelsäule leichter dehnen und leichter atmen zu können.

9. Halte die Stellung 15 bis 20 Sekunden lang und atme normal.

10. Hebe den Rumpf hoch und schließe die Füße, ohne zu springen.

Wirkungen

Diese Āsanas erhalten die Bewegungsfreiheit und verbessern die Atmung. Sie nehmen die Steifheit des Körpers, Rückenschmerzen und Schweregefühl im Bauch. Ardha-Chandrāsana (177), Pārshvottānāsana (178) und Prasārita-Pādottānāsana (181) befreien von morgendlicher Übelkeit.

Warnung: Vermeide die stehenden Stellungen, wenn Symptome von Toxämie festgestellt wurden oder im Fall von übermäßiger physischer Erschöpfung.

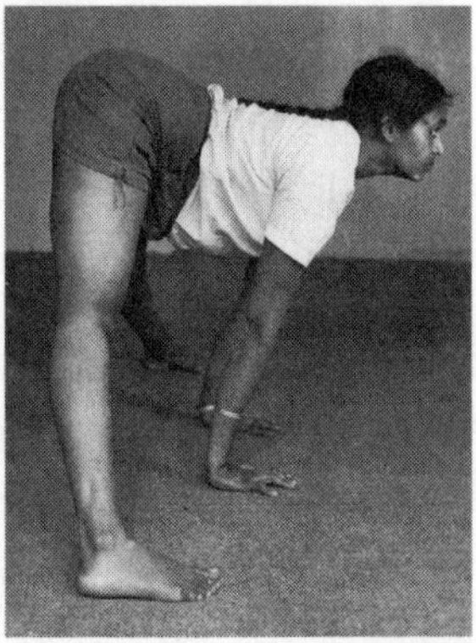
180

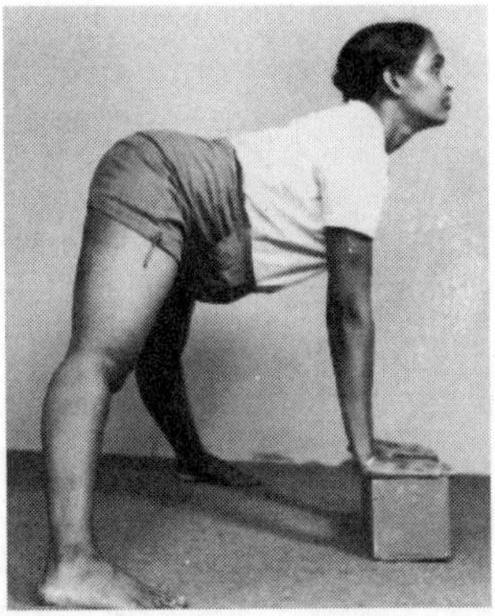
181

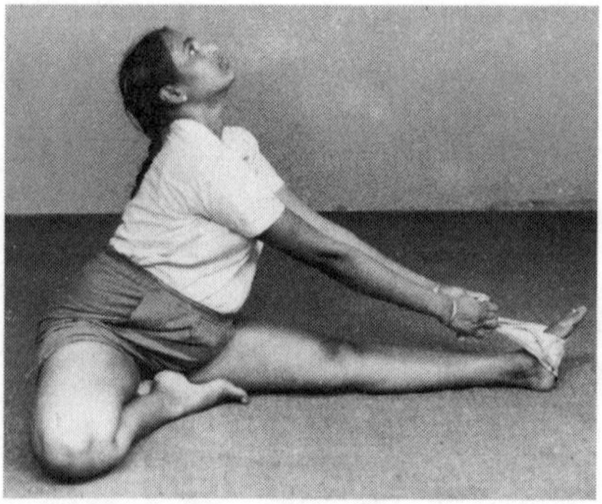

182

Āsanas aus Abteilung II

16. Jānu-Shīrshāsana (182)

Hinweise

1. Sitze in Dandāsana (23), aber schiebe eine 8 bis 10 cm dick gefaltete Decke unter das Gesäß, damit es höher ist als die Füße.

2. Beuge das rechte Knie und lege die rechte Ferse nahe an die rechte Leiste; ziehe das Knie nach hinten, damit sich zwischen den Beinen ein stumpfer Winkel bildet.

3. Nimm ein Taschentuch, ein anderes Tuch oder ein Seil, lege es um den linken Fuß und halte beide Enden mit den Händen fest.

4. Dehne beim Einatmen die Wirbelsäule und hebe sie an. Drükke sie so fest du kannst konkav durch und beuge den Kopf nach hinten (182).

5. Bleibe 5 bis 10 Sekunden in dieser Stellung, atme normal und achte dabei auf folgende Punkte:

a) Halte den Rumpf nach vorne gerichtet;

b) dehne die Wirbelsäule aus dem Ansatz des Rumpfes heraus nach oben.

6. Hebe bei Einatmen den Kopf hoch.

7. Befreie die Arme, ohne in der gedehnten Wirbelsäule einzuknikken. Strecke jetzt das rechte Bein in Dandāsana aus und beuge das linke Knie. Befolge die Techniken 2 bis 5 auf der anderen Seite, indem

du die Anweisungen für rechts und links umkehrst. Halte dich an die gleiche Dauer und komme in Dandāsana (23) zurück.

Wirkungen

Das Āsana stärkt die Wirbelsäule, die Rücken- und Taillenmuskeln, so daß der Fötus gut unterstützt wird. Schweregefühl im Steißbein läßt sich durch Übung dieser Stellung lindern.

23. Baddha-Konāsana (183)

Hinweise

1. Sitze in Dandāsana (23), das Gesäß durch eine 8 bis 10 cm dick gefaltete Decke erhöht.

2. Befolge die Techniken 2 bis 9 von Āsana 23, Abteilung II.

3. In dieser Stellung, in der das Gesäß höher liegt als die Füße, können die Fersen den Damm nicht berühren (183).

4. Du kannst die Hände wie in Dandāsana neben dem Gesäß auf dem Boden abstützen, anstatt die Füße zu halten.

5. Willst du länger in dieser Stellung sitzen, tue dies mit dem Rücken an der Wand, so daß er sich mit seiner ganzen Fläche abstützen kann und nicht angestrengt wird.

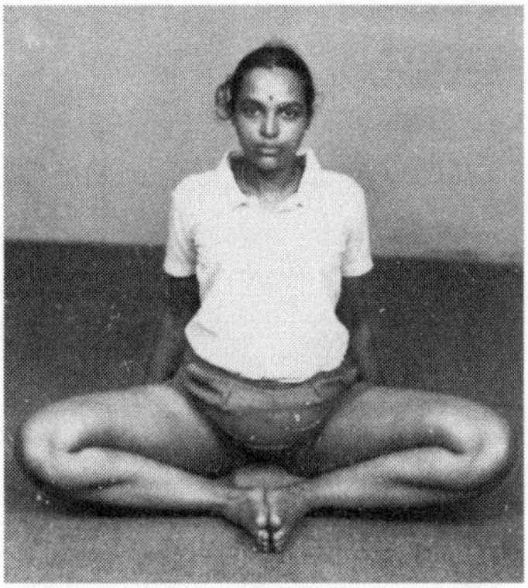

183

24. *Supta-Baddha-Konāsana* (38/39)

Hinweise

1. Befolge die Techniken 1 bis 5 (38) von Āsana 24, Abteilung II.

2. Bei fortgeschrittener Schwangerschaft mag es schwerfallen, mit dem ganzen Rumpf auf dem Boden zu liegen. In diesem Fall lege dir zwei Kissen unter Brust und Taille, wie auf Abbildung 186, das untere der Länge nach, das obere quer darüber. Du kannst dir auch ein Kissen unter den Kopf legen.

3. Befolge die Techniken 6 bis 8 von Āsana 26 (39), Abteilung II (39).

4. Du kannst in beiden Stellungen so lange bleiben, wie du magst, sie sind sehr erholsam.

25. *Upavishtha-Konāsana* (184)

Hinweise

1. Sitze in Dandāsana (23), das Gesäß durch eine 8 bis 10 cm dick gefaltete Decke erhöht.

2. Befolge die Techniken 2 und 3 von Āsana 25, Abteilung II.

3. Halte die Hände wie in Dandāsana und hebe die Wirbelsäule an.

4. Ergreife weder die Zehen, noch beuge dich nach vorne.

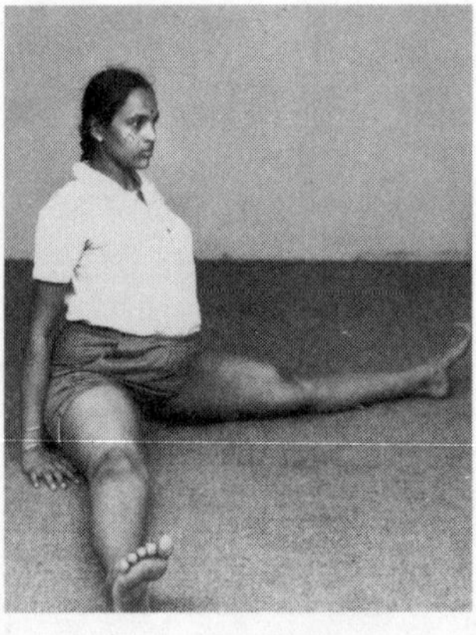
184

5. Das Āsana kann man mit dem Rücken an der Wand üben, damit die ganze Wirbelsäule Unterstützung findet.

6. Sitze so lange wie möglich in der Stellung, ohne dich anzustrengen. Atme normal.

7. Schließe nicht die gestreckten Beine, um in Dandāsana zurückzukommen, sondern beuge ein Knie nach dem anderen und komme mit einem Bein nach dem anderen in die Mitte zurück, um jegliche Spannung in den Leisten zu vermeiden.

Wirkungen

Die Āsanas aus Abteilung II fördern eine leichte Entbindung, und ihre regelmäßige Übung kann die Wehenschmerzen stark verringern. Sie erleichtern die Harnausscheidung und vermindern den Vaginalfluß. Sie weiten die Beckengegend und schaffen Raum für die Bewegungen des Fötus. Sie stärken die Wirbelsäule.

Āsanas aus Abteilung III

30. Vīrāsana (49) und Vīrāsana-Zyklus (54; 185)

Hinweise

1. Befolge die Techniken 1 bis 3 von Āsana 30, Abteilung III. Schiebe dir eine 8 bis 10 cm dick gefaltete Decke unter das Gesäß, damit es höher ist als die Füße.

2. Ist es schwierig, die Knie geschlossen zu halten, spreize sie, um ein Zusammendrücken des Bauches zu vermeiden.

3. Sitze so lange wie möglich in der Stellung und atme normal.

4. Befolge jetzt die Techniken 2 bis 5 von Āsana 32, Abteilung III (185).

Wirkungen

Vīrāsana läßt Schwellungen der Beine während der Schwangerschaft abklingen und verhütet Krampfadern. Die gefaltete Decke unter dem Gesäß erhöht den Rumpf, so daß die Gebärmutter nicht nach unten gedrückt wird. Das Hochstrecken der Arme erleichtert die Atmung und befreit Gase.

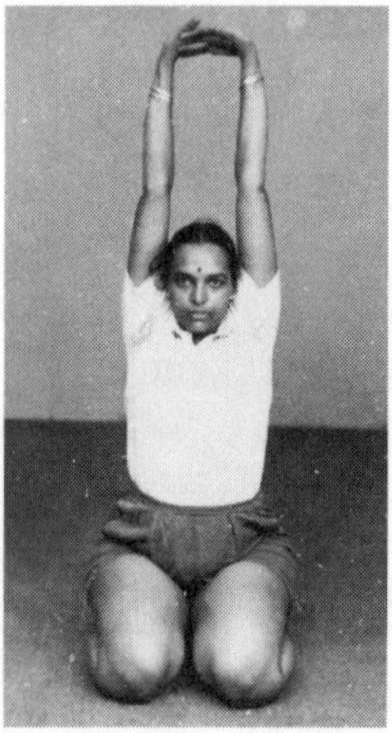

185

33. *Supta-Vīrāsana* (186)

Hinweise

1. Sitze in Vīrāsana (49).
2. Lege ein Kissen der Länge nach unter die Taille und ein zweites quer darüber.
3. Befolge jetzt die Techniken 2 bis 7 von Āsana 33, Abteilung III.
4. In diesem Āsana bleibt der Rumpf auf den Kissen und liegt, zusammen mit dem Kopf, den Oberschenkeln gegenüber erhöht. Strecke die Arme an den Körperseiten entlang aus (57) oder über den Kopf hinaus (186).

Wirkungen

Das Āsana lindert morgendliche Übelkeit, Verstopfung und Blähungen.

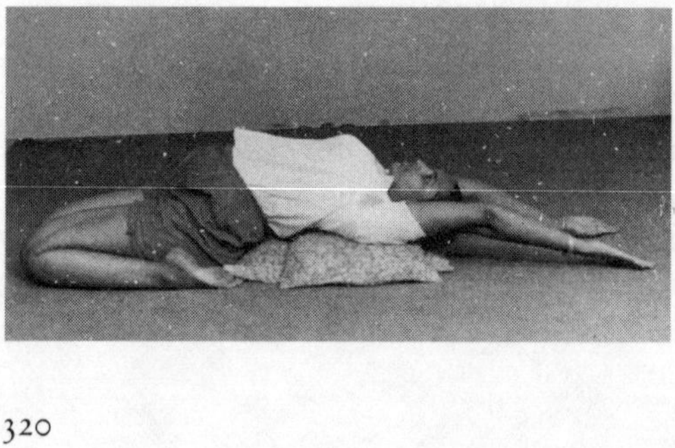

186

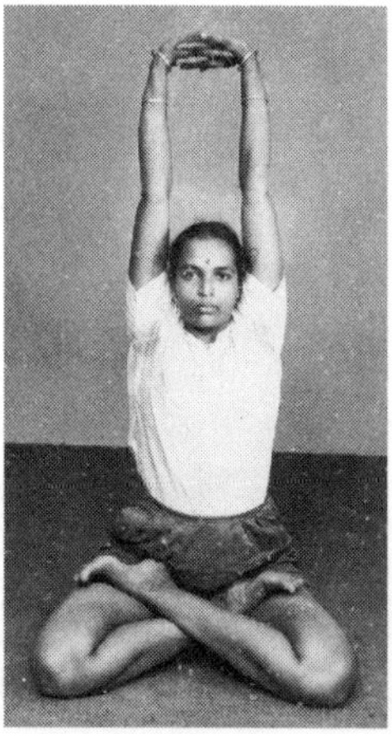
187

34. Parvatāsana (187)

Hinweise

1. Sitze in Dandāsana (23), das Gesäß durch eine 8 bis 10 cm dick gefaltete Decke erhöht, wie für Vīrāsana (185) beschrieben.
2. Befolge die Techniken 2 bis 6 von Āsana 34, Abteilung III.

Wirkungen

Das Āsana verbessert die Nierenfunktion. Alle Āsanas aus Abteilung III erleichtern die Atmung und lindern morgendliche Übelkeit sowie Verstopfung. Sie lassen Schwellungen in den Händen, den Beinen und dem Gesicht verschwinden.

Āsanas aus Abteilung IV

38. Sālamba-Shīrshāsana (70a; 188/189)

Hinweise

1. Wer gewohnt ist, Sālamba-Shīrshāsana zu üben, kann damit während der Schwangerschaft fortfahren und auch ohne Hilfen üben (188, 189), wie in Teçhnik B und C beschrieben.

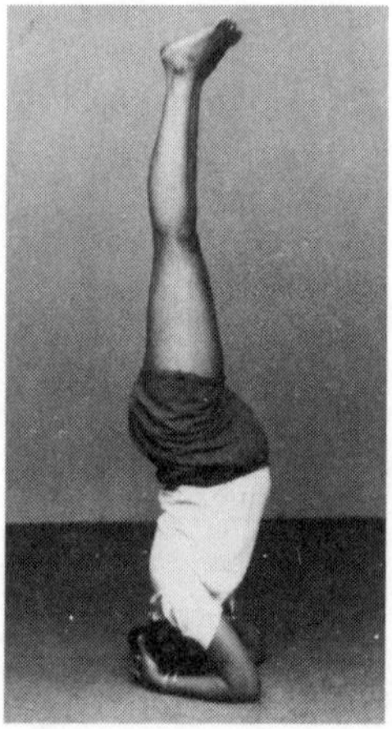
188

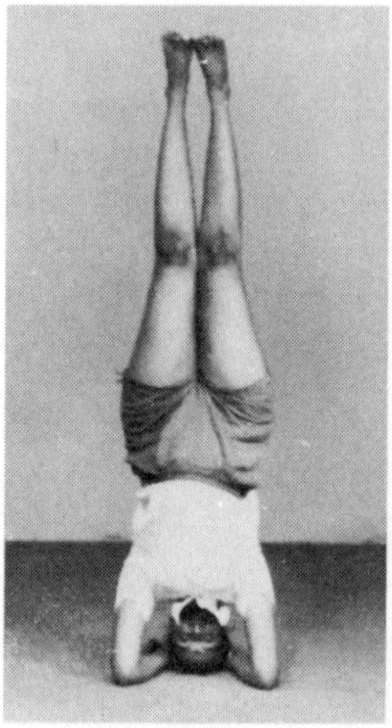
189

2. Wer erst während der Schwangerschaft zu üben beginnt, muß Shīrshāsana in der Ecke (65) oder mit einem Helfer an seiner Seite üben, wie in Technik A (Paragraph 11) von Āsana 38, Abteilung IV, erklärt.

3. Im Normalfall kann man Shīrshāsana problemlos bis in den siebten Monat der Schwangerschaft üben; schlanke Frauen und Frauen, die gewohnt sind, Yoga zu üben, können sogar bis zum letzten Tag ihrer Schwangerschaft Shīrshāsana weiterüben, vorausgesetzt, die Übende macht keine ungeschickten oder ruckartigen Bewegungen, wenn sie hoch- oder hinunterkommt. Plumpe Sprünge sind zu vermeiden.

4. Halte die Füße nicht geschlossen. Die Spitzen der großen Zehen müssen sich berühren und die Fersen auseinander liegen – wie auf Abbildung 188 und 189. Du magst Schwierigkeiten haben, auch nur die Oberschenkel geschlossen zu halten, und mußt sie gegebenenfalls wie auf Abbildung 70a auseinander halten.

5. Die Dauer der Stellung kann sich zwischen 3 bis 5 Minuten bewegen. Die Atmung muß normal sein.

6. Empfindest du Schwere in der Brust und auf dem Herzen und sind deine Herzschläge beschleunigt, darfst du Shīrshāsana nicht mehr üben.

7. Hast du zu hohen Blutdruck oder die Veranlagung dazu, vermeide Shīrshāsana und seine Varianten.

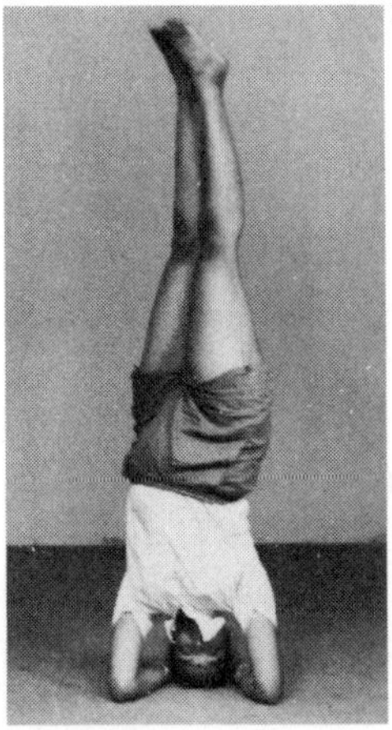
190

39. Pārshva-Shīrshāsana (190)

Hinweise

1. Anfängerinnen, die vor ihrer Schwangerschaft nicht Yoga gemacht haben, sollten dieses Āsana nicht üben.
2. Wer die Übung gewohnt ist und das Āsana bereits beherrscht, kann es jedoch ruhig bis in den siebten Monat der Schwangerschaft weiterüben.
3. Lasse die großen Zehen sich berühren und halte die Fersen auseinander.
4. Befolge die Techniken 1 bis 5 von Āsana 39, Abteilung IV. Drehe den Rumpf nicht zu sehr um seine eigene Achse, sonst drückst du nur den Bauch zusammen. Wichtiger als die Drehung ist die Dehnung der Wirbelsäule (190).
5. Fällt es dir schwer zu atmen, hast du dich zu weit gedreht und drückst den Bauch zusammen.
6. Halte die Stellung 5 bis 10 Sekunden lang und atme normal.

40. *Parivrittaikapāda-Shīrshāsana* (191)

Hinweise

1. Anfängerinnen, die vor ihrer Schwangerschaft nicht Yoga geübt haben, sollten sich nicht an dieser Stellung versuchen, die perfektes Gleichgewicht erfordert.

2. Wer das Āsana vor der Schwangerschaft beherrschen lernte, kann es bis in den siebten Monat weiterüben.

3. Spreize die Beine nicht zu weit auseinander.

4. Wichtiger, als die Wirbelsäule zu drehen, ist, sie stabil zu halten (191). Der vorgestreckte Oberschenkel darf nicht auf den Bauch drücken.

5. Befolge die Techniken 1 bis 6 von Āsana 40, Abteilung IV.

6. Hast du Mühe mit der Atmung, hast du dich zu stark gedreht.

7. Bleibe 5 bis 10 Sekunden in der Stellung und atme normal.

Wirkungen

Shīrshāsana und seine Varianten bewähren sich bei heftigem Erbrechen, verschwommener Sicht, Blutungen, weißem Ausfluß, Schwellungen, Krampfadern und Krämpfen. Sie schenken dem Verstand Frische.

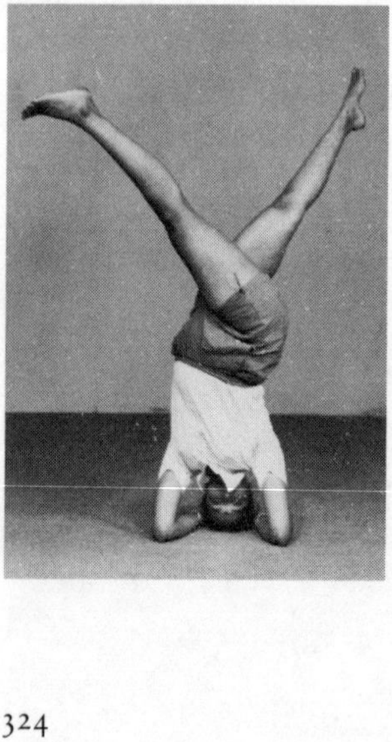

191

47. Sālamba-Sarvāngāsana (*192/193*)

Hinweise

1. Wer vor der Schwangerschaft Yoga geübt hat, mag die Stellung lieber ohne Hilfen üben, wie auf Abbildung 192.

2. Befolge die Technik A von Āsana 47, Abteilung IV, um den Rumpf hochzuheben. Halte die Beine nicht geschlossen, sondern 10 bis 15 cm auseinander.

3. Die gefaltete Decke muß 5 bis 8 cm höher sein, als der Kopf liegt (vgl. Abteilung IV, Āsana 47, spezielle Anweisungen, Paragraph 4).

4. Die Stellung kann man auch mit Unterstützung üben. Bitte jemanden, deinen Rumpf hochzuheben und gegen die Bank abzustützen (193).

5. Halte die großen Zehen geschlossen und die Fersen auseinander, wie in Shīrshāsana.

6. Bleibe 3 bis 5 Minuten in der Stellung oder, wenn du dich wohl fühlst, auch länger und atme normal.

7. Die Stellung läßt sich mühelos bis in den siebten Monat üben. Später darf sie, falls sie Schwere in Brust und Bauch verursacht, nicht weitergeübt werden. Fühlst du dich aber wohl dabei, schadet ihre weitere Übung bestimmt nicht. Die Stellung von Abbildung 193 wurde im neunten Monat aufgenommen.

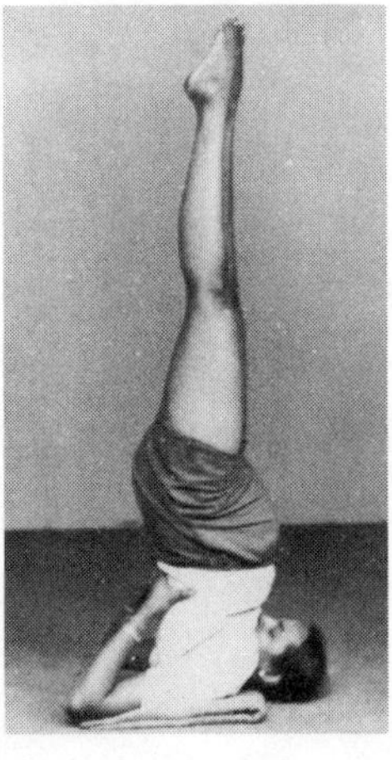

192

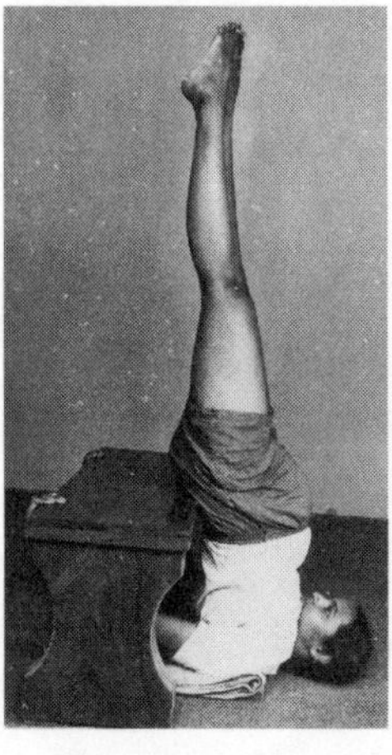

193

8. Komme nicht ruckartig oder mit einem Plumps hinunter. Du mußt geschickt hinunterkommen, ohne den Fötus zu stören.

Wirkungen

Das Āsana schenkt dem Gehirn Ruhe und Stille. Es entspannt die Nerven und verbessert die Durchblutung der Brust. Es ist gut gegen Toxämie in der Schwangerschaft und Krampfadern.

48. Halāsana *(88; 194–195a)*

Hinweise

1. Bis in den dritten Monat kannst du mit den Füßen auf dem Boden üben (88).

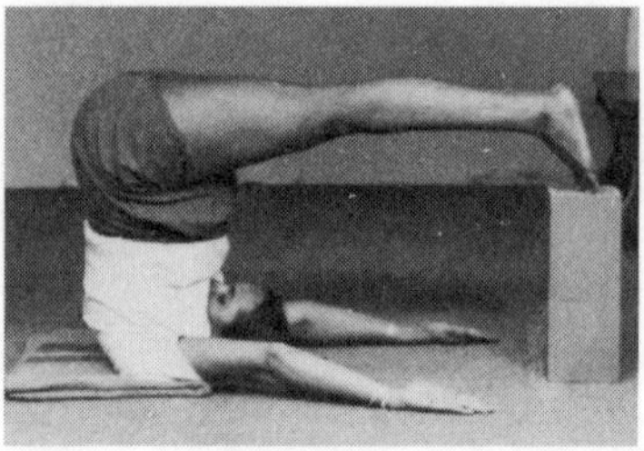

194

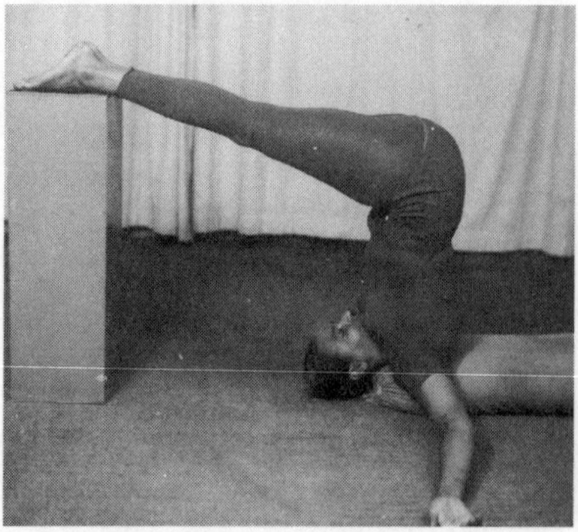

194a

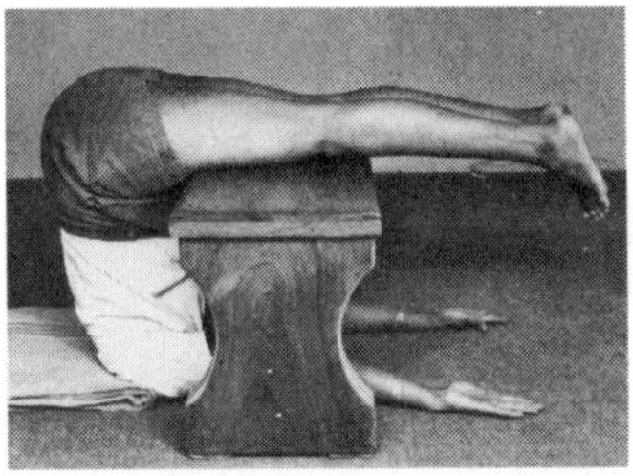
195

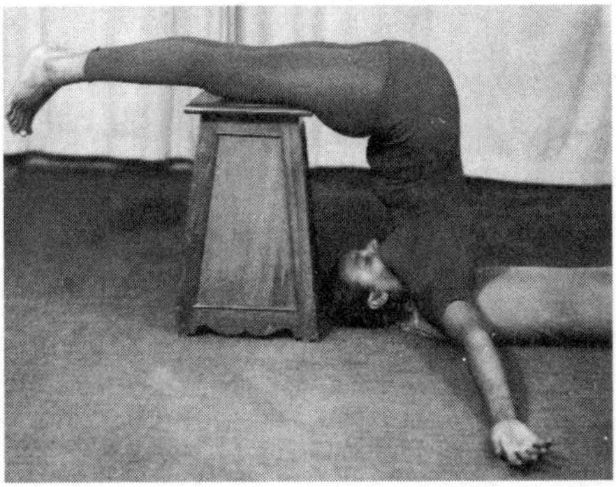
195 a

2. Später muß man die Stellung abändern (siehe dazu Abbildung 194 und 195); Abbildung 195 zeigt die bequemere und erholsamere der beiden Stellungen.

3. Die Beine müssen entweder parallel zum Boden abgestützt liegen, wie auf Abbildung 194 und 195, oder sogar höher, um jeglichen Druck auf den Bauch zu vermeiden (194a, 195a).

4. Halte die Beine 15 bis 20 cm auseinander, denn geschlossen drücken sie die Gebärmutter zusammen.

5. Befolge die Techniken 1 bis 5 von Āsana 48, Abteilung IV.

6. Die Stellung läßt sich mühelos bis in den siebten Monat üben, später aber, sollte man Druck auf der Brust und ein Zusammendrükken des Bauches fühlen, darf man sie nicht weiterüben.

Wirkungen

Die Stellung beruhigt die Nerven und stärkt die Wirbelsäule. Beide Āsanas tragen viel zur guten Gesundheit der werdenden Mutter bei.

52. *Eka-Pāda-Sarvāngāsana* (196)

Hinweise

1. Nur wer bereits vor der Schwangerschaft Yoga geübt hat, darf das Āsana weiterüben, sonst ist es zu vermeiden.

2. Befolge die Techniken von Āsana 52, Abteilung IV, aber senke das Bein nicht ganz zu Boden. Bediene dich einer 60 bis 75 cm hohen Bank oder eines Schemels, um den Fuß darauf abzustellen.

3. Das Bein muß parallel zum Boden liegen und darf nicht zu tief gesenkt werden (196).

4. Halte das hochgestreckte Bein senkrecht und hebe die Wirbelsäule an. Die Leiste des gesenkten Beines darf nicht auf den Bauch drücken.

5. Bleibe 5 bis 10 Sekunden in der Stellung und atme normal.

Wirkungen

Das Āsana stärkt die Wirbelsäule und fördert die Durchblutung der Leisten und des Beckens.

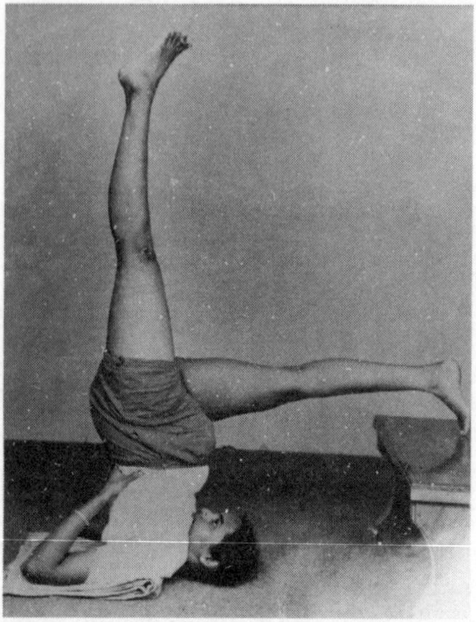

196

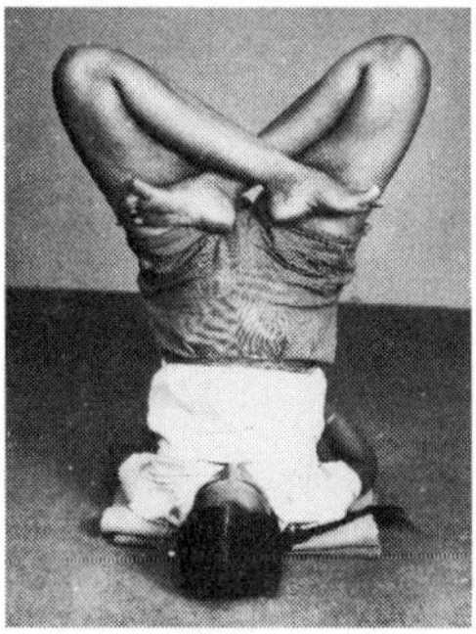

197

55. *Ūrdhva-Padmāsana in Sarvāngāsana* (197)

Hinweise

1. Es ist eine Stellung für Fortgeschrittene, die nur Frauen üben sollten, die sie bereits vor der Schwangerschaft wirklich beherrschten.
2. Dann läßt sie sich gefahrlos bis in den siebten Monat üben, später sollte man sie nicht mehr ausführen.
3. Das Āsana läßt sich auch mit Unterstützung üben. Komme in Sarvāngāsana, gegen die Bank abgestützt (wie auf Abbildung 193), und kreuze dann die Beine in Padmāsana.
4. Die Stellung muß man nicht lange halten. Es hängt ganz von deinen Kräften ab.

Wirkungen

Die Stellung stärkt den Rücken und weitet die Beckengegend.

Āsanas aus Abteilung VI

64. *Bharadvājāsana* (198)

Hinweise

1. Schiebe dir eine 5 bis 6 cm dick gefaltete Decke unter das Gesäß.
2. Die Füße müssen tiefer liegen als das Gesäß.
3. Befolge die Techniken 1 bis 6 von Āsana 64, Abteilung VI. Drehe

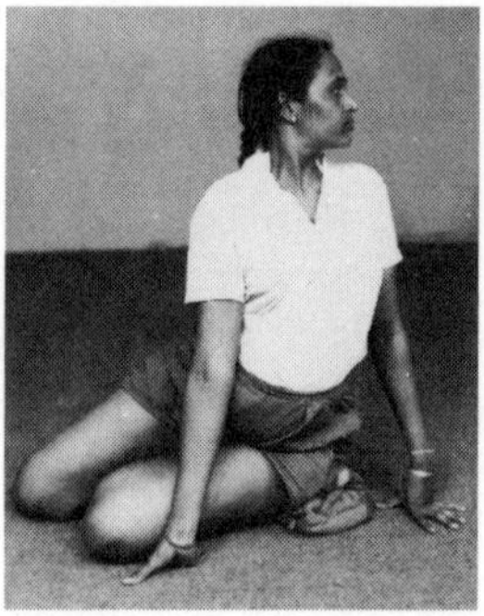
198

den linken Arm nicht nach hinten, um den rechten Oberarm zu ergreifen, sondern übe wie auf Abbildung 198.

4. Hebe den Rumpf an, anstatt ihn zu stark zu drehen.

5. Das Āsana kann man bis in den siebten Monat üben.

Wirkungen

Das Āsana stärkt die untere Wirbelsäule und kräftigt die Taillenmuskeln.

Abteilung XI und XII

Mudrā, Shavāsana, Prānāyāma und Dhyāna

Hinweise

1. Mudrā (219, 211), Shavāsana (199), Prānāyāma (200, 201) und Dhyāna (215) sollte man bis zum Ende der Schwangerschaft üben. Sie geben dem Körper physische Kraft und Gesundheit, sie beruhigen die Nerven der werdenden Mutter und lassen sie gelassen und still werden.

2. Man ist allgemein der Ansicht, nicht nur die physische Gesundheit der werdenden Mutter, sondern auch ihre psychische Verfassung hätte entscheidenden Einfluß auf das ungeborene Kind. Bereits im Mutterleib werden die Weichen gestellt für die weitere psychophysische Entwicklung des Kindes.

3. Alle diese Übungen sind während der ganzen Schwangerschaft

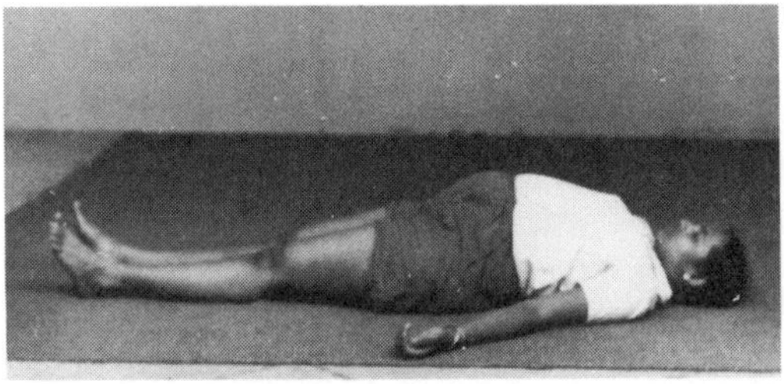

199

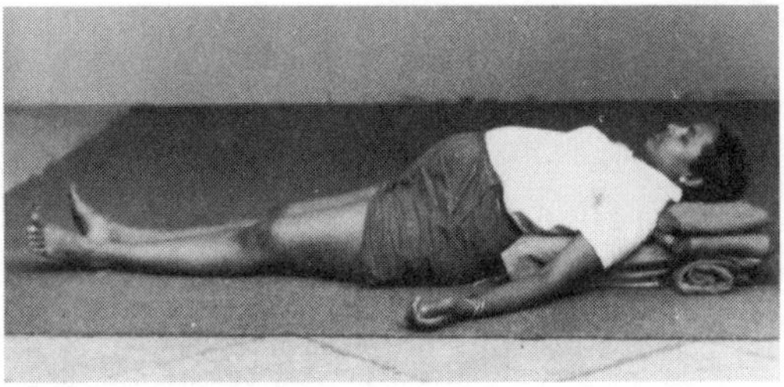

200

nützlich, vor allem sollten jedoch Shavāsana (199), Ujjāyī-Prānāyāma I und Viloma-Prānāyāma I und II in Shavāsana (200) geübt werden, die beruhigend und entspannend für die Nerven sind und den Blutdruck normalisieren.

4. Die Übung der erwähnten Prānāyāmas (201) verringert die Spasmen und Anstrengungen während der Wehen und erleichtert das Ausstoßen des Kindes. Die Entbindung wird leicht, dank dem Wissen der Mutter um die richtige Entspannung. Und sie helfen nach der Geburt, schnell zu Kräften zu kommen.

5. Übe die Vorbereitung auf die Tiefenatmung I und II und Ujjāyī-Prānāyāma I in Shavāsana so oft wie möglich, um Müdigkeit und Erschöpfung zu begegnen und damit der Fötus sich normal bewegen kann.

6. Übe wie folgt:

a) Lege dir ein Kissen der Länge nach unter den Rücken (von der Taille bis zum Kopf), damit sich die Brust auf gleicher Höhe mit dem Bauch befindet, oder sogar etwas höher;

b) lege dir ein zweites Kissen oder eine gefaltete Decke unter den Kopf, damit er höher liegt als die Brust (200). In dieser Stellung bildet

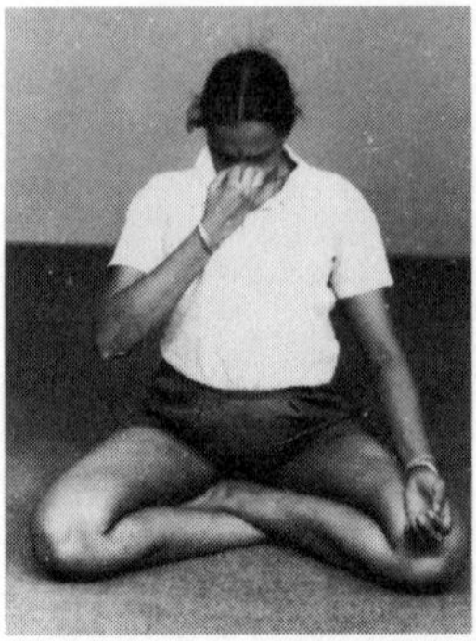

201

der Körper vom Kopf bis zum Becken eine schräg abfallende Ebene; dadurch werden Druck im Kopf und Schwere in der Brust verhindert und die Atmung erleichtert.

7. Übst du Prānāyāma im Sitzen, mußt du dir eine 8 bis 10 cm dick gefaltete Decke unter das Gesäß legen, um die Wirbelsäule anzuheben und die Gebärmutter nicht zusammenzudrücken. Ujjāyī-Prānāyāma II, Sūrya-Bhedana-Prānāyāma, Nādī-Shodhana-Prānāyāma und Dhyāna solltest du immer in dieser Stellung üben.

Übungsreihenfolge während der Schwangerschaft

I. Bis in den dritten Monat kannst du alle Āsanas üben, außer jenen aus Abteilung V. Später, mit zunehmendem Wachstum des Fötus, müssen vor allem die Rückenmuskeln und die Wirbelsäule gestärkt und Druck auf den Bauch vermieden werden (vgl. Kapitel X, Paragraph 56).

II. A: Sālamba-Shīrshāsana (70a, 188, 189); Pārshva-Shīrshāsana (190); Parivrittaikapāda-Shīrshāsana (191); Utthita-Trikonāsana (4, 174); Utthita-Pārshvakonāsana (5, 175); Vīrabhadrāsana I (7, 176); Vīrabhadrāsana II (8); Ardha-Chandrāsana (10, 170); Pārshvottānāsana (178, 179); Prasārita-Pādottānāsana (16, 17, 180, 181); Sālamba-Sarvāngāsana (192, 193); Halāsana (194, 195); Eka-Pāda-Sarvāngāsana (196); Ūrdhva-Padmāsana in Sarvāngāsana (197); Jānu-Shīrshāsana (182); Baddha-Konāsana (183); Supta-Baddha-Konāsana (38,

39); Upavishtha-Konāsana (184); Bharadvājāsana (198); Vīrāsana und Zyklus (49, 54, 185); Supta-Vīrāsana (186); Parvatāsana (187); Shavāsana (199).

B: Dhyāna und Prānāyāma (215, 200, 201); Shavāsana (199).

Übungsprogramm A und B sollten vorzugsweise getrennt geübt werden. Übt man sie in einem Zug, sollten mindestens 15 Minuten zwischen dem Ende von Programm A und dem Anfang von Programm B liegen.

III. Hast du Schwierigkeiten, jeden Tag alle Āsanas von Programm A zu üben, kannst du jeden zweiten Tag folgende auslassen:

Pārshva-Shīrshāsana (190); Parivrittaikapāda-Shīrshāsana (191); Vīrabhadrāsana I (7, 176); Eka-Pāda-Sarvāngāsana (196); Ūrdhva-Padmāsana in Sarvāngāsana (197); Bharadvājāsana (198).

IV. Frauen, die erst während der Schwangerschaft mit Yoga beginnen, können sich an folgendes Programm halten, falls sie Schwierigkeiten haben, alle erwähnten Āsanas in dieser Zeit beherrschen zu lernen:

A: Sālamba-Shīrshāsana (65); Utthita-Trikonāsana (4, 174); Utthita-Pārshvakonāsana (5, 175); Vīrabhadrāsana II (8); Pārshvottānāsana (178, 179); Prasārita-Pādottānāsana (181); Sālamba-Sarvāngāsana (193); Halāsana (195); Jānu-Shīrshāsana (182); Baddha-Konāsana (183); Upavishtha-Konāsana (184); Vīrāsana und Zyklus (49, 54, 185); Shavāsana (199).

B: Vorbereitung auf die Tiefenatmung I und II; Ujjāyī-Prānāyāma I; Viloma-Prānāyāma I und II (200); Shavāsana (199).

Wie unter Paragraph II erwähnt, sollten Programm A und B nach Möglichkeit getrennt geübt werden; falls sich dies nicht einrichten läßt, müssen 15 Minuten Pause dazwischen eingelegt werden.

Sālamba-Shīrshāsana, Sālamba-Sarvāngāsana und Halāsana können ausgelassen werden, sollte ihre Übung schwerfallen oder man keinen Helfer finden. Die anderen Āsanas lassen sich ohne Gefahr üben.

V. Man kann täglich zwei Arten Prānāyāma üben:

Erster Tag der Woche: Vorbereitung auf die Tiefenatmung I und II (200); Ujjāyī-Prānāyāma II (213).

Zweiter Tag der Woche: Viloma-Prānāyāma I und II (200); Sūrya-Bhedana-Prānāyāma (201).

Dritter Tag der Woche: Ujjāyī-Prānāyāma I (200); Nādī-Shodhana-Prānāyāma (201).

Wiederhole das Programm die darauffolgenden drei Tage. Jede Prānāyāma-Übung muß mit Shavāsana beendet werden.

VI. Shavāsana sollte man mindestens zweimal am Tag üben – morgens und abends. Noch besser ist es, wenn man es so oft wie möglich übt – immer wenn man das Bedürfnis hat, sich auszuruhen.

VII. Es empfiehlt sich, Dhyāna am frühen Morgen zu üben oder vor jeder Prānāyāma-Übung (vgl. Kapitel XVI).

Abteilung X: Āsanas – Für Fortgeschrittene

Ich habe diese Abteilung miteinbezogen, um zu zeigen, daß auch die schwierigsten Stellungen von Frauen geübt werden können, ohne ihre Weiblichkeit zu beeinträchtigen. Wie oft wird behauptet, Frauen sollten komplizierte Stellungen gar nicht oder im fortgeschrittenen Alter nicht mehr üben. Ich darf ruhigen Gewissens sagen: Alle diese Stellungen haben nicht die geringsten üblen Folgen. Ganz im Gegenteil. Sie helfen nicht nur, die inneren Organe zu stärken und gesund zu erhalten, sondern tragen auch dazu bei, Charakterstärke, Festigkeit, intellektuelle Klarheit sowie eine ausgeglichene Persönlichkeit zu entwickeln.

Die hier ausgewählten Stellungen basieren auf verschiedenen Bewegungsarten, um die Vielfalt der körperlichen Bewegungsmöglichkeiten zu zeigen – etwa, sich selbst in einer Stellung zu verknoten, in der die Bauchorgane zusammengezogen werden, oder auf den Händen stehend das Gleichgewicht zu halten, oder sich stark nach hinten zu beugen. Natürlich haben die intensiveren Bewegungen auch die intensiveren Wirkungen auf den gesamten Organismus.

Ich habe das Buch für Frauen aller Altersstufen geschrieben, und die Āsanas für Fortgeschrittene stelle ich vor für all jene, die mehr wissen und weiterstudieren möchten. Ihre Technik im einzelnen zu beschreiben, würde den Rahmen dieses Buches sprengen. Die mögen

Interessierte dem Buch meines Vaters, *Licht auf Yoga*, entnehmen, wenn sie alle in meinem Buch beschriebenen Āsanas zu beherrschen gelernt haben.

Folgende Āsanas für Fortgeschrittene sind abgebildet:

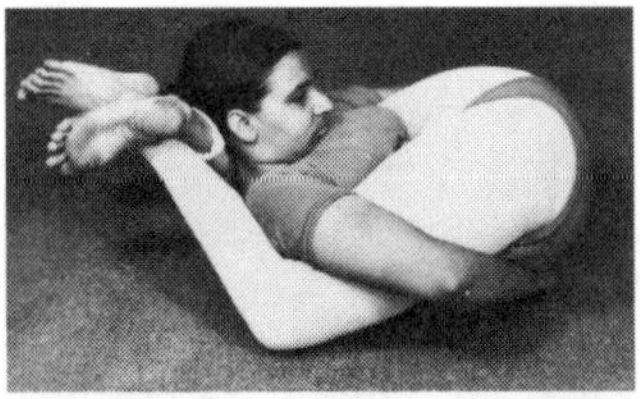

202

81. Yoganidrāsana (202)

Yoganidrā ist ein Zustand zwischen Schlafen und Wachen. In dieser Stellung liegst du auf dem Boden und verschränkst die Füße hinter dem Kopf. Die Wirbelsäule wird bis zum äußersten gedehnt. Alle Bauchorgane ziehen sich zusammen und werden gekräftigt, belebt und massiert. Der Körper ruht sich aus und erneuert seine Lebenskraft.

82. Ūrdhva-Kukkutāsana (203)

Kukkuta ist der «Hahn»; die Stellung erinnert an einen umherstolzierenden Hahn. Die Lotosstellung wird hier ausgeführt, während man auf den Händen balanciert. Auch dabei wird die Wirbelsäule stark gedehnt. Das Āsana hilft, starke Arme und gesunde Bauchorgane zu entwickeln.

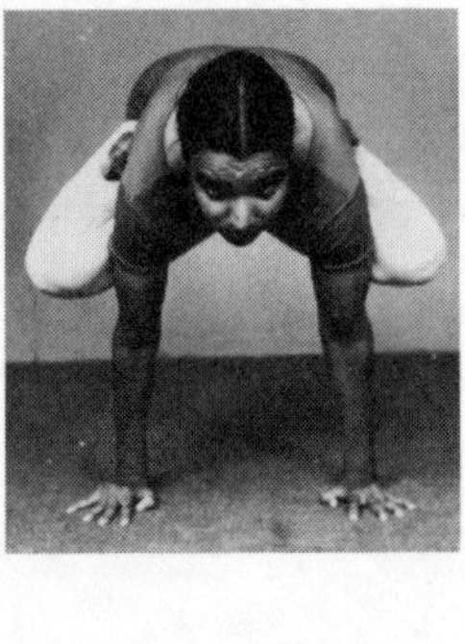

203

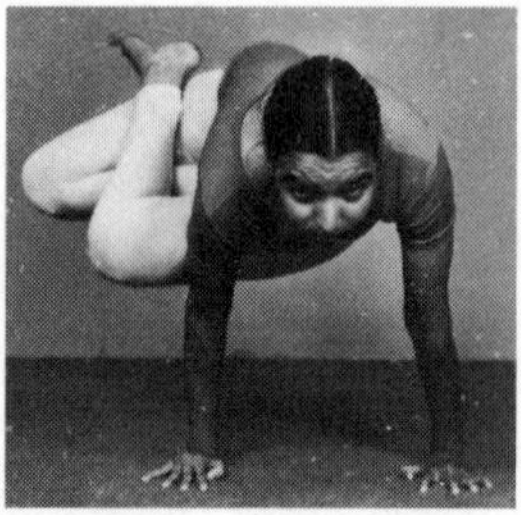

204

83. Pārshva-Kukkutāsana (204)

Pārshva heißt «Seite» oder «Flanke». Dieselbe Stellung wie Ūrdhva-Kukkutāsana wird hier geübt, indem Padmasāna abwechselnd nach rechts und links gedreht wird. Die Wirkungen des Grund-Āsana verstärken sich damit, und die seitliche Drehung der Wirbelsäule massiert die inneren Organe vermehrt und kräftigt sie zusätzlich.

84. Piñcha-Mayūrāsana (205)

Piñcha bedeutet «Feder», *mayūra* «Pfau». Das Āsana stellt einen Pfau dar, der das Rad schlägt. Es nimmt Steifheit des Nackens, der Schultern und Schulterblätter und birgt alle Vorteile der Umkehrstellung.

85. Kapotāsana (206)

Kapota bedeutet «Taube». In dieser Stellung weitet sich die Brust und bläst sich auf wie die einer Kropftaube. Es ist eine schwierige Rückwärtsbeugung in kniender Position. Sie kräftigt die Wirbelsäule, weitet die Brust und stärkt das Herz, den Bauch und die Geschlechtsorgane.

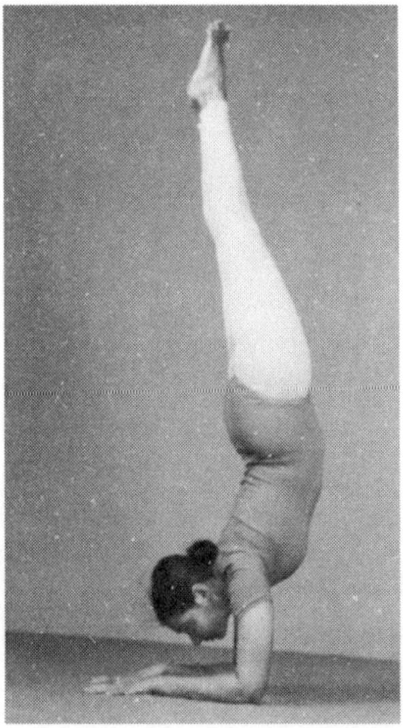

205

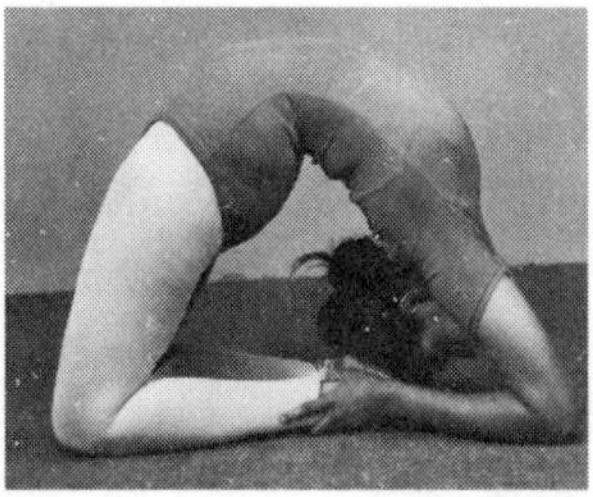

206

86. *Eka-Pāda-Rājakapotāsana* (207)

Das ist ebenfalls eine schwierige Rückwärtsbeugung. Die gebeugten Beine spreizen sich wie im Spagat, das hintere Bein in kniender Stellung, das vordere auf dem Boden liegend. Die Stellung ist gut für die untere Wirbelsäule, die Beckengegend und die ableitenden Harnwege. Die endokrinen Drüsen werden mit viel frischem Blut versorgt, Nacken und Schultern leisten ihre stärkste Arbeit und verlieren alle Steifheit.

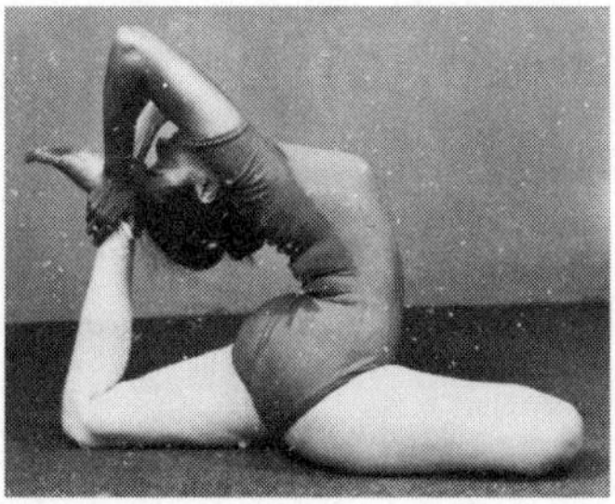

207

87. Vrishchikāsana (208)

Vrishchika heißt «Skorpion». Das Āsana stellt einen Skorpion mit erhobenem Schwanz dar. Der Körper hält sich in dieser Stellung auf den Vorderarmen im Gleichgewicht, und die Wirbelsäule wölbt sich nach hinten, bis die Füße auf dem Kopf stehen. Die Lungen weiten sich, und die Bauchmuskeln strecken sich. Der Kopf ist der Sitz des Wissens und solcher Gefühle wie Ärger, Haß, Stolz und Intoleranz. In Vrishchikāsana tritt die Sādhaka ihren Kopf mit den Füßen und erkennt, daß zwischen beiden kein Unterschied besteht, da sich das Selbst gleichmäßig im ganzen Körper verteilt. Diese Erkenntnis verhilft einem zu Bescheidenheit und innerer Ruhe.

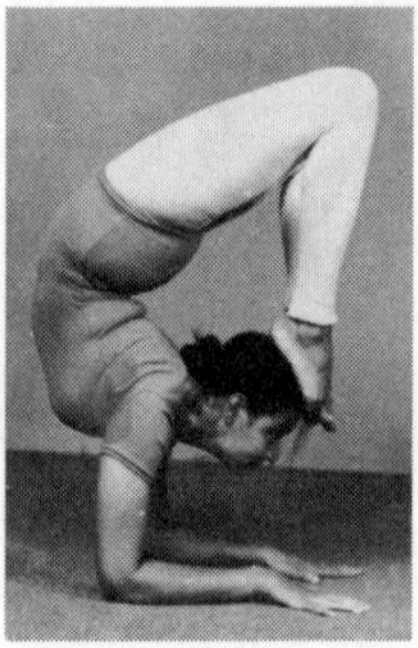

208

88. Natarājāsana (209)

Nata heißt «Tanz» und *rāja* «König», «Herr». Natarāja ist der Herr des Tanzes. Es ist einer der Namen Shivas. Das wunderschöne Āsana ist Shiva gewidmet, der die Quelle des Yoga ist. Die Stellung übt man auf einem Bein im Gleichgewicht stehend, während man die Zehen des anderen, rückwärts nach oben gebeugten Beines ergreift, wodurch sich hinter dem Rücken ein Bogen bildet. Die Dehnung der Brust und die Drehung der Schultern verhindern Kalkablagerungen in den Schultergelenken.

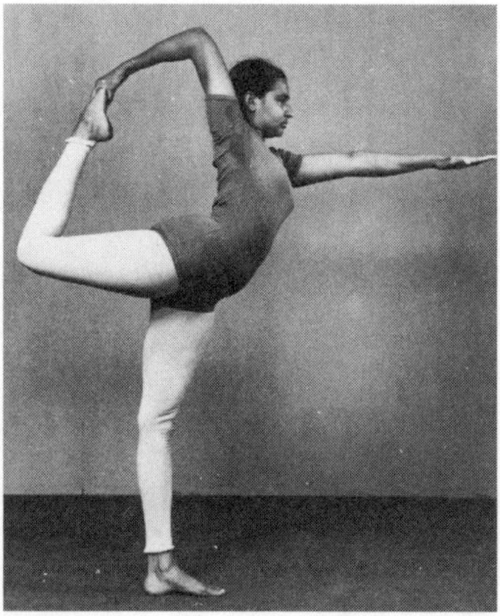
209

Dritter Teil

Erfahrung

13 An der Schwelle zum Frieden

Abteilung XI: Mudrā und Shavāsana

Diese Abteilung umfaßt Mahā-Mudrā, Shanmukhī-Mudrā und Shavāsana. Shavāsana ist der gemeinsame Nenner für Āsana und Prānāyāma. In Shavāsana erreichen wir Entspannung des Körpers, Gleichmäßigkeit der Atmung, Stille der Nerven, mentale Ausgeglichenheit und Seelenfrieden – alles wesentliche Voraussetzungen für Prānāyāma und Dhyāna.

Das Ziel von Mahā-Mudrā ist, die Wirbelsäule mit Unterstützung anzuheben und die Kontraktionen der Bauchorgane zu beherrschen. Shanmukhī-Mudrā lehrt die Abschottung der Sinne; Augen und Ohren sind vor der Außenwelt verschlossen, aber innerlich aufmerksam und wachsam – damit wenden wir uns von den weltlichen Dingen ab und tauchen tief in unser inneres Selbst ein.

Alle drei Übungen bereiten auf Prānāyāma vor. Die Sādhaka lernt, sich zu entspannen, die elementaren Bandhas («Beschränkungen») zu meistern und die Sinnesorgane zu beherrschen. Sie lernt, nach innen zu blicken.

Shanmukhī-Mudrā und Shavāsana kann man jederzeit üben. Vor dem Ins-Bett-Gehen geübt, gewähren sie einen gesunden Schlaf.

89. Mahā-Mudrā (210)

Mahā bedeutet «groß» oder «nobel»; *mudrā* «Schloß» oder «Siegel», aber auch «zumachen» und «versiegeln». In dieser Sitzhaltung sind die wichtigsten Körperöffnungen verschlossen. Die Wirbelsäule wird angehoben, indem man die Zehen mit den Fingern ergreift und zum Körper hinzieht; das unterstützt sie in der Aufwärtsstreckung. Die Mudrā kann man vor Jānu-Shīrshāsana (26) üben.

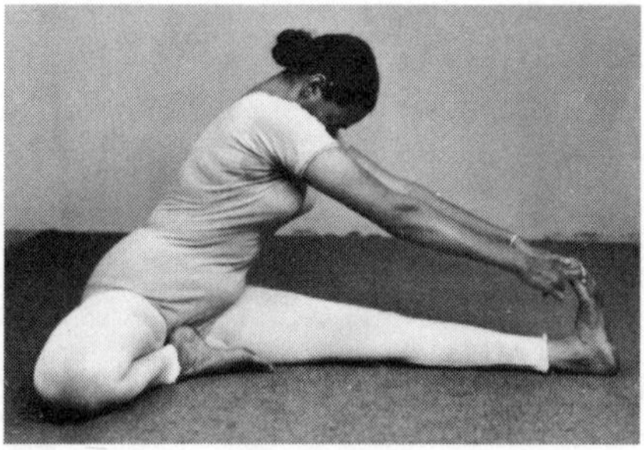

210

Technik

1. Sitze in Dandāsana (23).

2. Halte das linke Bein ausgestreckt und beuge das rechte Knie, indem du Oberschenkel und Wade mit ihrer Außenseite auf den Boden legst; nähere die Ferse dem Damm. Gebeugtes und gestrecktes Bein müssen einen rechten Winkel bilden.

3. Dehne die Arme nach vorne und hake Daumen, Zeige- und Mittelfinger beider Hände um den linken großen Zeh.

4. Drücke die Ellbogen durch.

5. Halte den Zeh fest im Griff, um den Rumpf anzuheben und die Wirbelsäule zu dehnen. Hebe den Rumpf noch weiter an, indem du den Griff aufrechterhältst und die Oberschenkel gegen den Boden drückst.

6. Senke den Kopf aus dem Genick heraus, bis das Kinn in der Schlüsselbeinvertiefung ruht.

7. Entspanne Kopf und Stirn. Verenge die Kehle nicht (vgl. Kapitel XIV, Jālandhara-Bandha, Paragraph 29 bis 31). Schließe die Augen.

8. Atme alle Luft, die sich in den Lungen befindet, aus und atme dann vollständig ein. Ziehe den Bauch vom After bis zum Zwerchfell an und strecke die Wirbelsäule hoch. Bleibe 3 bis 5 Sekunden in der endgültigen Stellung (210), halte den Atem an und achte dabei auf folgende Punkte:

a) Halte die Brust offen;

b) entspanne Augen, Stirn, Zunge und Gesichtsmuskeln;

c) lasse den Körper nicht nach rechts kippen;

d) verstärke den Griff um die Zehe und dehne die Wirbelsäule noch mehr.

9. Atme aus und löse beim Ausatmen die Spannung im Bauch, ohne in der Wirbelsäule einzuknicken. Einatmen, Anhalten und Ausatmen bilden zusammen einen Zyklus. Führe 5 bis 8 Zyklen aus.

10. Nach vollendeten Zyklen richte den Kopf auf, öffne die Augen, strecke das rechte Bein aus und komme in Dandāsana (23) zurück.

11. Halte jetzt das rechte Bein ausgestreckt und beuge das linke Knie. Wiederhole die Techniken 2 bis 10, indem du rechts durch links ersetzt, und umgekehrt.

12. Das Anhalten des Atems muß auf beiden Seiten gleich lange dauern.

Wirkungen

Durch die Übung von Mahā-Mudrā führst du in gewisser Hinsicht drei Bandhas aus: Jālandhara-Bandha, Uddīyana-Bandha und Mūla-Bandha.

Bandha bedeutet «gebunden». Es ist der Zustand, in dem bestimmte Organe oder Teile des Körpers kontrahiert und kontrolliert werden. In Jālandhara-Bandha zieht man Nacken und Kehle zusammen, indem man das Kinn in der Schlüsselbeinvertiefung am oberen Brustbeinrand verkeilt. In Uddīyana-Bandha werden die Bauchorgane mit angehobenem Zwerchfell zur Wirbelsäule hingezogen. In Mūla-Bandha wird der untere Bauch, zwischen Nabel und After gelegen, kontrahiert und gegen das Zwerchfell hochgezogen, bis die Region zwischen Vagina und After nach oben hin geschlossen ist. Die drei Bandhas helfen der Sādhaka, die in diesem Buch beschriebenen Prānāyāma-Methoden zu beherrschen.

Mahā-Mudrā hilft, Verlagerungen der Gebärmutter zu korrigieren, heilt Leukorrhöe und kräftigt die Bauchorgane. Es lindert Kopfschmerzen, Schwere und Brennen in der Brust, Schwindelanfälle und Ohnmacht.

«Wer Mahā-Mudrā übt, muß sich beim Essen nicht einschränken; ob er nun viel oder wenig ißt, seine Verdauung ist ausgezeichnet; er kann Gift trinken und wird es wie Nektar verdauen; Tuberkulose, Lepra, schwache Verdauung und Hypertrophie der Leber und Milz schlagen einen weiten Bogen um ihn» (III. 16, 17).

So lobt das *Hatha-Yoga-Pradīpikā* Mahā-Mudrā.

90. Shanmukhī-Mudrā (211)

Die Mudrā ist Kārttikeya, dem sechsköpfigen Kriegsgott, gewidmet. Es ist auch als Parāngmukhī-Mudrā, Shambhavī-Mudrā und Yoni-Mudrā bekannt. Der Yogi «versiegelt» hier die Sinnesorgane und schaut nach innen. Die Mudrā kann man jederzeit üben.

Technik

1. Sitze in Padmāsana (52). Halte die Wirbelsäule aufgerichtet und den Kopf, als schwebte er über ihr. Entspanne die Haut der Stirn.

2. Beuge die Ellbogen und nähere die Hände den Augen. Halte die Ellbogen auf Schulterhöhe. Stecke die Daumen in die Ohren und verschließe sie vor allen äußeren Geräuschen. Schmerzen dich die Daumen in den Ohren, drücke mit ihnen die kleinen klappenartigen Vorsprünge am vorderen Rand der Ohrmuschel über die Ohröffnungen.

3. Senke die oberen Lider und schließe die Augenlider leicht. Halte die Pupillen genau in der Mitte und bewege sie nicht.

4. Strecke die Zeige- und Mittelfinger aus und lege sie so über die geschlossenen Augen, daß nur ihre beiden vordersten Glieder auf die Augäpfel drücken. Übe einen sachten Druck aus, indem du die Finger über die Rundung der Augäpfel wölbst und die äußeren Augenwinkel mit den zweiten Gliedern von Zeige- und Mittelfinger berührst. Drücke die Hornhaut nicht.

5. Lege die Spitzen der Ringfinger an die Nasenwurzel, nahe den Nasenlöchern. Lasse den Atem langsam fließen, während du die Finger immer wieder gegen die Nasenlöcher drückst.

6. Plaziere die kleinen Finger etwas oberhalb der Oberlippe unter die Nasenlöcher und lasse sie den kontrollierten und rhythmischen Fluß des Atems spüren.

7. Der Druck auf die Augen wie auf die Nasenlöcher muß auf beiden Seiten gleich stark sein (211).

8. Richte deine Aufmerksamkeit dabei auf folgende Punkte:

a) Da die Augen geschlossen sind und zugedrückt werden, richte den Blick nach innen;

b) entspanne die Haut des Körpers, trotz des aufgerichteten Rumpfes;

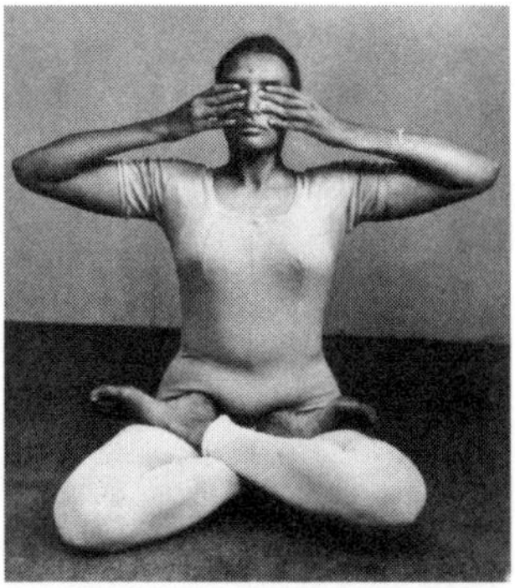
211

c) entspanne das Gehirn.

9. Lausche dem summenden Geräusch in den Ohren. Dein Geist findet Frieden dank dem inneren Klang und der inneren Schau.

10. Sitze so lange wie möglich in dieser Stellung, dann nimm die Finger sanft von den Augen, aber halte die Lider weiter geschlossen. Lockere die Daumen in den Ohröffnungen, damit die Geräusche der Außenwelt nicht zu plötzlich an die Trommelfelle dringen. Senke die Hände und lege die Handrücken auf die Knie.

11. Gib dich der Erfahrung von Licht und Dunkelheit hin, die sich vor den geschlossenen Augen abwechseln, den farbigen Mustern und dem summenden Geräusch in den Ohren. Warte ein oder zwei Minuten. Ist alles friedlich und normal, öffne langsam die Augen, ohne die Stille des Gehirns zu stören. Ist die Sicht nach dem Druck auf die Augen verschwommen, schließe die Augen noch einmal. Ängstige dich nicht. Das kann passieren, wenn der Druck auf die Augäpfel zu stark war; darum drücke nächstes Mal weniger stark.

12. Halte die Augen offen und ruhig, blicke geradeaus. Bewege die Pupillen nicht. Befreie die Beine aus Padmāsana und strecke sie sachte aus.

13. Bist du müde oder schwach, übe Shanmukhī-Mudrā in Shavāsana.

Wirkungen

Die Sinnesorgane werden nach innen gerichtet und kontrolliert. Das rhythmische Atmen beruhigt den Geist, und wir empfinden Freude.

Shanmukhī-Mudrā beruhigt Gehirn und Nervensystem und eignet sich ausgezeichnet, um Reizbarkeit, Verspanntheit, Wut, Schwindel, Brennen in den Augen, verschwommene Sicht und Müdigkeit des Gehirns aufgrund intellektueller Arbeit zu beheben.

91. Shavāsana (212)

In diesem Āsana liegen wir reglos wie ein Leichnam (*shava*), das Bewußtsein ist ruhig und still. Die bewußte Entspannung von Körper und Verstand löst jede Verkrampfung und bringt neue Kraft. Der Vorgang ist dem Wiederaufladen eines Akkus vergleichbar.

Das Āsana mag uns einfach erscheinen, dabei ist es eines der schwierigsten. Körper und Geist hängen voneinander ab und stehen in engster Verbindung miteinander. Sie sind unzertrennlich in der Kunst des In-sich-Hineinschauens. Shavāsana ist das Bindeglied zwischen Körper und Geist; es verbindet Āsana und Prāṇāyāma und führt uns auf den spirituellen Weg.

Technik

Angleichen des Körpers

1. Breite eine Decke auf dem Boden aus und sitze in Dandāsana (23). Dehne das Gesäß und halte es ganz flach, damit das Fleisch in dieser Körperregion, insbesondere im Kreuz, ganz entspannt bleibt.

2. Lehne den Oberkörper nach hinten und beginne, ihn zu senken, indem du die Ellbogen und Vorderarme auf die Decke legst.

3. Während du die Wirbelsäule zu Boden senkst, runde sie, um die Wirbel, einen nach dem anderen, dem Boden näher zu bringen. Halte in dieser Bewegung das Gesäß und die Beine ganz ruhig. Beide Rumpfseiten müssen sich wie ein Fächer aus der Mitte der Wirbelsäule heraus zu den Körperseiten hin öffnen. Jetzt liegt der Körper vom Kopf bis zu den Fersen flach auf der Decke. Die Gesäßbacken dürfen sich nicht in Richtung Kreuzbein verschieben.

4. Halte die Brust entspannt, aber lasse sie nicht einfallen.

5. Entspanne jetzt die Beine und lasse die Füße seitwärts gegen den Boden kippen, ohne die Lage der Beine zu verändern.

Kopf

6. Hebe die Hände zum Kopf hoch und sorge dafür, daß der Hinterkopf genau mit seiner Mitte den Boden berührt. Die hintere Seite der Ohren darf sich nicht in Richtung Nacken verschieben. Halte den kieselförmigen Vorsprung am Ansatz der Schädelrückseite unten. Richte deine Aufmerksamkeit dabei auf folgende Punkte:

a) Verspanne weder Nacken noch Kehle;

b) drücke das Kinn nicht gegen die Kehle.

Augen und Ohren

7. Schließe die Augen. Senke die oberen Augenlider, ohne die Pupillen zu bewegen.

8. Halte Ohren und Trommelfelle entspannt. Das gelingt dir, indem du den Unterkiefer entspannst.

Arme

9. Weite die Schulterblätter seitwärts, aber halte die Schultern vom Nacken entfernt, damit sie flach auf dem Boden liegen bleiben.

10. Beuge die Ellbogen und nähere die Hände der Brust.

11. Dehne die Oberarme aus den Schultergelenken heraus nach außen und lege sie auf den Boden, ohne die Lage der Ellbogen zu verändern. Dehne die Vorderarme bis in die Handgelenke und lege sie auf den Boden, damit die Arme in einem Winkel von 15° bis 20° zum Rumpf liegen. Achte dabei auf folgende Punkte:

a) Ist der Winkel zwischen Rumpfseiten und Armen größer, heben sich die Schultern vom Boden hoch und ziehen sich zusammen; damit verengt sich auch der Nacken;

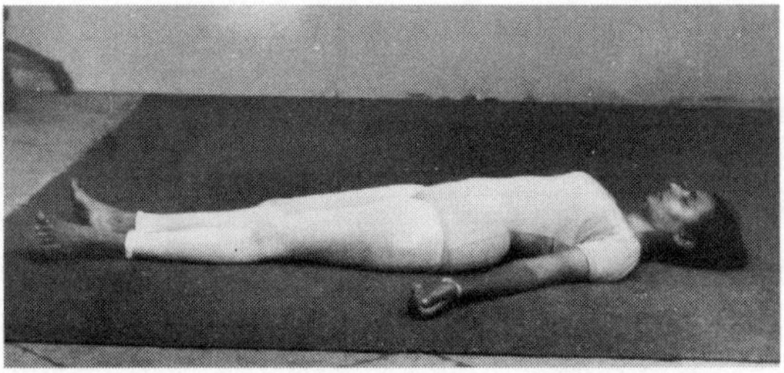

212

b) liegen die Arme zu nahe am Rumpf, bleiben die Achselhöhlen in Kontakt mit der Innenseite der Oberarme, was die Brust daran hindert, sich zu weiten, und die Entspannung stört.

12. Halte die Finger entspannt und die Haut der Hände passiv.

Nase

13. Halte die Nase in gerader Linie, ohne sie zur Seite kippen zu lassen. Die Nasenspitze weist dabei zur Mitte der Brust.

14. Die Atembewegung darf den Rumpf, die Glieder und das Gehirn nicht stören.

15. Liege mindestens 10 bis 15 Minuten in der endgültigen Shavāsana-Stellung. Achte dabei auf folgende Punkte:

a) Entspanne die Haut der Stirn, der Wangen, der Lippen, der Hände, der Rumpfseiten, des Gesäßes und der Oberschenkel;

b) halte die Haut am ganzen Körper geschmeidig;

c) entspanne alle Muskeln;

d) lasse die Seiten des Kreuzbeins gegen den Boden sinken, um das Gesäß zu entspannen;

e) hebe die Lendenwirbel nicht zu weit vom Boden hoch;

f) beide Rumpfseiten nahe der Wirbelsäule müssen gleichmäßig auf dem Boden aufliegen;

g) eine Körperhälfte kippt gern zur Seite; versuche, dies zu verhüten, und achte darauf, daß beide Rumpfseiten gleichmäßig auf dem Boden aufliegen;

h) lege die Schulterblätter auf die Decke, drücke sie aber nicht nach unten, da der Druck Spannung im Gehirn zur Folge hätte;

i) die Handflächen müssen locker und weich sein;

j) entspanne die Finger;

k) entspanne die Haut der Gesichtsmuskeln; damit entspannst du auch die Wahrnehmungsorgane;

l) jede Störung in den Sinnesorganen spiegelt sich augenblicklich im Gesicht wider, verbreitet sich über die Nerven im ganzen Körper und verspannt den gesamten Organismus; der Ursprung der Störung muß erkannt und beseitigt werden;

m) ist das Gehirn nicht still, schiebt sich die Vorderseite des Kopfes vom Kinn an hoch, als wären Kopf und Rumpf getrennt; in Shavāsana mußt du üben, keine Gedanken aufkommen zu lassen;

n) ist das Gehirn tätig, verhärten sich die Augäpfel und stören den Augenfokus;

o) richte das Gehirn und die Augen auf das Herzzentrum;

p) die Wechselbeziehung zwischen Augen, Verstand und Gehirn ist sehr wichtig; wandert der Verstand, wandert das Gehirn nach oben und die Augen werden unruhig; es ist darum wichtig, die Augen still zu halten;

q) richte Augen und Ohren nach innen und lasse sie eins werden an einem Punkt in der Brustmitte, wo äußere Geräusche nicht mehr durchdringen

r) übergib dich, deinen Körper und deinen Verstand der Mutter Erde, verweile still und lasse mit dir geschehen. Das ist totale Entspannung.

Atmung

16. Übe keine Tiefenatmung. Die Atmung in Shavāsana ist subtil, gleichmäßig und ruhig, wie das ruhige Fließen des Wassers in einem Fluß; der Verstand darf nicht gestört werden.

Achte auf folgende Punkte beim Einatmen (*pūraka*):

a) Mache keine ruckartigen Bewegungen mit dem Kopf;

b) ziehe nicht die Kehle zusammen;

c) zucke nicht mit dem Zwerchfell;

d) bewege nicht die Rückenmuskeln;

e) lasse weder das Brustbein noch die Brust einfallen;

f) blähe den Bauch nicht auf;

g) spanne beim Einatmen nicht die Hände an.

Achte auf folgende Punkte beim Ausatmen (*rechaka*):

a) Entspanne das Gehirn;

b) lasse die Luft nicht mit den Wänden des Rachens in Berührung kommen und Reizungen verursachen;

c) lasse das Zwerchfell nicht plötzlich los;

d) halte den Verstand passiv, lasse ihn den Fluß des Ausatmens beobachten und regulieren;

e) das richtige Ausatmen endet in dem Gefühl von Geist und Körper, sich still Mutter Erde überlassen zu haben, das heißt, in dem Gefühl, mit sich selbst in Einklang zu sein.

17. In der vollkommenen Entspannung ruht das Bewußtsein

ungestört, und man erfährt einen inneren Energiefluß. Eine neue Bewußtseinsdimension eröffnet sich, in der, da ohne Bewegung, keine Energie verschwendet wird. Man hat das Gefühl, der Körper habe sich um mehrere Zentimeter verlängert. Das ist die Freiheit von Körper und Geist.

18. Bleibe in dem Zustand der vollkommenen Enstpannung so lange du kannst. Kehre sachte aus dem Zustand der Stille in den Zustand des Tätigseins zurück. Störe die Stille des Geistes nicht, und unterbrich des Körpers Stille nicht durch heftige Bewegung.

19. Lasse deinem Intellekt und deinen Sinnesorganen, die im Zustand glücklicher Stille versunken waren, Zeit, den Kontakt mit der Außenwelt wiederaufzunehmen.

20. Öffne die Augenlider, ohne dabei die Pupillen nach oben oder nach unten zu bewegen. Blicke gerade vor dich hin und stelle dich im Zustand der Gelassenheit auf die äußere Welt ein.

21. Drehe dich jetzt auf die rechte Seite und stehe langsam auf.

Anmerkung: Geist und Körper brauchen Zeit, um Ruhe und Stille zu finden. Durch regelmäßiges Üben lernst du, Spannungen zu lösen und diesen segensreichen Zustand zu erfahren. Am Anfang wirst du wahrscheinlich in der Stille, die sich einstellt, einschlafen, bis du gelernt hast, still zu sein, ohne einzuschlafen.

Am Anfang mag es dir schwerfallen, dich in allem bewußt zu kontrollieren; aber mit der Zeit wird es dir leichtfallen, alles zu beobachten und gleichzeitig aufeinander abzustimmen, und damit Geist und Körper schnell in den Zustand der Ruhe zu versetzen.

Später, wenn man Shavāsana beherrscht, erfährt man den Zustand des Nichtseins von Körper, Geist, Intellekt und Ego, und damit den Zustand der Selbstverwirklichung. Die äußere Welt ist da, aber in diesem Zustand erscheint sie als nicht existent.

Spezielle Anweisungen

(1) Bist du erkältet, hast du Husten oder leidest du an Asthma, lege dir ein Kissen oder eine 8 bis 10 cm dick gefaltete Decke unter Kopf und Rücken; damit erhöhst du die Brust gegenüber dem Zwerchfell und erleichterst dir die Atmung (200).

(2) Hast du anfängliche Schwierigkeiten, die Augen zu entspannen, wickle dir eine weiche schwarze Binde oder ein Tuch um Augen,

Ohren und Hinterkopf. Das Tuch sollte stets der Länge nach gefaltet sein.

Wirkungen

«Flach wie ein Leichnam auf dem Boden zu liegen ist Shavāsana; es nimmt die Müdigkeit und spendet Seelenfrieden» (*Hatha-Yoga-Pradīpika* I. 32).

In Shavāsana entspannen sich alle Körperteile, die Haut, die Muskeln und die Nerven. Die Energie, die vom Körper nach außen fließt, wird umgeleitet nach innen. Die Energie wird gedrosselt, nicht verstreut.

Shavāsana ist wie die Erfahrung des Todes, ohne zu sterben. Für kurze Zeit sind Körper, Geist und Sprache ruhig. Das Āsana wird auch Mritāsana (*shava* und *mrita* bedeuten «Leiche») genannt, weil man den grobstofflichen und den feinstofflichen Körper als Leichnam erfährt. Im Unterschied zum toten Körper aber existiert die Seele im reglosen Körper – sie ist reines Bewußtsein.

Shavāsana ist belebend und erfrischend. Es hilft Körper und Verstand, sich nach langer Krankheit wieder zu erholen. Asthmatiker und Menschen, die an anderen Erkrankungen des Atemsystems, an Herzbeschwerden, nervösen Spannungen und Schlaflosigkeit leiden, ziehen großen Nutzen aus seiner Übung, die Nerven und Verstand entspannt und beruhigt. Shavāsana schenkt einen gesunden, erfrischenden und traumlos tiefen Schlaf. Es ist nicht nur ein flach Auf-dem-Rücken-Liegen – Shavāsana ist Meditation.

Shavāsana ist die Herrschaft über die innere Welt und die Hingabe an das Höchste Wesen.

14 Hinweise und Vorschläge für die Übung von Prāṇāyāma

Der Anfang

«Der Yogi, der Vervollkommnung in den Āsanas erreicht hat, muß unter Anleitung eines Guru Prāṇāyāma üben, er muß dabei seine Sinne beherrschen und sich ohne Ausschweifungen an eine nahrhafte, maßvolle Diät halten» (*Hatha-Yoga-Pradīpika* II. 1).

Ich beschreibe in diesem Buch ein paar einfache Prāṇāyāma-Varianten mit ausführlichen Hinweisen und Techniken. Studiere sie sorgfältig, bevor du zu üben beginnst, um Verletzungen zu vermeiden.

«So wie sich der Elefant, der Löwe und der Tiger nur allmählich zähmen lassen, muß auch der Atem allmählich gezähmt werden, sonst könnte es der Sādhaka viel Unheil bringen» (*Hatha-Yoga-Pradīpika* II. 15).

Übe Prāṇāyāma systematisch und regelmäßig. Achte bei deiner Übung sorgfältig auf die im folgenden aufgeführten Einzelheiten.

3. Als Anfängerin mußt du zuerst lernen, Āsanas zu meistern und deinen Körper zu beherrschen. Vier bis sechs Monate Āsana-Übung sind Voraussetzung für den Beginn mit Prāṇāyāma. Die Sādhakas, die die Technik der Āsanas nur langsam begreifen, brauchen vielleicht etwas länger.

4. Prānāyāma übt man am besten nach der Morgentoilette, nach dem Zähneputzen, Waschen und Entleeren von Blase und Darm.

5. Wer unter Verstopfung leidet, kann ohne Bedenken Ujjāyī-Prānāyāma I, Viloma-Prānāyāma und Sūrya-Bhedana-Prānāyāma, aber nicht Kumbhaka üben. Er schadet damit seiner Gesundheit nicht.

6. Verspürst du während der Prānāyāma-Übung einen starken Drang im Darm, schließe den laufenden Zyklus ab, entleere dich und fahre mit der Übung fort. Du darfst deinen Drang unter keinen Umständen unterdrücken.

Nahrung

7. Prānāyāma übt man am besten mit leerem Magen. Ist dir das unmöglich, kannst du vor der Übung eine Tasse Tee, Kaffee oder Milch trinken.

8. Eine Stunde nach der Übung von Prānāyāma kannst du essen. Nicht weniger als vier Stunden sollten aber nach einer vollen Mahlzeit vergehen, bevor man beginnt, Prānāyāma zu üben.

Zeit

9. Die besten Übungszeiten sind der Morgen vor Sonnenaufgang und der Abend nach Sonnenuntergang. Paßt das nicht, kann man Prānāyāma auch nach den Āsanas oder wann immer möglich üben.

10. a) Übst du zuerst Prānāyāma, warte mindestens eine halbe Stunde, bevor du Āsanas ausführst.

b) Übst du zuerst Āsanas, warte mindestens 15 Minuten, bevor du zu Prānāyāma übergehst. In diesem Fall allerdings kann die Dauer von Prānāyāma kürzer sein, als wenn man es zuerst übt.

c) Bist du nach der Āsana-Übung erschöpft, übe nur Ujjāyī-Prānāyāma I. In erschöpftem Zustand darfst du den Lungen nicht mit Prānāyāma Gewalt antun.

d) Es wäre von Vorteil, Prānāyāma immer zur gleichen Tageszeit zu üben. Auf diese Weise hast du den größtmöglichen Nutzen davon.

Ort

11. Der Übungsort muß luftig, sauber und frei von Insekten sein sowie über einen ebenen Boden verfügen.

Āsana

12. Yoga-Texten zufolge muß Prāṇāyāma auf einer Decke oder einem Hirschfell, auf dem Boden sitzend, geübt werden.

13. Es kann Siddhāsana (48), Vīrāsana (49, 50) oder Padmāsana (52) als Übungsstellung gewählt werden.

14. Wähle die Stellung, die dir körperliche Festigkeit und mentale Stille gewährt. Das Āsana muß physisch stark und mental beruhigend sein, entsprechend dem Sūtra: *sthira sukham āsanam*, das sagt, eine feste und beruhigende Stellung sei für Prāṇāyāma notwendig.

15. Padmāsana (52) aber ist die beste, weil die gekreuzten Beine dem Körper Stärke und Festigkeit verleihen. In Padmāsana ist es einfach, die Wirbelsäule aufrecht und den Verstand wachsam zu halten. Der Wirbelsäulenansatz und der Damm befinden sich auf dem Boden, was ein Gefühl der Schwerelosigkeit im Körper aufkommen läßt und dem Verstand einen Zustand ruhiger Betrachung verleiht. Die Rumpfbasis wird leicht und gewährt dem Brustkorb die Freiheit, sich in Prāṇāyāma zu öffnen. Der Körper verharrt in sich gekehrt, nicht abgelenkt von der äußeren Welt, und führt uns durch Prāṇāyāma und Dhyāna nach innen. Die Stellung darf den Prāṇāyāma-Vorgang nicht stören. Ist dies der Fall, sitze in einer einfacheren Stellung, bis du Padmāsana richtig beherrschst.

16. Bei der Übung von Prāṇāyāma verspannen oder überanstrengen sich die Gesichtsmuskeln, die Ohren, die Augen, der Nacken, die Schultern, die Arme und die Oberschenkel. Es ist wichtig, sie ganz entspannt zu halten.

17. Welche Stellung du auch für Prāṇāyāma gewählt hast, vergewissere dich, daß die Wirbelsäule gut gestreckt und konkav durchgedrückt ist, damit der Oberkörper aufgerichtet bleibt.

18. Die Beine müssen reglos wie die Wurzeln in der Erde sein, damit der Oberkörper stark und fest auf ihnen ruht. Strecke die Oberschenkelmuskeln der Wirbelsäule entgegen und unterstütze den Körper darin, seine aufrechte Haltung zu wahren. Lasse das Körpergewicht nicht auf den Oberschenkeln lasten.

19. Halte Steißbein und Halswirbel aufeinander abgestimmt und im rechten Winkel zum Boden, damit der Oberkörper weder nach vorne noch nach hinten kippen kann.

20. Sitze ruhig da, indem du den Oberkörper zwischen After und Damm im Gleichgewicht hälst.

21. Strecke die Wirbelsäule Wirbel um Wirbel und dehne dich hoch in Richtung Kopf. Die Dehnung aus dem Ansatz heraus bis zum höchsten Punkt muß sich anfühlen, als würde man eine Leiter Stufe um Stufe hochklettern. Verbessere zuerst die Haltung der Wirbelsäule und gleiche dann die anderen Körperteile an.

22. Normalerweise sackt das Kreuzbein ein und steht heraus, wodurch der Energiefluß im Ansatz beeinträchtigt wird. Die Sādhaka muß darum das Kreuzbein einziehen, um es anheben und damit den Energiefluß umkehren zu können. Die Lendenwirbelsäule knickt ein, was die Rückenwirbel sich runden und die Brust einfallen läßt. Das muß geändert werden, indem man zwischen Taille und Brust Raum schafft, der es dem Rumpf erlaubt, sich senkrecht hochzudehnen. Die Rückenwirbelsäule ist meist nach außen gewölbt, was die Lungen innerhalb der Brusthöhle absinken läßt; sie muß sich konkav durchdrücken, damit die inneren Organe gut funktionieren. Die Halswirbelregion muß sich leicht nach hinten schieben und dann hochstrecken, um die richtige Ausrichtung des Körpers und die Integration des Verstandes zu gewährleisten. Sonst nistet sich Dumpfheit ein. Die Wirbelsäule mit allen ihren natürlichen Biegungen muß ohne zusätzliche Wölbungen nach innen oder außen aufrecht bleiben, damit Energie und Lebenskraft frei im ganzen Körper fließen können.

Schultern

23. Der untere Teil der Schulterblätter muß zur Brust hin und von der Wirbelsäule weg geschoben werden. Dadurch verbreitert sich die Brusthöhle.

24. Die Schultern müssen seitwärts vom Nacken weg gedehnt werden und dürfen sich weder verspannen, noch zu den Ohren hochgezogen werden.

Brust

25. Ziehe die Rückenrippen nach innen und rolle sie nach oben, damit die Brustrippen sich anheben und weiten; du schaffst so den Zwischenrippenmuskeln den notwendigen Raum, um die Brust dehnen und öffnen zu können.

26. Das Brustbein muß aus seinem unteren Ansatz heraus angehoben werden.

27. Die fliegenden Rippen müssen sich seitwärts dehnen, damit das Zwerchfell sich leicht und frei bewegen kann.

28. Du mußt lernen, die Zwischenrippenmuskeln beim Einatmen hochzudehnen und seitwärts zu weiten und sie beim Ausatmen zur Mitte hin zu entspannen. Die Bewegungen müssen ohne Erschütterung oder Heftigkeit und ohne plötzliches Nachgeben oder Zusammenziehen ausgeführt werden.

Jālandhara-Bandha

29. Übt man Prānāyāma im Sitzen, ist Jālandhara-Bandha unentbehrlich. *Jāla* bedeutet «Netz» und *bandha* «Gefangenschaft», «Bindung». Dieses Bandha reguliert den Fluß von Blut und Prāna zum Herzen und zu den Drüsen in Nacken und Gehirn.

30. In Jālandhara-Bandha ziehen sich Nacken und Kehle zusammen, das Kinn ruht in der Schlüsselbeinvertiefung und auf dem oberen Ansatz des Brustbeins (213). Wird Sālamba-Sarvāngāsana (85) erst mal beherrscht, ist der Bandha leicht zu üben. Vorher darf den Nackenmuskeln keine Gewalt angetan werden, um das Kinn

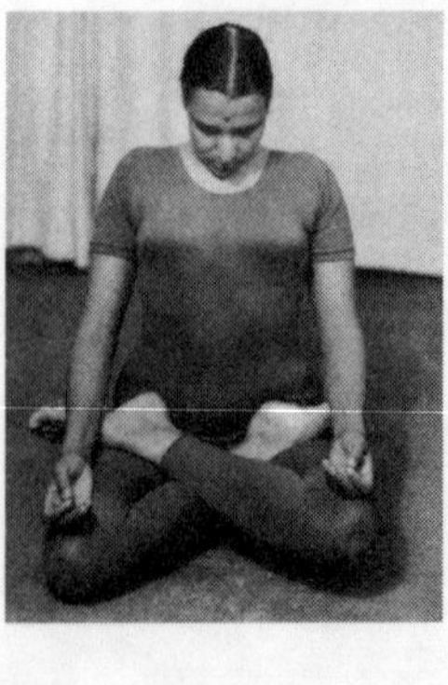

213

zwischen die Schlüsselbeine zu legen, sondern der Kopf sollte sich nur so tief neigen, wie es einem angenehm ist.

Aus physiologischer Sicht verhindert Jālandhara-Bandha die Überanstrengung des Herzens bei der Übung von Prānāyāma. Aus psychologischer Sicht hat er eine tiefere Bedeutung. Das Gehirn wird als Sitz des Ego verstanden. In Jālandhara-Bandha neigt sich das Gehirn und lockert damit seine Herrschaft über den Menschen, der Prānāyāma übt. Das Gehirn wird dazu veranlaßt, sich in Demut vor der eigenen Seele zu beugen, die Teil der universellen Seele ist. Der Atem wird ruhig und subtil, und man erfährt einen Zustand der Un- oder Überpersönlichkeit.

Beim Einatmen hebt der Kopf sich gern hoch. Bei jedem Einatmen in Prānāyāma muß das verhindert werden.

31. Der Kopf muß sich aus dem Genick heraus neigen, und das Brustbein muß sich gleichzeitig anheben. Du darfst die Brust nicht einfallen lassen, wenn du den Kopf neigst.

Augen

32. Die Augen müssen ganz geschlossen, aber nicht zugedrückt sein. Die Augenlider müssen sanft geschlossen und ihr Druck auf die Augäpfel sehr leicht sein. In Prānāyāma die Augen offenzuhalten stört die Übung und verursacht ein Gefühl von Brennen in den Augen.

33. Die Augen müssen nach innen schauen und die subtilen Bewegungen beobachten. Drehen sich die Pupillen nach oben, zur Stirn hin, beginnt der Denkprozeß. Darum müssen die Pupillen auf den Sitz des Selbst gerichtet sein.

34. Um die Augen ruhig und entspannt halten zu können, muß man Shanmukhī-Mudrā (211) beherrschen.

Ohren

35. Entspanne die Trommelfelle. Ziehen sie sich zusammen oder sind sie Spannungen unterworfen, zieht sich der Unterkiefer ebenfalls zusammen, und die Schläfen sind verspannt. Prānāyāma, unter diesen Voraussetzungen geübt, verursacht Kopfschmerzen und Schwere im Kopf.

36. Lausche bei der Übung von Prānāyāma auf das Geräusch des Ein- und Ausatmens. Das Geräusch muß weich, klar, regelmäßig und

lang sein. Einatmung und Ausatmung müssen das gleiche Tempo und den gleichen Rhytmus haben. Das Geräusch muß sich angenehm anhören. Die Ohren müssen die ganze Übung hindurch wachsam zuhören, damit das Geräusch, wenn es anfängt, unregelmäßig oder unangenehm zu klingen, sofort korrigiert werden kann.

Nase

37. Prāṇāyāma übt man nur durch die Nase. Es gibt einige Varianten, in denen der Mund gebraucht wird, aber ich beschreibe sie hier nicht, denn sie sind für die durchschnittliche Sādhaka nicht so wirkungsvoll wie die hier erläuterten.

38. Das Septum (die Scheidewand aus Knochen und Knorpel), das die Nase unterteilt, muß immer gerade bleiben. Es darf während der Übung nicht mit den Fingern nach rechts oder links verschoben werden.

39. Die Schleimhaut muß weich sein und darf sich nicht verspannen, damit sie die Empfindungen des Ein- und Ausatmens registrieren kann. Ist die Schleimhaut zäh und hart, läßt sie nicht genügend Luft durch. Das wirkt sich auf die Lungen aus, die dann träge werden.

40. Beim Ein- und Ausatmen richten wir die Schleimhaut entgegen der Strömung des Luftflusses aus. Beim Einatmen wird die Schleimhaut von oben nach unten massiert und beim Ausatmen von unten nach oben. Das muß man lernen, indem man die Finger richtig und geschickt an der Nase plaziert und indem man die Schleimhäute geschmeidig und sensibel hält.

Zunge

41. Die Zunge muß entspannt sein und auf dem Unterkiefer ruhen. Sie stößt gern gegen den Oberkiefer, aber das muß man ihr abgewöhnen. Ist die Zunge nicht entspannt, sammelt sich Speichel in der Mundhöhle, was den Atemfluß behindert.

42. Am Anfang bildet sich Speichel. Ihn darf man nur nach dem Ausatmen, weder während des Atemvorgangs noch nach dem Einatmen, hinunterschlucken.

Mund

43. Beiße die Zähne nicht zusammen. Löse Ober- und Unterkiefer voneinander. Entspanne die Lippen.

44. Entspanne die Kehle.

Arme

45. Lockere die Arme aus den Schultergelenken heraus, damit sie entspannt bleiben.

Jñāna-Mudrā

46. Lege die Handgelenke mit ihrer Rückseite auf die Knie. Lege die Spitzen von Daumen und Zeigefingern auseinander, so daß sie einen Kreis bilden. Lockere die übrigen drei Finger. (Normalerweise sind bei Jñāna-Mudrā diese drei Finger ausgestreckt; in Prānāyāma müssen sie aber locker bleiben.) Jñāna-Mudrā weist auf Wissen hin; es symbolisiert die Vereinigung der individuellen Seele (repräsentiert durch den Zeigefinger) mit dem Höchsten Wesen (repräsentiert durch den Daumen). Die Mudrā ist Symbol der Erfahrung göttlicher Intelligenz (214).

47. Die Hand auf dem Knie muß in Jñāna-Mudrā sein, die Finger entspannt. Die Handfläche muß weich bleiben und der Rücken des Handgelenks auf dem Oberschenkel liegen.

Finger

48. Das Plazieren der Finger an den Nasenlöchern in Prānāyāma:

Für die Übung von Prānāyāma müssen die Fingernägel sauber geschnitten sein. In Sūrya-Bhedana-Prānāyāma und Nādī-Sho-

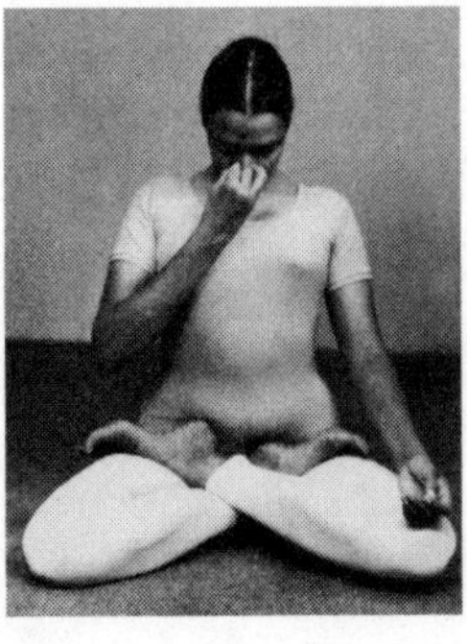

214

dhana-Prānāyāma wird das Einströmen des Atems mit den Fingern der rechten Hand reguliert, die sorgfältig die Nasenlöcher manipulieren.

Beuge Zeige- und Mitterfinger nach innen, zur Handfläche hin, und halte sie passiv. Bilde mit Daumen, Ringfinger und kleinem Finger, die sich an den Spitzen berühren, einen Kreis. Beuge den rechten Ellbogen, hebe die Hand hoch und lege die Finger an die Nase.

Während du die Nase mit den Fingern hältst, wölbe das rechte Handgelenk nach außen, damit sein Gewicht nicht auf die Nase drückt. Wölbe es nicht nach innen.

Kontrolliere das rechte Nasenloch mit einem leichten Druck der Daumenspitze und das linke mit leichtem Druck von Ringfinger und kleinem Finger. Lege die Fingerspitzen symmetrisch an den weichen Nasenknorpel, etwas unterhalb des Nasenbeins (214).

Gehirn

49. Das Gehirn muß während der ganzen Prānāyāma-Übung ruhig und passiv, aber zugleich wachsam bleiben. Verspanne weder die Kopfhaut noch das Gehirn selbst. Überlasse dem Gehirn die Funktionen der Kontrolle und des Signalempfangs.

50. Die Funktion des Gehirn besteht darin, die subtilen Bewegungen des Atems, die Anpassung daran und die Zustände des Körpers genau zu beobachten; Meldungen an die Körperteile, die der Anpassung bedürfen, zu schicken (damit erfüllt es seine Kontrollfunktion) und die erfolgte Anpassung zu registrieren (damit erfüllt es seine Aufgabe als Empfänger).

51. Es drängt sich die Frage auf, wie das Gehirn zugleich untätig und aufmerksam zu halten ist. In Prānāyāma, bei regelmäßiger und ausdauernder Übung, ist es möglich, diese scheinbar widersprüchlichen Zustände des Gehirns mühelos miteinander zu vereinbaren. Einmal gelernt, bedarf es keiner zusätzlichen Energie, um das zu erreichen, da es sich automatisch einspielt, und das Gehirn, der Rumpf, die Brust und der Verstand alle spontan funktionieren.

Regulierung des Atems

52. «Wir müssen lernen, langsam einzuatmen und auszuatmen und den Atem anzuhalten, indem wir ihn regulieren. So kommen wir zum Erfolg» (*Hatha-Yoga-Pradīpika*, II. 18).

Der Atem darf nicht schnell und zwanghaft sein.

53. In den anfänglichen Stadien von Prānāyāma sollte man es mit der Dauer der Übung nicht zu genau nehmen. Während vieler Monate, wenn nicht Jahre, müssen wir den Körper üben, wie beschrieben, vollkommen ausgeglichen und ruhig zu sein, und den Atemfluß üben, weich, regelmäßig und ruhig zu sein. Das bedeutet, wir müßten die Qualität der Atmung verbessern, was folgerichtig zur zwanglosen Verlängerung des Atems und damit zu einem größeren Atemvolumen führt. Es ist wichtiger und nützlicher, wenige Zyklen richtig zu üben, als eine bestimmte Dauer strikt einzuhalten.

54. Der Atem muß ruhig, lang und resonant sein, und er muß einen Rhythmus haben. Ändert sich Rhythmus oder Geräusch, ist das ein Zeichen dafür, daß wir unser Limit überschritten haben. Dann müssen wir Prānāyāma für diesen Tag unterbrechen, wenn wir uns nicht selbst schaden wollen. Andernfalls verspannen sich die Gehirnzellen, und Spannung breitet sich im ganzen Körper aus. Wird das Geräusch zu stark, reizt es das Gehirn. Das sind die Zeichen von Überanstrengung in Prānāyāma. Wir müssen darum lernen, in Prānāyāma Qualität und Quantität im Gleichgewicht zu halten.

55. Die Sādhaka muß als erstes mit folgender Methode ihre Grenzen in Prānāyāma erkennen lernen: Gehen wir von einem Atmungszyklus aus mit 10 Sekunden Einatmen und 10 Sekunden Ausatmen, den wir, zum Beispiel, 5 Minuten lang üben können. Merken wir, daß der Atem kürzer als 10 Sekunden wird und sich auch das Geräusch beim Einatmen und Ausatmen verändert hat, gilt es, mit Prānāyāma für diesen Tag aufzuhören. Es ist ein Warnsignal. Die Anstrengung in Prānāyāma schadet Lunge und Herz. Wir dürfen nach beendetem Prānāyāma nicht außer Atem sein.

56. Die Mindestanzahl zu übender Zyklen ist unter den verschiedenen Prānāyāmas in Kapitel 15 erwähnt. Sie kann jedoch den individuellen Fähigkeiten entsprechend leicht variieren. Einige Menschen üben mühelos mehr Zyklen, ohne sich dabei zu überanstrengen, während anderen schon das angegebene Minimum zu viel ist –

wir müssen uns stets darüber im klaren sein, daß wir unsere Kapazität nur steigern können, wenn wir die Lungen in Prānāyāma üben. Darum müssen wir als erstes Regelmäßigkeit in der Mindestanzahl der Zyklen erlangen und unsere Aufmerksamkeit darauf richten, ihre Qualität und Quantität aufrechtzuerhalten.

57. Die Dauer des Einatmens wie des Ausatmens muß gleich sein. Anfänglich jedoch mag sie unterschiedlich ausfallen, und dieser Unterschied muß mit der Zeit korrigiert werden. Nehmen wir an, du atmest 10 Sekunden ein und 8 Sekunden aus, dann sollten sich Ein- wie Ausatmen bei 9 Sekunden einpendeln – das will natürlich geübt sein. Manche Menschen haben eine längere Einatmungsphase, manche atmen länger aus. Wir müssen immer die längere der beiden Phasen verkürzen und die andere ihr dann angleichen. Hast du das geschafft, steigere die Dauer von Einatmung und Ausatmung im gleichen Maß. Achte darauf, keine Spannung in Stirn, Nacken, Kehle und Brust aufkommen zu lassen.

58. Beendest du Prānāyāma im Sitzen, mußt du die rechte Hand, die der Regulierung des Atems dient, nach Vollendung des letzten Zyklus von der Nase nehmen und sie in Jñāna-Mudrā auf das rechte Knie legen. Der Kopf, in Jālandhara-Bandha gebeugt, darf nicht mit einem Ruck hochgehoben und die Augen nicht plötzlich geöffnet werden.

Liege nach Beendigung von Prānāyāma mindestens 5 Minuten in Shavāsana. Die in Prānāyāma gewonnene Ausgeglichenheit und Ruhe wird auf diese Weise bewahrt.

Menstruation

59. a) Sind wir müde während der Regel, sind Ujjāyī-Prānāyāma I und Viloma-Prānāyāma I und II vorteilhaft, da sie Müdigkeit beseitigen. Sie regulieren auch die Stärke der Menstruation.

b) Mädchen sollten Ujjāyī-Prānāyāma I und II sowie Viloma-Prānāyāma I und II üben, die körperliche Kraft, emotionale Stabilität und Seelenfrieden schenken.

c) Die anderen Prānāyāma-Varianten kann man je nach Zeit, die zur Verfügung steht, üben. Es empfiehlt sich, Sūrya-Bhedana-Prānāyāma und Nādī-Shodhana-Prānāyāma nicht vor dem zwanzigsten Lebensjahr zu üben, denn sie lassen einen jungen Menschen frühzeitig gealtert erscheinen.

Schwangerschaft

d) Während der Schwangerschaft lassen sich alle Arten von Prānāyāma üben. Ujjāyī-Prānāyāma I sowie Viloma-Prānāyāma I und II sind besonders geeignet zum Entspannen und zum Abbauen von Spannungen; außerdem erleichtern sie die Geburt.

e) Weitere Einzelheiten findest du in Kapitel 10 und in Kapitel 12, Abteilung IX.

Nach der Entbindung

f) Nach der Entbindung muß mit der Übung von Ujjāyī-Prānāyāma I sowie Viloma-Prānāyāma I und II begonnen werden.

g) Drei Monate nach der Geburt kann man alle in dem Kurs beschriebenen Prānāyāma-Arten üben.

Menopause

h) In diesem Lebensabschnitt beruhigen sich die Nerven und der Verstand durch die Übung von Ujjāyī-Prānāyāma I und II, Viloma-Prānāyāma I und II sowie Sūrya-Bhedana-Prānāyāma.

i) Vermeide die Übung von Ujjāyī-Prānāyāma II und Nādī-Shodhana-Prānāyāma, falls du unter Hitzewallungen leidest.

j) Wenn man wieder stark und gesund ist, kann man mit der Zeit alle in dem Buch beschriebenen Prānāyāma-Arten üben.

Allgemeines

k) Im Fall von Herzerkrankungen empfiehlt sich ausschließlich die Übung von Ujjāyī-Prānāyāma I.

l) Im Fall von zu hohem Blutdruck ist die Übung von Ujjāyī-Prānāyāma II zu vermeiden.

m) Bei niedrigem Blutdruck sind alle beschriebenen Prānāyāma-Arten eine große Hilfe.

Durch falsche Übung verursachte schädliche Wirkungen

60. Werden Lunge und Zwerchfell dazu angehalten, über ihr normales Leistungsvermögen hinaus zu arbeiten, wird dem Atmungssystem aller Wahrscheinlichkeit nach Schaden zugefügt.

«Prānāyāma, richtig geübt, rottet alle Krankheiten an der Wurzel aus. Die falsche Übung ebnet den Boden für alle Krankheiten. Falsche Übung von Prānāyāma endet mit Schluckauf, Asthma,

Husten und Schmerzen in den Augen, den Ohren, und im Kopf» (*Hatha-Yoga-Pradīpika*, II. 16, 17).

Die Wirkungen von Prānāyāma lassen sich nicht nur am grobstofflichen Körper beobachten, sondern werden auch auf feinstofflicher Ebene erfahren.

Vorteile und Nutzen der richtigen Übung

61. Das Gehirn erfährt nach der Übung von Prānāyāma Gelassenheit. Das Bewußtsein ist still und heiter. Der Körper fühlt sich leicht, die Nerven sind ruhig und zittern nicht. Die Brust fühlt sich stark. Ein energetisches Gefühl im Körper und ein wacher Verstand sind die direkten Resultate richtiger Prānāyāma-Übungen.

62. «Sind die Nerven in Prānāyāma gereinigt, lassen sich folgende Erscheinungen beobachten: Der Körper wird schlank und leuchtend, das Feuer der Verdauung lodert, man hört einen inneren Klang und erlangt ausgezeichnete Gesundheit» (*Hatha-Yoga-Pradīpika*, II. 19, 20).

63. Nach regelmäßiger, langanhaltender Übung von Prānāyāma verzeichnet die Sādhaka einen Sieg über den Verstand, die Gefühle und die Sinne. Festen Sinnes bleibt sie ihrer Bestimmung treu. Ihre Konzentrationsfähigkeit wächst, und sie wird eine Sthita-Prajñā – eine, die nicht länger widersprüchlichen Gefühlen und Gedanken unterworfen ist.

64. Die Übung von Prānāyāma führt zu einem scharfen Urteil und zu mehr Wissen. Gedanken und Handlungen werden klar und rein. Wie das Āsana dient Prānāyāma als Sprungbrett, um in die Meditation einzutauchen.

15 Prānāyāma – Techniken und Wirkungen

Abteilung XII: Richtiges Atmen

Wenn man die Übungen aus Abteilung XI beherrscht, kann man, unter Berücksichtigung der Hinweise in Kapitel 14, mit Prānāyāma beginnen.

Bevor ich die richtige Methode der Kunst des tiefen Einatmens und des tiefen Ausatmens erkläre, beschreibe ich nachfolgend zwei vorbereitende Schritte für die Tiefenatmung. Es empfiehlt sich, mit diesen beiden zu beginnen, ehe man sich an die anderen Übungen wagt.

Die Atmung ist zwar ein natürlicher Prozeß, aber erstaunlicherweise atmen viele Menschen falsch. Darum ist es wichtig, zuerst die Grundlage von Prānāyāma, das richtige Ein- und Ausatmen, zu beherrschen. Die verschiedenen Prānāyāma-Arten lassen sich dann viel leichter erlernen.

1. Normales Einatmen

Beim normalen Einatmen dehnen sich die mittleren Rippen mehr als die oberen und unteren; die Brust dehnt und öffnet sich ganz natürlich so weit wie möglich, ohne daß Spannung oder Druck im Gehirn, den Zwischenrippenmuskeln und dem Zwerchfell entsteht; das Brustbein hebt sich dabei an.

2. Normales Ausatmen

Das Zwerchfell bleibt weich und beeinflußt damit das Ausströmen des Atems nicht durch Einwirkung auf Lungen und Brustmuskeln.

3. Normales Anhalten

In dem Intervall, der Zeit zwischen Einatmen und Ausatmen bzw. Ausatmen und Einatmen, wird der Atem angehalten. Der Vorgang findet unbewußt statt, so natürlich ist er.

4. Tiefes Einatmen (*pūraka*)

Das tiefe Einatmen ist die bewußte Bemühung, vollständig einzuatmen, wobei sich die Brust absichtlich und allmählich aus ihrer Tiefe heraus bis zum obersten Rand und rundherum öffnet wie ein Springbrunnen.

Blähe beim tiefen Einatmen nicht die Bauchregion auf, sondern laß sie in Kontakt mit der Wirbelsäule bleiben.

Beim tiefen Einatmen erhebt sich die Brust wie ein Hügel, und der Bauch verweilt wie das Tal.

5. Tiefes Ausatmen (*rechaka*)

Beim tiefen Ausatmen läßt man den Atem langsam und regelmäßig aus der Tiefe herausströmen, synchron mit dem allmählichen Absenken der Brust.

Um tief auszuatmen, werden die oberen Rippen und das Zwerchfell festgehalten und dazu veranlaßt, sich rhythmisch zu lösen.

Das Brustbein aber darf beim Ausatmen nicht einsinken.

I. Vorbereitung für die Tiefenatmung

Technik, Stufe I

Hier liegt das Gewicht auf der Kunst des tiefen Ausatmens.

1. Liege auf einer Decke in Shavāsana (212).
2. Leere die Lungen beim Ausatmen vollständig.
3. Atme normal ein und achte dabei auf folgende Punkte:

a) Atme nicht mit Anstrengung ein;

b) achte darauf, nicht die Lage des Kopfes beim Einatmen zu verändern.

4. Halte das Zwerchfell fest und atme langsam, rhythmisch, ruhig und tief aus und beachte dabei folgende Punkte:

a) Atme nicht plötzlich oder gewaltsam aus;

b) atme aus, bis sich die Lungen leer anfühlen und sich die Bauchorgane entspannt haben;

c) das Ausatmen muß zwei- bis dreimal länger dauern als das Einatmen;

d) nach vollendeter Ausatmung spürt man eine kleine Pause, die das Ende der Ausatmung anzeigt.

5) Das ist ein Zyklus. Führe 15 bis 20 Zyklen in einem Zug aus und entspanne dich in Shavāsana.

Technik, Stufe II

Hier liegt das Gewicht auf dem tiefen Einatmen.

1. Liege auf einer Decke in Shavāsana (212).

2. Leere beim Ausatmen die Lungen vollständig.

3. Atme jetzt langsam, regelmäßig und tief ein und achte dabei auf folgende Punkte:

a) Weite die Brust mit dem hereinströmenden Atem allmählich, von den fliegenden Rippen bis in die oberen Rippen;

b) ziehe die Kehle weder zusammen, noch verursache ein rauhes Geräusch in ihr;

c) halte das Brustbein angehoben;

d) blähe nicht die Bauchorgane auf;

e) fülle die Lungen von unten bis oben vollständig und achte darauf, zwei- bis dreimal länger einzuatmen als auszuatmen;

f) nach vollendeter Einatmung spürt man eine kleine Pause, die das Ende der Einatmung anzeigt.

4. Atme normal aus, ohne Anstrengung. Obwohl es ein normales Ausatmen ist, fällt es leicht etwas länger aus als normal in der Yoga-Übung. Beachte dabei folgende Punkte:

a) Atme nicht mit ungebührlicher Hast aus;

b) lasse die Brust nicht einfallen;

5. Damit ist ein Zyklus abgeschlossen. Wiederhole 15 bis 20 Zyklen in einem Zug und entspanne dich in Shavāsana.

Wirkungen

Diese zwei Arten der Atmung bereiten die Lunge auf die fortgeschrittene Prānāyāma-Übung vor.

Stufe I ist äußerst beruhigend und hilfreich für alle, die unter zu hohem Blutdruck, Herzbeschwerden, nervösen Spannungen, Kopfschmerzen, Migräne und, während der Menopause, unter Hitzewallungen leiden.

Stufe II ist geeignet für alle, die unter zu niedrigem Blutdruck, Depressionen, Minderwertigkeitsgefühlen, Angstkomplexen, Lustlosigkeit und allgemeiner Schwäche leiden.

II. Ujjāyī-Prānāyāma I (212)

Ud heißt «aufwärts», «nach oben» oder «höher im Rang». Es bedeutet auch «ausweitend» und «aufblasend» und drückt damit ein Gefühl der Macht aus. *Jaya* bedeutet «Sieg» oder «Eroberung», mit anderen Worten «Einschränkung», «Selbstbeherrschung». In Ujjāyī-Prānāyāma weiten sich Brust und Lungen so vollkommen wie bei einem Helden oder Eroberer.

Technik

1. Liege auf einer Decke in Shavāsana (212).

2. Leere die Lungen beim Ausatmen vollständig.

3. Entspanne das Zwerchfell, es muß weich sein. Halte die Bauchorgane flach und in Kontakt mit der Wirbelsäule. Übe keinen Druck auf die Brust aus. Die Brusthöhle ist somit von der Bauchhöhle getrennt. Die Bauchorgane dürfen nicht mit Gewalt eingezogen werden.

4. Atme langsam, ruhig, tief und regelmäßig ein.

5. Fülle die Lungen vollkommen mit Luft, von den fliegenden Rippen bis zum oberen Brustrand. Diese Art des Einatmens nennt sich Pūraka. Achte dabei auf folgende Punkte:

a) Lasse alle anderen Körperteile entspannt;

b) der Bauch bleibt wie ein Tal; die Brust ist mit Luft angefüllt und geweitet;

c) sind die Lungen voll und können nicht mehr Luft aufnehmen, kommt es zu einer natürlichen Pause von ein bis zwei Sekunden;

d) lasse die Rippen nicht einfallen und lasse nicht plötzlich das Zwerchfell los;

e) halte die Brust, als hättest du sie hochgeschürzt, ohne jedoch dabei die Kehle zusammenzuziehen.

6. Atme langsam, ruhig, regelmäßig und rhythmisch aus. Atmest du plötzlich aus, beginnt dein Körper zu zittern.

7. Atme ruhig, aber vollständig aus, bis die Lungen leer sind. Das nennt sich Rechaka.

8. Damit ist ein Zyklus vollendet.

9. Am Anfang übe 8 bis 10 Zyklen und steigere die Anzahl mit zunehmender Übung auf 15 bis 20 Zyklen.

10. Nach vollendetem letztem Zyklus liege in Shavāsana und atme normal.

Atmung in Ujjāyī-Prānāyāma I

Pūraka (Einatmung)

(1) Atme durch die Nase. Spüre die Berührung des Atems am oberen Gaumen. Ist die Berührung schmeichelnd, hört sich das Atemgeräusch wie die Silbe «sssa» an. Reizt sie die Kehle, verursacht sie Husten und verhindert das richtige Füllen der Lungen.

(2) Fülle beim Einatmen zuerst den unteren, dann den mittleren und zuletzt den oberen Teil der Lunge. Blähe nicht die Brustmuskeln auf. Das Einströmen des Atems und das Öffenen der Brust müssen gleichzeitig geschehen.

(3) Dehne und weite gleichzeitig die Zwischenrippenmuskeln vom Brustbein aus gegen die Rumpfseiten und von den fliegenden Rippen bis an den oberen Brustrand, damit sich das Brustvolumen rundherum vergrößert.

(4) Hebe die Rückenrippen leicht gegen die Brustrippen an.

(5) Öffne die Brust unter dem Druck der einströmenden Luft als Zentrifugalkraft sanft von der Mitte nach außen – als wäre sie eine sich entfaltende Blume.

(6) Einatmung sowie Ausdehnung und Öffnung der Brust müssen gleichzeitig geschehen.

(7) Nach dem Einatmen neigen Kopf und Kinn dazu, sich hochzuheben; achte darauf, daß dies nicht geschieht.

(8) Vergewissere dich beim Einatmen, ob sich die unter den Brüsten gelegenen Rippen anheben und weiten. Im allgemeinen öffnen sich die Zwischenrippenmuskeln zwischen diesen Rippen aufgrund der Schwere der Brüste nur ungenügend.

Rechaka (Ausatmung)

(1) Entspanne das Gehirn, die Kehle und die Sinnesorgane vor dem Ausatmen. Die ausströmende Luft verursacht im Kehlenansatz das Geräusch «huuum».

(2) Lasse nicht die Zwischenrippenmuskeln und das Brustbein plötzlich einfallen. Atme sanft durch die Nase aus, ohne die Kehle anzustrengen. Zu Beginn des Ausatmens bleiben die oberen Rippen stark angehoben. Die Entspannung der oberen Zwischenrippenmuskeln findet erst in der Mitte der Ausatmung statt.

(3) Beim Einatmen entsteht eine gewisse Spannung im Zwerchfell. Strecke es seitwärts, um ihm die Spannung zu nehmen und es weich werden zu lassen. Druck auf das Zwerchfell bedeutet Anstrengung für das Herz.

(4) Lasse beim Ausatmen die Brust nicht plötzlich einfallen. Die Bauchorgane müssen parallel zur Wirbelsäule bleiben.

(5) Beim Ausatmen dürfen sich die Rumpfseiten nicht zusammendrücken. Die Brust muß sich langsam und allmählich mit der zentripetalen Kraft der ausströmenden Luft von den Seiten zur Mitte hin senken – dem Lotos gleich, der nach Sonnenuntergang seine Blüte schließt.

(6) Die Brust darf sich beim Ausatmen nicht nach innen zusammenziehen.

(7) Sowohl Pūraka wie Rechaka bedürfen wacher Aufmerksamkeit.

Anmerkung: Alle, die schlaffe Muskeln oder schwache Rippen haben, sollten sich eine 8 bis 10 cm dick gefaltete Decke unter die Schulterblätter schieben, bevor sie Shavāsana üben. Die Decke muß von den Lendenwirbeln bis zum obersten Rückenwirbel reichen, damit die Brust höher liegt als die Bauchorgane (200). Das erleichtert das freie Funktionieren des Zwerchfells. Diese Methode ist geeignet für alle, deren Zwischenrippenmuskeln in der Nähe des Brustbeins sich nicht anheben oder strecken. Sie ist auch gerade Anfängerinnen zu empfehlen, die ihre Brust nicht weiten können.

Wirkungen

Das ist die Grundlage von Prānāyāma – gut für alle, da es die Lungen mit Luft versorgt und das Nervensystem kräftigt. Unter den Āsanas gelten Sālamba-Shīrshāsana und Sālamba-Sarvāngāsana als die idealen Stellungen. Analog dazu nimmt Ujjāyī-Prānāyāma I unter den verschiedenen Arten von Prānāyāma den höchsten Platz ein. Man sollte es immer üben, auch wenn die Zeit für die Übung anderer Varianten fehlt.

Ujjāyī-Prānāyāma I beruhigt das Nervensystem, festigt den wandernden Verstand, und durch seine Übung lassen sich Erschöpfung, Brennen in der Brust, ungenügende Atmung, Stockung der Atmung und Kurzatmigkeit beheben. Es erzeugt Lebensenergie.

III. Viloma-Prānāyāma I und II

Vi drückt eine Verneinung aus, *loma* heißt «Haar». *Viloma* bedeutet «gegen den Strich», «gegen die natürliche Ordnung der Dinge».

Viloma-Prānāyāma hat zwei Varianten. Die erste übt man mit unterbrochener Einatmung – das ist Stufe I; die zweite mit unterbrochener Ausatmung – das ist Stufe II.

Technik, Stufe I

1. Lege dich in Shavāsana (212) nieder. Das muß auf die richtige Weise getan werden, wie in der Technik für Shavāsana erklärt.
2. Atme aus, leere die Lungen.
3. Atme durch beide Nasenlöcher ein und spüre die Berührung der Luft an den äußeren Schleimhäuten. Befolge alle Anweisungen für Ujjāyī-Prānāyāma I unter Pūraka, aber erinnere dich daran, hier die Einatmung zu unterbrechen.

4. Atme zwei Sekunden ein, halte den Atem zwei Sekunden lang an; atme wieder zwei Sekunden lang ein und halte den Atem erneut zwei Sekunden lang an usf. – bis die Lungen voll sind.

5. Halte den Atem nach dem letzten Einatmen 3 bis 5 Sekunden lang an.

6. Atme langsam und tief aus, ohne Atemunterbrechung, bis die Lungen leer sind, indem du die Anweisungen für Ujjāyī-Prānāyāma I befolgst.

7. Damit ist ein Zyklus abgeschlossen. Übe anfänglich 6 bis 8 Zyklen. Mit der Zeit kann sich die Anzahl der Zyklen auf 15 bis 20 erhöhen.

8. Der komplette Zyklus von Viloma-Prānāyāma, Stufe I, ist also folgender : a) Einatmen – Anhalten, Einatmen – Anhalten, Einatmen – Anhalten, Einatmen – Anhalten (das Anhalten nach dem letzten Einatmen dauert etwas länger als die vorausgehenden Unterbrechungen) und b) das vollständige Ausatmen, ohne zwischendurch den Atem anzuhalten.

9. Nach den ersten zwei Sekunden der Einatmung öffnet sich die Brust und weitet sich. Das Zwerchfell bleibt fest. Beim Anhalten während des Einatmens darf man weder die Brust noch das Zwerchfell oder das Brustbein loslassen – das gilt für alle Einatmungen des Zyklus. Das Anhalten darf weder Druck noch Spannung im Gehirn, noch das Aufblähen des Bauches verursachen.

10. Das Prānāyāma kann man auch im Sitzen üben – in Siddhāsana (48), Vīrāsana (49) oder Padmāsana (52). Man muß es aber zuerst in Shavāsana meistern.

11. Im Sitzen halte die Wirbelsäule aufrecht und neige den Kopf in Jālandhara-Bandha (vgl. Kapitel 14). Befolge die gleichen Techniken, wie dort beschrieben.

12. Gewöhnlich gelingen der durchschnittlich begabten Frau 4 bis 5 Unterbrechungen. Verlängert sich mit zunehmender Übung die Dauer des Einatmens, verlänger sich auch die Dauer des Anhaltens. Aber alle Einatmungen und Unterbrechungen des Zyklus müssen gleich lange dauern. Es darf nicht die eine kürzer und die andere länger ausfallen.

13. Am Anfang fällt das Anhalten bei jedem Zyklus schwer. Übe darum einen Zyklus Viloma-Prānāyāma abwechselnd mit einem

Zyklus Ujjāyī-Prāṇāyāma I (Tiefenatmung), wobei die Anzahl der jeweiligen Zyklen stets gleich sein muß. Später muß man alle Viloma-Prāṇāyāma-Zyklen in einem Zug üben.

Technik, Stufe II

1. Warte nach Abschluß von Stufe I eine oder zwei Minuten und atme normal.

2. Atme aus und leere die Lungen.

3. Atme langsam, regelmäßig, tief und rhythmisch ein.

Warte nach der völligen Einatmung einen Moment und achte dabei auf folgende Punkte:

a) Hebe nicht den Kopf hoch;

b) halte das Brustbein angehoben;

c) halte das Zwerchfell fest, damit du nicht plötzlich ausatmest.

4. Atme zwei Sekunden aus, pausiere zwei Sekunden, atme wieder zwei Sekunden aus und pausiere zwei Sekunden; fahre in dieser Art fort, bis die Lungen ganz leer sind.

5. Halte nach dem letzten Ausatmen den Atem 2 bis 3 Sekunden lang an; damit beendest du einen Zyklus.

6. Übe am Anfang 6 bis 8 Zyklen. Steigere dich mit zunehmender Übung auf 15 bis 20 Zyklen.

7. Der komplette Zyklus von Viloma-Prāṇāyāma, Stufe II, ist also folgender: a) Vollständiges Einatmen und b) Ausatmen – Anhalten, Ausatmen – Anhalten, Ausatmen – Anhalten, Ausatmen – Anhalten usw.

8. Bei jeder Unterbrechung bleibt die Brust fest, aber weder öffnet sie sich, noch verengt sie sich. Entspanne nach dem völligen Ausatmen Kopf, Brust und Zwerchfell, bevor du mit der Einatmung beginnst.

Spezielle Anweisungen

(1) Stufe II kann man ebenfalls wie Stufe I im Sitzen üben, doch muß man sie zuerst in Shavāsana beherrschen.

(2) Im Sitzen muß man Jālandhara-Bandha üben, um das Herz nicht anzustrengen. Befolge die gleichen Techniken, wie dort beschrieben.

(3) Die Zahl der Pausen beim Einatmen (Stufe I) und Ausatmen (Stufe II) muß die gleiche sein. Die Ausatmungen und Unterbrechnungen bei Stufe II müssen gleich lang dauern.

(4) Fällt es schwer, die verschiedenen Zyklen von Viloma-Prāṇāyāma II in einem Zug zu üben, kann man auch hier mit einem Zyklus Ujjāyī-Prāṇāyāma I abwechseln, wobei die Anzahl der jeweiligen Zyklen stets gleich sein muß. Später muß man alle Zyklen der Stufe II in einem Zug üben.

Wirkungen

Bei niedrigem Blutdruck hat sich Stufe I von Viloma-Prāṇāyāma bewährt, aber man kann auch beide Stufen ohne Schaden üben. Hat der Geist in der Tiefenatmung sein Gleichgewicht noch nicht gefunden, wird es ihm mit diesen beiden Varianten gelingen.

Viloma-Prāṇāyāma heilt schwache Atmung, Asthma, Tuberkulose und Diabetes.

Seine Wirkungen auf den Geist sind besonders deutlich, und es ist das ideale Prāṇāyāma für launenhafte und leicht erregbare Frauen.

IV. Ujjāyī-Prāṇāyāma II (213)

Ujjāyī-Prāṇāyāma I und II sind sich ähnlich, nur übt man Ujjāyī-Prāṇāyāma II im Sitzen und mit *kumbhaka* (Anhalten oder Zurückhalten des Atems).

Technik

1. Sitze in Siddhāsana (48), Vīrāsana (49, 50) oder Padmāsana (52).
2. Halte die Wirbelsäule aufrecht, hebe das Brustbein an und neige den Kopf in Jālandhara-Bandha (vgl. Kapitel 14).
3. Lege die Handgelenke mit den Handflächen nach oben auf die Knie und halte die Hände in Jñāna-Mudrā (214). Halte die Finger locker (vgl. Kapitel 14, Paragraph 46 und 47).
4. Schließe die Augen und richte sie nach innen (213).
5. Atme langsam und vollständig aus.
6. Atme langsam, tief und regelmäßig durch die Nase ein. Die einströmende Luft berührt den Bogen des Oberkiefers und verur-

sacht das Geräusch «sssssa». Halte die Zunge entspannt und lasse sie auf dem Unterkiefer liegen.

7. Fülle die Lungen beim Einatmen vollständig, indem du die Brust, wie zu Beginn des Kapitels erklärt, dehnst und öffnest.

8. Halte den Atem 3 bis 5 Sekunden lang an und achte dabei auf folgende Punkte:

a) Halte die Bauchorgane gegen die Wirbelsäule eingezogen und dehne die Wirbelsäule hoch;

b) verspanne weder Gehirn noch Augen und Schläfen;

c) das Zwerchfell muß fest sein.

9. Löse den Druck auf die Bauchorgane. Atme langsam, tief und vollständig aus und achte dabei auf folgende Punkte:

a) Löse nicht plötzlich die Spannung in den Zwischenrippenmuskeln, im Zwerchfell und im Brustbein;

b) löse sie erst nach einer oder zwei Sekunden des Ausatmens allmählich, sonst nehmen Herz und Lunge Schaden.

10. Warte eine Sekunde, bevor du wieder einatmest (normales Anhalten). Damit ist ein Zyklus abgeschlossen.

11. Der vollständige Zyklus von Ujjāyī-Prānāyāma II ist also folgender:

a) Pūraka (Einatmen) – tief und vollständig

b) Kumbhaka (Anhalten) – 3 bis 5 Sekunden

c) Rechaka (Ausatmen) – tief und vollständig

d) Kumbhaka (normales Anhalten) – 1 Sekunde

12. Atme wieder wie beschrieben ein und übe 5 bis 10 Minuten lang ein paar Zyklen. Die Dauer des Anhaltens sollte dabei von 3 auf 10 Sekunden gesteigert werden.

13. Bleibe, nachdem du den letzten Zyklus beendet hast, einige Zeit still in der Stellung sitzen und atme normal. Dann hebe den Kopf langsam hoch, öffne ruhig die Augen und lege dich in Shavāsana nieder.

Spezielle Anweisung

Fällt es dir schwer, mit jedem Zyklus Kumbhaka zu üben, wechsle die Zyklen von Ujjāyī II und Ujjāyī I miteinander ab. Übe stets gleich viele Zyklen beider Varianten. Meisterst du das, übe alle Zyklen von Ujjāyī in einem Zug.

Wirkungen

Ujjāyī-Prāṇāyāma II löst Schleim, verbessert den Appetit, heilt Wassersucht, entwickelt Ausdauer und beruhigt das Nervensystem. Es verleiht Mut, da es Angstkomplexe zu lösen verwag.

V. Sūrya-Bhedana-Prāṇāyāma

Sūrya ist die «Sonne», *bhedana* ist von der Wurzel *bhid* abgeleitet, was soviel wie «durchbohren», «hindurchgehen» bedeutet. Der Energiekanal auf der rechten Seite der Nase heißt Piṅgalā-Nāḍī oder Sūrya-Nāḍī, der auf der linken Iḍā-Nāḍī oder Chandra-Nāḍī.

Im Sūrya-Bhedana-Prāṇāyāma (214) atmen wir durch das rechte Nasenloch ein und durch das linke Nasenloch aus.

Technik

1. Sitze in Siddhāsana (48), Vīrāsana (50) oder Padmāsana (52).
2. Dehne die Wirbelsäule vom Steißbein bis in die Halswirbel hoch und halte den Rumpf angehoben.
3. Neige den Kopf aus dem Genick in Jālandhara-Bandha (vgl. Kapitel 14, Paragraph 29 bis 31).
4. Schließe die Augen und richte sie nach innen.
5. Lege die Rückseite des linken Handgelenks auf das linke Knie und halte die Hand in Jñāna-Mudrā. Halte die Finger locker (214).
6. Beuge den rechten Ellbogen, plaziere die Finger an der Nase, wie in Kapitel 14, Paragraph 48, beschrieben.
7. Drücke das rechte Nasenloch leicht mit der Daumenspitze, der Nasengang muß dabei halb offen bleiben. Nimm den Daumen nicht mehr von der Nase. Verschließe das linke Nasenloch mit den Spitzen von Ringfinger und kleinem Finger, es darf keine Luft eindringen können. Atme langsam ein und fülle die Lungen bis an den Rand.
8. Verschließe nach dem völligen Einatmen das rechte Nasenloch mit einem sanften Druck der Daumenspitze. Beide Nasenlöcher sind jetzt versperrt. Warte eine Sekunde.
9. Verringere nun den Druck der Fingerspitzen auf das linke Nasenloch und atme durch dieses linke Nasenloch aus. Das Ausatmen muß langsam, regelmäßig und vollständig sein.

10. Damit ist ein Zyklus abgeschlossen. Absolviere 8 bis 10 solcher Zyklen und steigere die Anzahl mit zunehmender Erfahrung.

11. Der vollständige Sūrya-Bhedana-Prānāyāma-Zyklus ist also:

a) Einatmen durch das rechte Nasenloch;

b) kleine Pause, um die Finger an die Nase zu legen – 1 Sekunde;

c) Ausatmen durch das linke Nasenloch.

12. Nach vollendetem letzten Zyklus senke den rechten Arm und lege die Hand in Jñāna-Mudrā auf das rechte Knie. Verweile einen Moment und erfahre den Frieden und die Stille, die durch die Übung entstanden sind. Dann hebe sachte den Kopf hoch, öffne die Augen und lege dich in Shavāsana nieder.

13. Bei der Übung dieses Prānāyāma muß auf die folgenden Punkte geachtet werden:

a) Befinden sich die Finger an der Nase, darf sich das Septum unter ihrem Druck nicht seitlich verschieben. Ist das rechte Nasenloch verschlossen, darf es sich nicht nach links verschieben, und ist das linke Nasenloch verschlossen, nicht nach rechts.

b) Du darfst Daumen oder Finger nicht von dem halboffenen Nasenloch nehmen.

c) Der Druck der Fingerspitzen und der Daumenspitze an der Nase muß derart manipuliert werden, daß sich unter ihm ein enger Gang formt, durch den die Luft langsam und regelmäßig ein- und ausströmen kann – der Gang darf aber weder zu eng noch zu weit sein. Bilde zunächst einen Gang, durch den die Luft leicht hindurchfließen kann. Verenge ihn mit zunehmender Übung.

d) Richtest du deine Aufmerksamkeit auf das eine Nasenloch, darfst du das andere nicht loslassen; atmest du also durch das rechte Nasenloch ein, darfst du das linke nicht loslassen, es würde sonst Luft einströmen, und umgekehrt.

Spezielle Anweisungen

(1) Ist das rechte Nasenloch verstopft, weil du erkältet bist oder aus anderen Gründen, atme durch das linke Nasenloch ein und durch das rechte aus.

(2) Hast du Migräne oder Schwere in der einen Kopfseite, atme durch das entsprechende Nasenloch aus und atme immer durch das andere Nasenloch ein.

Wirkungen

Durch die Nasenlöcher, die man mit den Fingern manipuliert, strömt die Luft langsamer und regelmäßiger ein. Folglich füllen sich die Lungen vollständiger als in Ujjāyī-Prānāyāma.

Diese Prānāyāma-Übung fördert die Verdauung, beruhigt das Gehirn und steigert die Lebenskraft. Sie ist Frauen zu empfehlen, die an Zittern, geröteten Augen, Angstzuständen, Ruhelosigkeit, übermäßig starker Menstruation und Leukorrhöe leiden.

VI. Nādī-Shodhana-Prānāyāma

Nādī bezeichnet ein «röhrenförmiges Körperorgan», ähnlich einer Arterie oder Vene, durch das *Prāna*, die «Lebensenergie», fließt. *Shodhana* bedeutet «reinigend». Nādī-Shodhana reinigt die Blutgefäße und Nerven, damit sie wirksam funktionieren.

Nādī-Shodhana-Prānāyāma sollte man erst üben, nachdem man Sūrya-Bhedana-Prānāyāma und Ujjāyī-Prānāyāma II bis zu einem gewissen Grad beherrscht. Nādī-Shodhana ist eine schwierige Prānāyāma-Variante. Am Anfang kann es Schwitzen, leichtes Ansteigen der Körpertemperatur und Zittern auslösen. Beherrscht man es, treten die genannten Phänomene nicht mehr auf.

Technik

1. Sitze in Siddhāsana (48), Vīrāsana (50) oder Padmāsana (52).
2. Neige den Kopf aus dem Nacken heraus in Jālandhara-Bandha (vgl. Kapitel 14, Paragraph 29 bis 31).
3. Halte die linke Hand auf dem linken Knie in Jñāna-Mudrā (vgl. Kapitel 14, Paragraph 47).
4. Hebe die rechte Hand hoch und lege die Finger an die Nase, wie in Kapitel 14, Paragraph 48, erklärt (214).
5. Lockere den Druck der Daumenspitze ein wenig, aber nimm sie nicht vom rechten Nasenloch. Atme vollständig aus, durch das halboffene rechte Nasenloch, und beginne den Zyklus von Nādī-Shodhana.
6. Atme jetzt langsam, regelmäßig und rhythmisch durch das rechte Nasenloch ein, indem du das linke verschlossen hältst.

7. Fülle die Lungen bis an den Rand.

8. Verschließe nach dem völligen Einatmen das rechte Nasenloch mit dem Druck der Daumenspitze. Verringere den Druck der beiden Finger und öffne leicht das linke Nasenloch. Atme langsam, regelmäßig und rhythmisch aus, durch das linke halboffene Nasenloch. Leere die Lungen, ohne dabei im Rumpf einzusacken.

9. Warte einen Moment und atme dann durch dasselbe Nasenloch ein, indem du das rechte Nasenloch verschlossen hältst.

10. Verschließe nach dem völligen Einatmen das linke Nasenloch, öffne das rechte Nasenloch teilweise, indem du den Daumendruck verringerst, und atme aus.

11. Damit ist ein Zyklus abgeschlossen. Atme dann wieder durch das rechte Nasenloch ein und fahre mit dem nächsten Zyklus fort. Absolviere auf diese Art 8 bis 10 Zyklen und steigere die Anzahl allmählich.

12. Der vollständige Nādī-Shodhana-Zyklus ist also folgender:

a) Einatmen durch das rechte Nasenloch;

b) Ausatmen durch das linke Nasenloch;

c) Einatmen durch das linke Nasenloch;

d) Ausatmen durch das rechte Nasenloch.

13. Nach vollendetem letztem Zyklus atme vollständig durch das rechte Nasenloch ein, nimm dann die Finger von der Nase und lege die Hand in Jñāna-Mudrā auf das rechte Knie. Sitze einen Moment still, hebe dann langsam und sorgfältig den Kopf hoch, öffne die Augen und lege dich in Shavāsana nieder.

Spezielle Anweisungen

(1) Alle Anweisungen unter Paragraph 13 der Technik von Sūrya-Bhedana-Prānāyāma gelten auch für Nādī-Shodhana-Prānāyāma.

(2) Vermeide ruckartige Bewegungen mit dem Kopf oder das plötzliche Öffnen der Augen. Die Nerven, die in der Prānāyāma-Übung ruhig geworden sind, dürfen nicht erschüttert werden. Erfahre den Frieden und die Stille im Innern wie für Shanmukhī-Mudrā (211) beschrieben. Dann öffne langsam die Augen.

(3) Einatmen und Ausatmen dürfen nicht gewaltsam geschehen, noch dürfen sie ein rauhes oder hartes Geräusch verursachen.

Zusätzliche Hinweise

a) Das Geräusch des Einatmens muß rhythmisch und weich sein. Ist es unregelmäßig, stört es das Gehirn. Das Geräusch muß darum mit den Fingern kontrolliert werden.

b) Trinkt jemand, der durstig ist, langsam, nach und nach, Wasser, fühlt er dessen Kühle tief im Innern. Das Einatmen sollte ein ähnliches Gefühl auslösen – die Berührung der Luft muß man in den Lungen spüren.

c) In der Tiefenatmung verursachen Einatmen und Ausatmen die Geräusche «sssssa» respektive «huuuuum»; im nasalen Prānāyāma aber erfahren die Schleimhäute das Geräusch, das nicht ausgeprägt, sondern zart ist, trotzdem als Vibration.

d) Im nasalen Prānāyāma spielen die Anordnungen und die geschickte Manipulation der Finger an der Nase sowie die Erwiderung der Nasenlöcher eine wichtige Rolle. Jede Bewegung muß vorsichtig und peinlich genau überprüft werden, um den richtigen Druck der Finger und des Daumens, das richtige Geräusch der Luft und die richtige Ausweitung der Lungen zu gewährleisten.

e) Ich beschreibe die Varianten von Kumbhaka (Anhalten), Antara-Kumbhaka (Anhalten nach dem Einatmen) und Bāhya-Kumbhaka (Anhalten nach dem Ausatmen) nicht, weil die hier angeführten Techniken für die durchschnittlich begabte Frau genügen. Studierende, die gern weiterlernen möchten, mögen *Licht auf Yoga* zu Rate ziehen.

Wirkungen

Die Wirkung von Nādī-Shodhana-Prānāyāma auf Körper und Geist ist stärker als die von Sūrya-Bhedana-Prānāyāma. Es entwikkelt die Willensstärke, die Entschlossenheit und die Unerschütterlichkeit des Übenden. Es hilft, die Sinne zu beherrschen, und fördert die Selbsterkenntnis.

16 Dhyāna (Meditation)

Die Natur der Meditation

Was Meditation ist, wurde im dritten Kapitel beschrieben und bedarf hier keiner Wiederholung. Die Erfahrung der Meditation kann keine Beschreibung wirklich erfassen, die muß jeder Mensch selbst machen. Ohne den Zucker zu kosten, läßt sich seine Süße unmöglich vorstellen, und die Süße läßt sich nicht mit Worten wiedergeben. Ich will hier versuchen, der Sādhaka zu ermöglichen, die Süße der Meditation zu kosten und damit zu erfahren, was sich mit Worten nicht ausdrücken läßt.

Oft wird der Körper als nicht so wichtig für die Übung der Meditation betrachtet. Das ist eine falsche Einstellung. Unser Körper ist unser *vahana*, unser «Gefährt». Ohne das Gefährt erleben wir rein gar nichts. Durch den Körper allein zerstören oder verwirklichen wir uns. Mit einem Gefährt, das nicht gut funktioniert, ist noch keiner weit gekommen. Arbeitet unser Körper nicht richtig, stehen wir auf unserer Lebensreise manchmal am Scheideweg. Meditation ist mit einem schwachen, zittrigen, von Schmerzen geplagten Körper nicht möglich, und wir müssen ihn zunächst durch Übung von Āsana und Prānāyāma in Ordnung bringen, um auf dem Weg des Yoga weiterzukommen.

Ein zuverlässiger und gesunder Körper ist die Grundlage der Meditation. Er steht am Anfang der Reise. Das Ziel der Reise ist die Verwirklichung des Höchsten. Auf der Reise selbst gibt es mehrere Stationen – mentale Entwicklung, intellektuelles Wachstum und Selbsterkenntnis. Jede Station, jede Stufe, müssen wir voll ausschöpfen und vollenden, bevor wir an unser endgültiges Ziel gelangen. Analog dem Erlebnis einer ganz normalen Reise, die uns Altvertrautem und Noch-nie-Gesehenem begegnen läßt, ist die Reise der Selbstverwirklichung das anhaltende Streben zwischen körperlicher

Vervollkommnung und Überwindung der Körperlichkeit. Im Verlauf der Reise müssen wir alle noch so kleinen Einzelheiten mit selbstprüfendem Auge betrachten.

Die ersten vier der acht Glieder des Yoga – Yama, Niyama, Āsana und Prānāyāma – sind die Bedingungen für die Kunst der Meditation und führen zu ihr hin. Es sind die vorbereitenden Stufen. Die zwei nächstfolgenden Glieder – Pratyāhāra und Dhāranā – sind direkt und eng mit der Meditation verbunden und öffnen mit ihr zusammen den Weg zu Samādhi, der Selbstverwirklichung. Die Meditation selbst jedoch entzieht sich der Beschreibung. Sie stellt eine über das Wort hinausgehende Philosophie dar, deren einziger Zugang die eigene Erfahrung ist. Meditation ist weder an die Zeit noch an einen Ort gebunden, sie ist überall und jederzeit zu erfahren.

Die Beschäftigung mit der Literatur zum Beispiel beginnt mit dem Erlernen des Alphabets. Auch die Meditation muß bescheiden anfangen, damit sie schließlich zur höchsten Freude führen kann.

Die ersten vier Glieder des Yoga entwickeln Eigenschaften wie Gesundheit, Sauberkeit, moralische Disziplin, Unerschütterlichkeit, Mut, Seelenfrieden und Konzentration. Ihre innere und äußerliche Reinheit führen die Sādhaka zu spirituellem Trachten. Damit ist die Basis für Dhāranā, Dhyāna und Samādhi gelegt.

Ich beschreibe weiter unten eine sichere Technik der Meditation. Man sollte sie jeden Tag 5 bis 10 Minuten lang in friedlicher Stimmung üben. Im Laufe der Zeit sollte man die Dauer der Sitzung verlängern. Man sollte stets zur selben Tageszeit meditieren, am besten frühmorgens. Meditation muß vor Prānāyāma geübt werden. Zu Beginn der Übung am frühen Morgen ist der Verstand frisch und frei von Bedürfnissen und Sorgen. Übt man Prānāyāma zuerst, hat das entsprechende Āsana mit aller Wahrscheinlichkeit bereits Muskeln und Nerven ermüdet, und die notwendige Gelassenheit fehlt. Übt man Prānāyāma nach der Meditation, richtet sich die Aufmerksamkeit auf Fluß und Rhythmus des Atems, und der Körper vergißt dabei seine Schmerzen. Prānāyāma muß nahtlos auf die Meditation folgen.

Technik

Āsana

1. Sitze still in Siddhāsana (48), Vīrāsana (49, 50) oder Padmāsana (52). Padmāsana eignet sich am besten.

2. Für die Meditation still zu sitzen, bedeutet alles andere als leb- und kraftlos dazusitzen. Die Stellung muß vollkommen auf die Meditation abgestimmt sein. Sogar leichte Kopfschmerzen machen uns unruhig. Jede Störung ist guter Meditation abträglich. Ein in sich zusammengesunkener, haltloser Körper ist Ausdruck körperlicher und geistiger Trägheit und führt zu einem faden und gleichgültigen Intellekt. Meditation in dieser Verfassung taucht den Menschen in Dunkelheit. Der aufgerichtete wachsame Körper ist Ausdruck reinen erleuchtenden Intellekts. Halte darum den Körper während der Meditation stets aufgerichtet und wachsam. Die Meditation in Reinheit erhellt mit innerem Licht.

Wirbelsäule

3. Eine aufgerichtete Wirbelsäule ermöglicht eine wachsame Sitzstellung. Eine gerade, starke Wirbelsäule fördert die Konzentration – und der Verstand läßt von unangebrachten Gedanken ab.

4. Die richtige Haltung der Wirbelsäule ist wesentlich. Befolge dazu die Anweisungen in Kapitel 14, Paragraph 17 bis 21. Es ist die Wirbelsäule, die den Körper kontrolliert.

Kopf und Gehirn

5. Der nächste wichtige Faktor ist der Kopf und seine Haltung. Weder der Rumpf noch die Wirbelsäule dürfen das Gewicht des Kopfes spüren. Er sollte sich anfühlen, als wäre er eine schwerelose Masse, die über der Wirbelsäule schwebt. Er muß gerade, still und reglos sein. Man sollte das Gefühl haben, es sei eine Schnur zwischen Scheitel und Decke gespannt. Die Lage des Gehirns muß damit übereinstimmen. Yoga zufolge unterteilt sich das Gehirn in zwei hauptsächliche Teile – das vordere und das hintere Gehirn. Das vordere Gehirn denkt immer nur an die äußere Welt, und der Denkvorgang an sich hat dort seinen Ursprung. Wir wollen diesen Teil das tätige oder das kreative Gehirn nennen. Ziehen sich Ego und Intellekt von äußeren Reizen zurück und wenden sich nach innen,

belebt sich der hintere Gehirnteil. Ich werde ihn das meditative Gehirn nennen. Beide Teile, das vordere wie das hintere Gehirn, müssen sich bei der Meditation vollkommen die Waage halten.

Kehle

6. Der Verstand, der sich auf äußere Einflüsse richtet, färbt auf das Verhalten der Kehle ab, die sich dabei gern verhärtet. Ist die Kehle aber locker und zieht sich nicht zusammen, kann das Gehirn nicht anders, als still und friedlich sein. Darum betrachtet man die Kehle als Sitz des Reinigungsrades *(visuddhi-chakra)*.

Ātmañjali

7. Jetzt, wo der ganze Körper vom After *(mūlādhāra-chakra)* bis zum Scheitel *(brahmarandhra)* in seiner Dehnung und inneren Weitung schwerelos und frei von Spannungen geworden ist, falte die Hände in Namaskāra (dem indischen Gruß). Weite die Schultern seitwärts, bevor du die Handflächen gegeneinanderlegst, damit das Brustbein nicht einsinkt. Halte die Oberarme aus den Schulterblättern heraus frei und locker. Achte darauf, in den Seitenrippen nicht einzuknicken und das Brustbein aufrecht zu halten. Halte die Hände vor der Brustmitte gefaltet, die Daumen zeigen zur Brustmitte und die anderen Finger liegen aneinander (215). Das physische Herz befindet sich auf der linken Körperseite, das spirituelle Herz hingegen ist genau in der Körpermitte unter dem Brustbein. Hier beherrscht das Rad des Herz-Chakras die bewußte Intelligenz.

Das heilige Symbol der gefalteten Hände nennt sich Ātmañjali – es stellt den Gruß und die Huldigung an das innere Selbst dar. Der Tradition gemäß ist Namaskāra Symbol höchster Demut gegenüber der Seele.

Auch nur die geringste Abweichung der gefalteten Hände von der Brustmitte führt zum Verlust der wachen Aufmerksamkeit. Der feste Verstand und das starke Gehirn gehen Hand in Hand. Beide Hände unterliegen magnetischen Einflüssen des Körpers. Jede Veränderung im Druck der Handflächen drückt eine Störung in der intellektuellen Aufmerksamkeit aus. Auf ähnliche Art messen die Hände die Energie, die zu beiden Seiten des Körpers fließt. Sie registrieren jede Veränderung und beeinflussen den Geist dementsprechend.

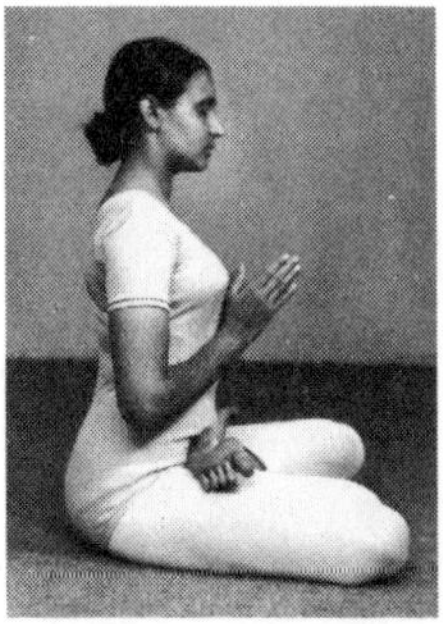

215

Ausgeglichenheit

8. Die Ausgeglichenheit, derer es bedarf, beschreibt die *Bhagavad-Gītā*: «Halte den Körper, den Kopf und den Nacken aufgerichtet und still, die Augen ruhig, und verweile reglos im Innern» (VI. 13).

9. Wir wollen jetzt die Sinnesorgane betrachten:

Zunge

Die Zunge muß auf dem Unterkiefer liegen.

Haut

Die Haut muß am ganzen Körper frei von Spannung und Verspanntheit sein.

Augen, Ohren und Nase

10. Diese Organe sind von großer Bedeutung. Die Augen müssen vollkommen geschlossen sein. Die Versuchung, sie halb geschlossen zu halten, droht immer, es darf ihr aber nicht nachgegeben werden. Senke die oberen Augenlider sachte und schaue nach innen. Halte die Ohren und Trommelfelle aufnahmefähig und die Ohröffnungen auf gleicher Höhe. Schaue nach innen in das Herz. Dort erfährt man:

«Blicke starr auf die Nasenspitze, ohne rundherum zu blicken, mit geschlossenen Augen» (*Bhagavad-Gītā*, VI. 13).

Damit schauen wir ins Herz.

Wir erleben Pratyāhāra und Dhāranā (das Zurückziehen der Sinne und die Konzentration). Das emotionale und das intellektuelle Zentrum müssen sich in der einen und einzigen Intelligenz treffen. Sind die beiden Zentren vereinigt, erfahren wir eine gelassene, friedliche und stille innere Dimension des Daseins.

11. Die Atmung wird langsam und zart, und das Zwerchfell bleibt leicht. Sein Stimulus ist weder für den Bauchnabel noch das Herz oder den Kopf spürbar. Die sanfte Tätigkeit des Ein- und Ausatmens bringt die Nerven zur Ruhe.

12. Das ist der Zustand, in dem man den grobstofflichen Körper nicht fühlt; man spürt einen Friedensstrom, der ruhig zur Seele, nahe dem Herz-Chakra, fließt. Dieser Bewußtseinszustand ist nicht Leere, sondern Fülle. Er ist Wachsein und Nichttun zugleich.

Ohne vollkommene Kontrolle erreicht man diesen Zustand jedoch nicht, und er erfordert folgende Selbstprüfung.

Selbstprüfung

13. Ist die Wirbelsäule nicht stark und aufgerichtet, stürzt der Intellekt in sich zusammen, und wir versinken in einen dumpfen Zustand *(tamas)*. Aus yogischer Sicht ist die Übung unter diesen Umständen unethisch und muß von Grund auf korrigiert werden. Halte darum deine Wirbelsäule fest, wach und aufgerichtet.

14. Kommt ein Gedanke auf, stört er den Friedensstrom vom Gehirn zum Herzen und damit die Augen und die Ohren, die er gewaltsam wieder auf die äußere Welt richtet. Er löst die folgende Kettenreaktion aus: störender Gedanke – gestörter Verstand – gestörte Augen und Ohren – erneute Berührung mit den Kräften der äußeren Welt – zerstörte Meditation.

15. Werden die Sinnesorgane in der Meditation gestört, ändert sich die Richtung des Energieflusses, und sie wenden sich wieder der äußeren Welt zu. Die Wirbelsäule büßt ihre Festigkeit ein, das Gehirn seine Konzentration auf einen Punkt, das Dasein entweicht aus dem meditativen Gehirn in das kreative, und der Denkvorgang kommt ins Rollen. Der Körper beginnt zu zittern, und die Atmung wird gestört. Die Stille und Unerschütterlichkeit des Herzens, des emotionalen Zentrums, geht verloren. Darum müssen wir ständig auf der Hut sein und die Sinnesorgane aufmerksam beobachten, um nicht die Herrschaft über sie zu verlieren.

16. Finde heraus, ob die Beherrschung der Sinne zu überschattetem Frieden *(tamas)* führt oder zu reinem Frieden *(sattva)*. Tamas – beherrschter Frieden schürt die Sinnlichkeit. Nur der Friede im Sattva-Zustand führt zur Spiritualität.

17. Prüfe, ob die Sinnesorgane nach innen gerichtet sind oder ob sie sich nur passiv verhalten, weil der Körper frei ist von Spannungen.

18. Prüfe, ob der Denkprozeß eingesetzt hat und der Verstand wandert. Beobachte, ob Sinnesorgane, Verstand und Intellekt sich nach innen richten oder an der äußeren Welt haften. Prüfe dich und erfahre den reinen und heiteren Frieden.

19. Vergewissere dich immer wieder, ob sich die Haltung der Hände vor der Brustmitte, nahe dem Herzen, verändert hat. Sind die Hände nicht mehr richtig ausgerichtet, wird auch die Ausrichtung von Verstand und Intellekt auf die Seele gestört.

Ist der Verstand still und fest, ist auch die Atmung still und ruhig, und der Körper wird fest und still, zusammen mit den Gefühlen. Der Verstand kontrolliert die Sinne und herrscht über sie. Prāna herrscht über den Verstand, und der Rhythmus herrscht über Prāna. Dieser Rhythmus ist der Klang *(nāda)* inneren Friedens.

Das ist jener höchste Zustand, in dem man Antwort auf die Frage des Arjuna erhält:

«Welches ist das Kennzeichen des Menschen mit festem Verstand, der in göttliches Bewußtsein versunken lebt, o Herr? Wie spricht, sitzt und geht er, der festen Sinnes ist?» (*Bhagavad-Gītā*, II. 54).

Sind die Sinne diszipliniert, wird der Verstand fest. Der Verstand hat sich von Ärger, Leidenschaft, Verblendung und Angst befreit. Er verweilt unverändert in Traurigkeit und Freude und erhebt uns über Verwirrung, Selbsttäuschung, Unvernunft und Egoismus. Die Stille des Verstandes verankert den urteilenden Intellekt fest in der göttlichen Intelligenz, und das Bewußtsein ist ewig still und wach und eins mit Brahman.

Om Shānti, Shānti, Shānti

Dank

Ich danke Herrn P. H. Patwardhan vom Orient Longman Verlag, der mich geradezu drängte, ein Buch über Yoga für Frauen zu schreiben, nachdem in seinem Verlag das Buch meines Vaters, *Licht auf Yoga*, erschienen war. Nach langem Zögern schrieb ich ein paar Kapitel und legte sie ihm vor. Seine Zustimmung ermutigte mich, meine Arbeit fortzusetzen und schließlich sogar, seinem Vorschlag zu folgen, mein Buch nicht nur auf Marathi, sondern auch in einer englischen Version herauszubringen. In meinem Freund Herrn P. R. Shinde fand ich den geeigneten Übersetzer dafür und möchte ihm hier für seine ausgezeichnete, originalgetreue Arbeit danken.

Außerdem danke ich Herrn Mohan Welling, der mir sein Studio zur Verfügung stellte und sich viel Mühe mit den Fotos zu diesem Buch gemacht hat; Fräulein Ramanben Moti für die Zeichnungen der anatomischen Skizzen; meinem Bruder Prashant und meiner Schwester Vanita Sridharan für ihre Mithilfe am Manuskript. Vanita willigte überdies ohne Zögern ein, während ihrer Schwangerschaft bei der Ausführung von Yogāsanas fotografiert zu werden. Diese so wichtigen Abbildungen werden viele Frauen dazu ermutigen, ebenfalls während ihrer Schwangerschaft Yoga zu üben.

Zu danken habe ich auch Frau Silva Mehta für ihre Mithilfe an der Überarbeitung des Manuskripts und Frau Rao für die Reinschrift des Manuskripts.

Mein Dank gebührt meinem Vater, Herrn. B. K. S. Iyengar, und dem Verlag George Allen & Unwin Ltd., London, die mir gestatteten, in mehreren Fällen auf sein Buch *Licht auf Yoga* zurückzugreifen.

Ich stehe in der Schuld von Allied Publishers PvT. Ltd., Delhi, für die Veröffentlichung dieses reichillustrierten Buches und seiner weltweiten Verbreitung zum Nutzen vor allem meiner Schwestern in Ost und West.

Vor allem aber danke ich meiner Mutter – Ammā, wie ich sie zu nennen pflegte –, die von Anfang an bemüht war, alle meine Zweifel an diesem Unternehmen zu zerstreuen. «Du mußt dieses Buch schreiben», sagte sie, «aber nicht, um deine intellektuellen Kenntnisse zur Schau zu stellen. Yoga ist ein unschätzbares Geschenk Gottes an die Frauen – das mußt du der Welt kundtun.» Ihre Worte, die direkt ihrer Lebenserfahrung entsprangen, waren mir viel wertvoller als mein aus Büchern erworbenes Wissen. Meine Mutter war eine sehr fromme Frau und lebte gemäß hohen moralischen Idealen. Sie erteilte uns keine Lektionen über das, was wir tun sollten, aber ihr Jñāna (Wissen), Bhakti (Hingabe), Karma (Pflichtgefühl) und Yoga drückten sich in ihrem alltäglichen Denken und Handeln aus. Sie war uns allen ein Vorbild – sie war die Verkörperung reiner Weiblichkeit.

Den Anstoß zu diesem Buch hat meine Mutter gegeben.

Im deutschsprachigen Raum existiert seit 1989
der Arbeitskreis Iyengar-Yoga.
Über den Arbeitskreis ist u. a. eine *Liste von Iyengar-Yoga-Lehrern und Kontaktpersonen* erhältlich. Bei Interesse wenden Sie sich bitte an das
Studio für Iyengar-Yoga – Michael Forbes
Maistraße 31
80337 München
Telefon und Fax 089/53 71 70

Index